認知症の介護・看護に役立つ ハンドセラピー

浜松医科大学教授
鈴木みずえ　監修

看護師
木本明恵　監修協力

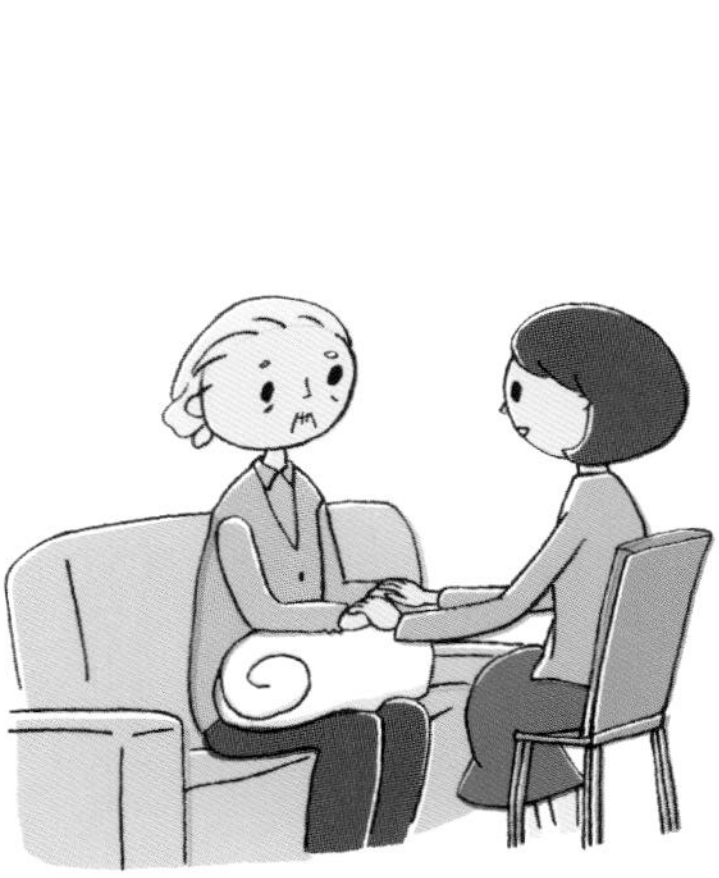

池田書店

認知症をもつ人の心と「触れること」

認知症は脳の病気が原因で起こる
認知機能の低下により
日常生活に支障が出てくる状態のことを
言います。
でも、なぜか、心が傷ついて、
心が痛くなってしまう人が多くいます。

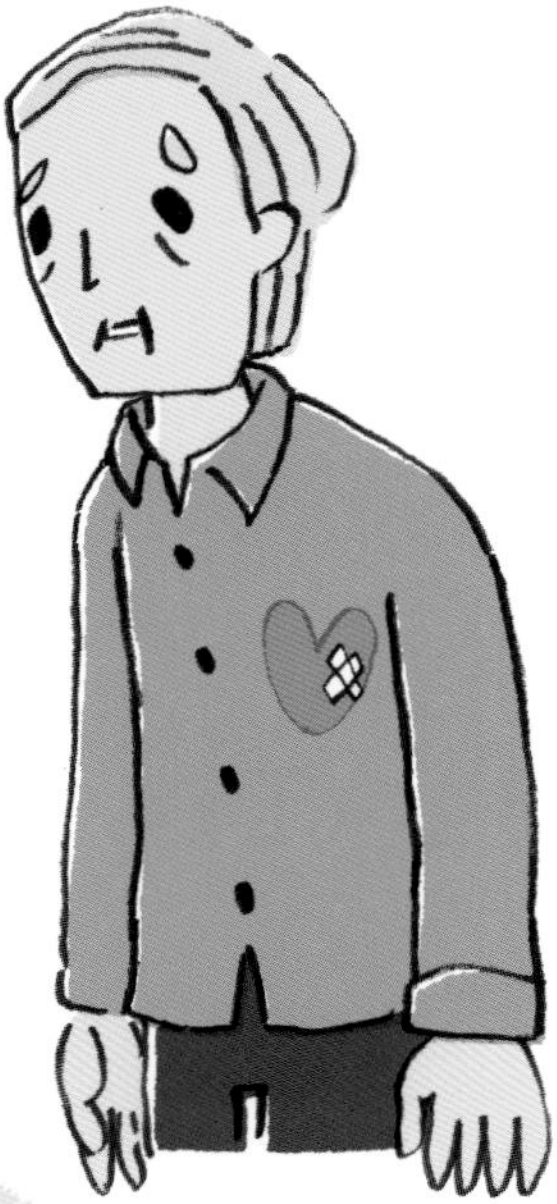

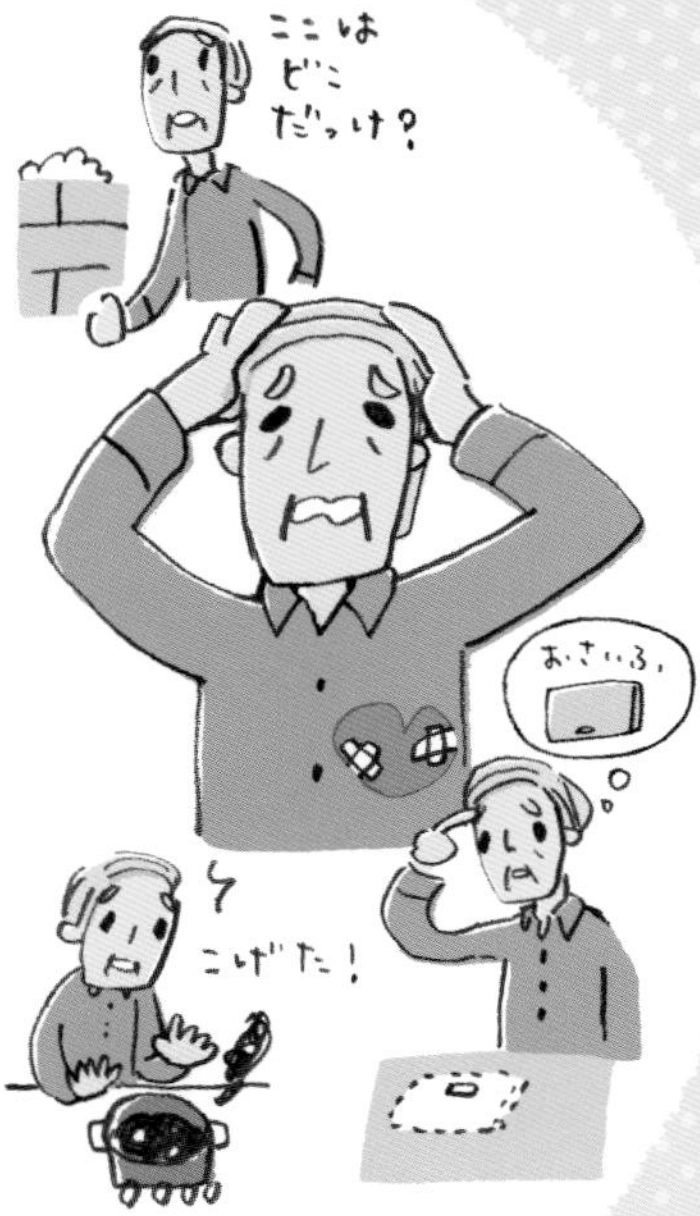

これまでと同じように
できなくなってしまったことがつらくて、悲しい。
次にまた何か失敗をしてしまうのではないか不安。
まわりから変な目で見られないか……。
わからないからと言って裏切られたりしないか……。

認知症をもつ人の心の中では、
いろいろなことが起こっています。

それなのに
悲しくなるようなことを言われたり、
役割を奪われたり、
無視されたり……。

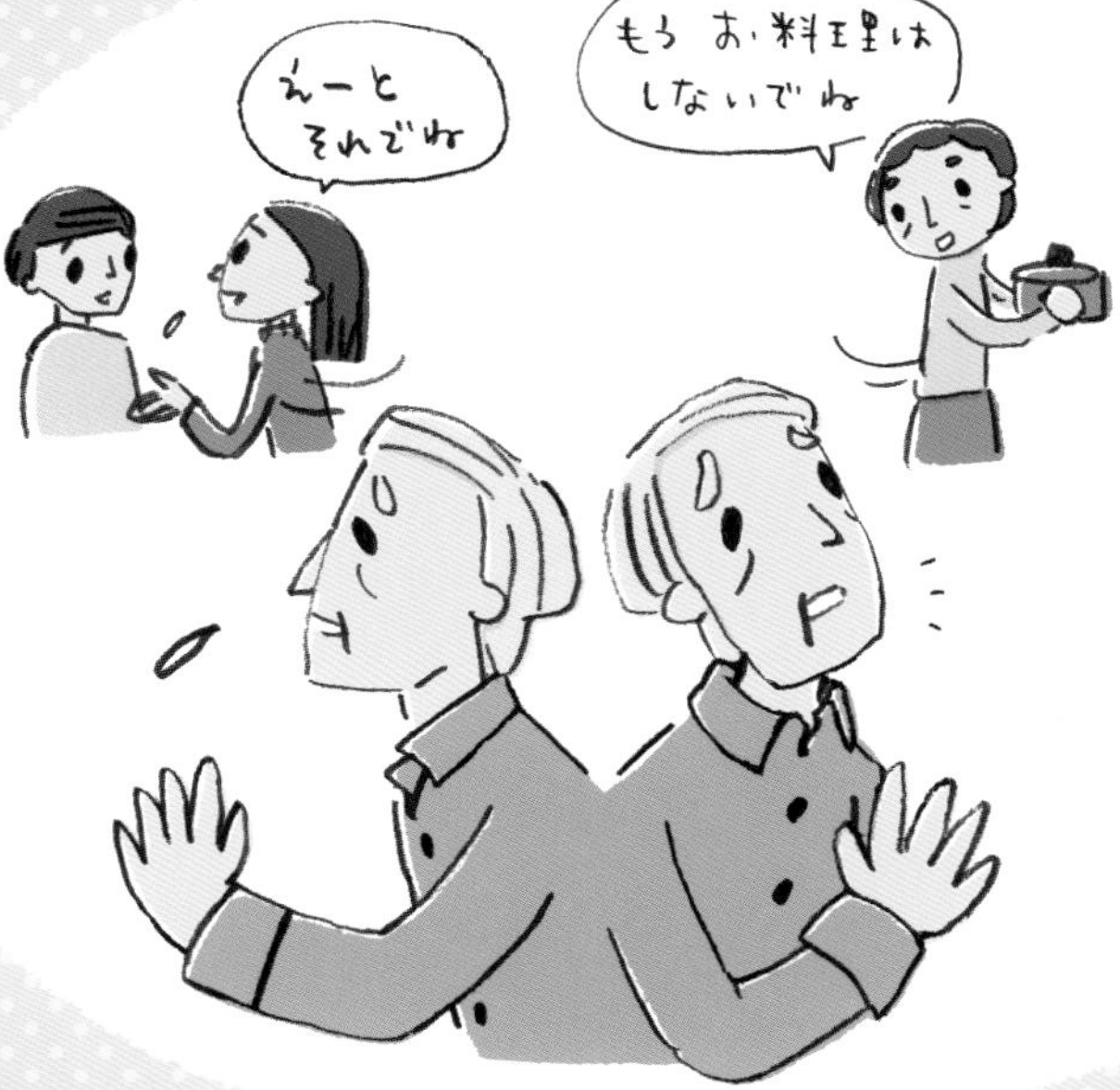

このようなことが原因で
脳で起こっている病気の症状以外のこと
（中核症状があることによって起こること）
が現れることがあります。
これが、認知症の行動・心理症状（ＢＰＳＤ）です
（１０４ページ参照）。

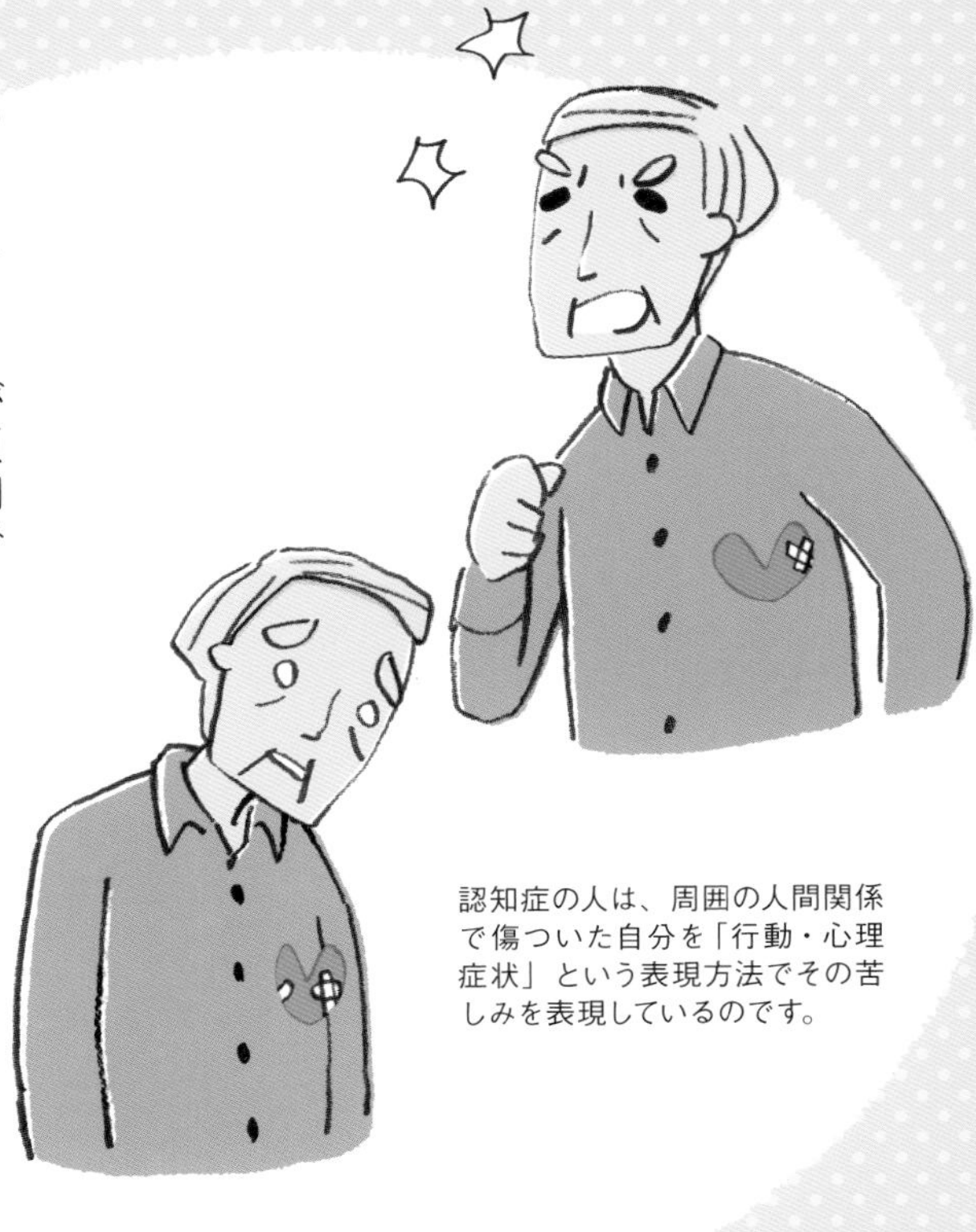

認知症の人は、周囲の人間関係で傷ついた自分を「行動・心理症状」という表現方法でその苦しみを表現しているのです。

認知症をもつ人にそっと触れてみましょう。
「触れることで言葉では伝えきれない思いが伝わるときがある」と
ハンドセラピーを取り入れているある人は言いました。

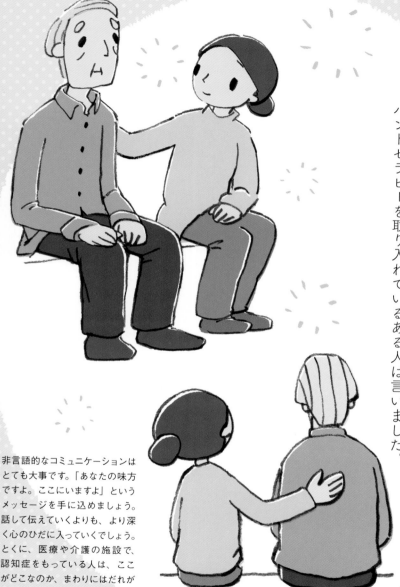

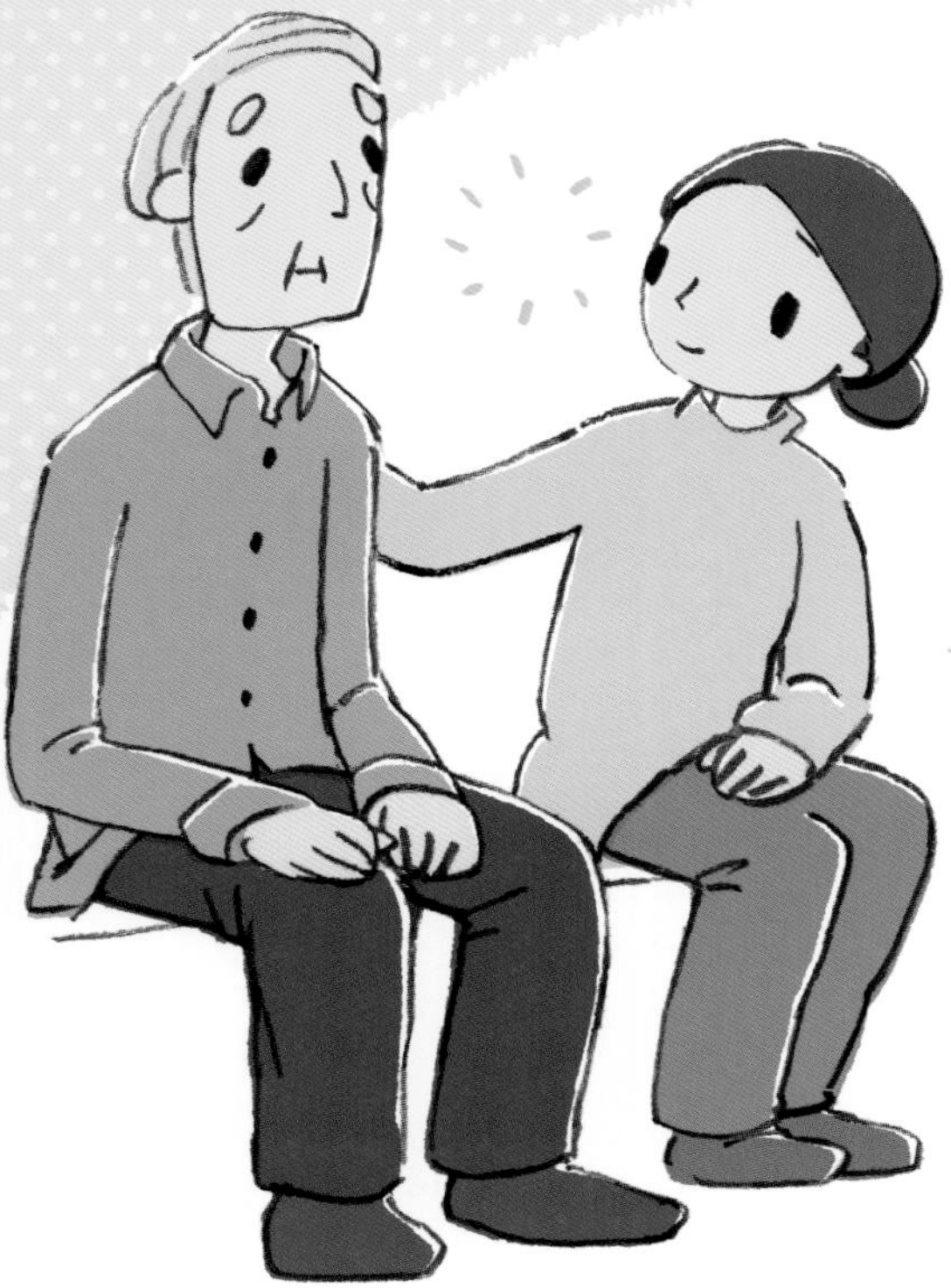

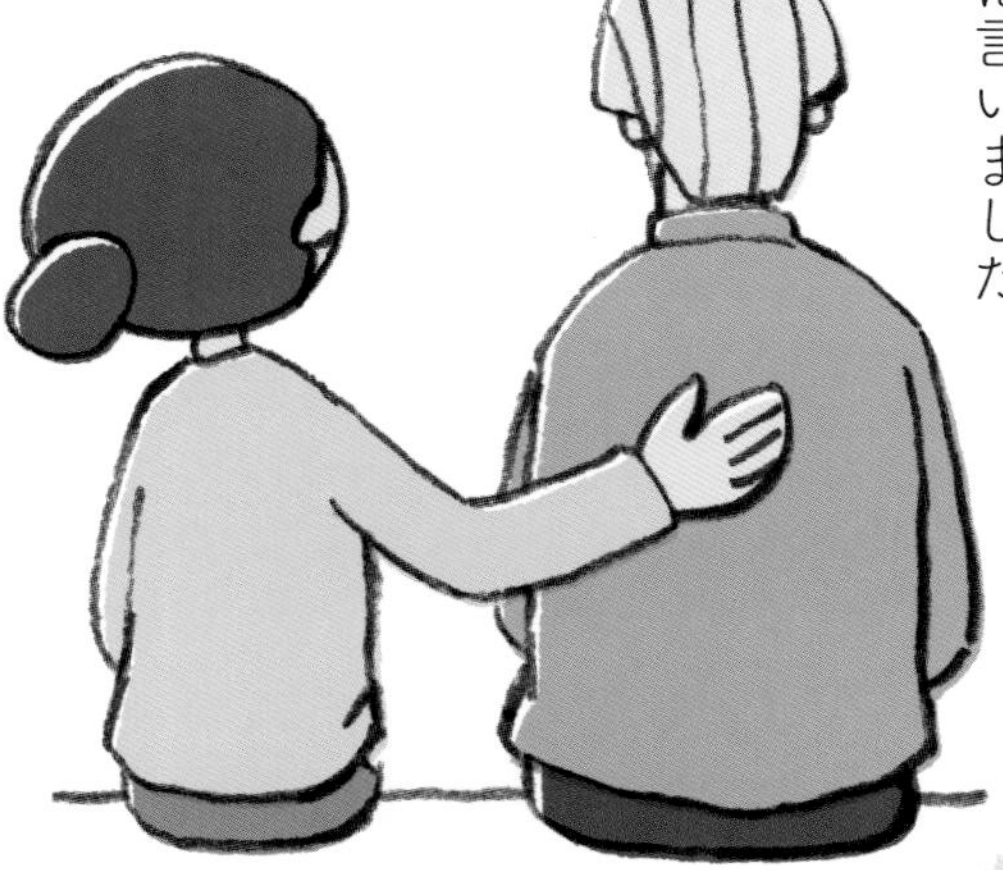

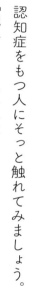

非言語的なコミュニケーションはとても大事です。「あなたの味方ですよ。ここにいますよ」というメッセージを手に込めましょう。話して伝えていくよりも、より深く心のひだに入っていくでしょう。とくに、医療や介護の施設で、認知症をもっている人は、ここがどこなのか、まわりにはだれがいるのかがわからなくて、不安になっていることがあります。触れることで、気持ちを伝えましょう。

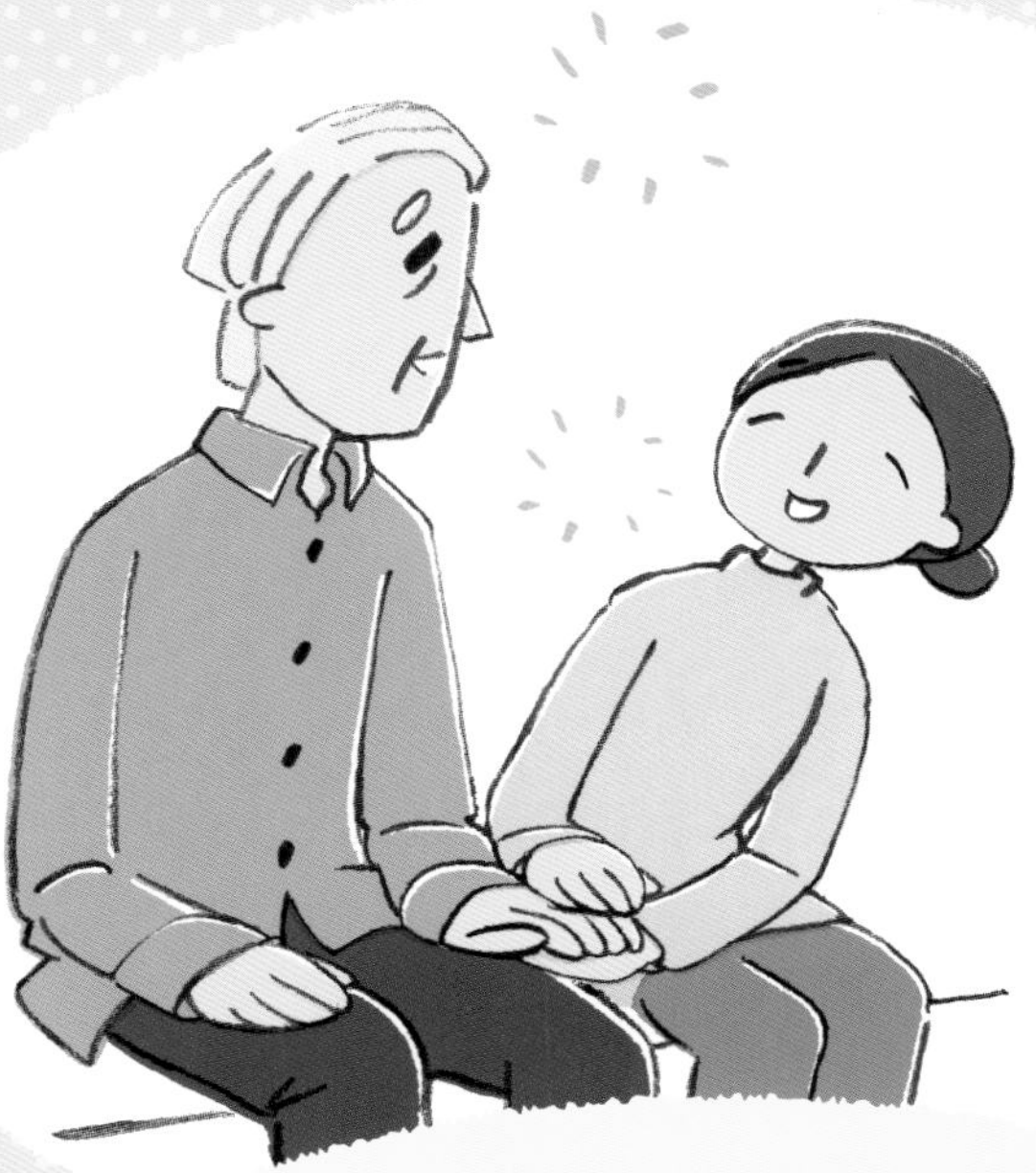

「触れられた人の心が落ち着いて、
笑顔が出てくる」とも言います。
そして、触れている自分も
体と心が温かくなってくるそうです。

この本では、看護の基本である「触れること」が
人に与える影響についてご説明するとともに、
触れることの利点を生かした認知症緩和にも役立つ
「ハンドセラピー」について、
タクティール®ケア（スウェーデン発のタッチケア）の
考え方と手法を参考に解説します。
認知症をもつ人の心を理解したいと思ったときには
ぜひハンドセラピーを取り入れてみてください。
そして会話を楽しんでいるうちに、信頼関係が深まり、
お互いに笑顔になる……。
そうした時間を、お互いのためにつくってみませんか？

浜松医科大学教授　鈴木みずえ

＊この本の中に登場する人たち（モデル、イラストも含む）は、必ずしも感染対策を行っているわけではありません。
触れるとき、そしてハンドセラピーを行うときは、必要に応じて感染対策をとるようにしてください。

目次

2 認知症をもつ人の心と「触れること」

9 Part 1 触れること

10 「触れて」いますか？

12 触れた相手は、どうなるの？

16 病院の現場から❶ 触れることを積極的に取り入れることが拘束ゼロの維持につながりました

22 COLUMN 新型コロナウイルスの陽性者がいる介護施設での日々

23 Part 2 ハンドセラピーの基本

24 ハンドセラピーとは？

26 ハンドセラピーで期待できること

29 VOICE 薬に頼ることなく症状を緩和することができれば……

30 介護の現場から 触れられることを嫌がっていた人がタクティールケアだけは受け入れてくれた

34 病院の現場から❷ 入院病棟ではせん妄サポートチームとの連携によりタクティールケアを取り入れています

38 ハンドセラピーをするうえで大事なこと6つ
Point 1 あせらず、ゆっくりと始めましょう
Point 2 背中、手、足のうち、どの部位にするか選びましょう
Point 3 静かで落ち着いた環境を選びましょう
Point 4 お互いに無理のない姿勢で行いましょう
Point 5 始める前に「声かけ」をしましょう
Point 6 やさしく、ゆっくりと一定の速さで、体全体を動かして触れていきましょう

48 COLUMN 生まれつきの障害がある娘にタクティールケアを

49 Part 3 ハンドセラピーの実践

50 ハンドセラピーのために準備するもの
52 背中のハンドセラピー
68 手のハンドセラピー
82 足のハンドセラピー
96 【ハンドセラピーQ&A】

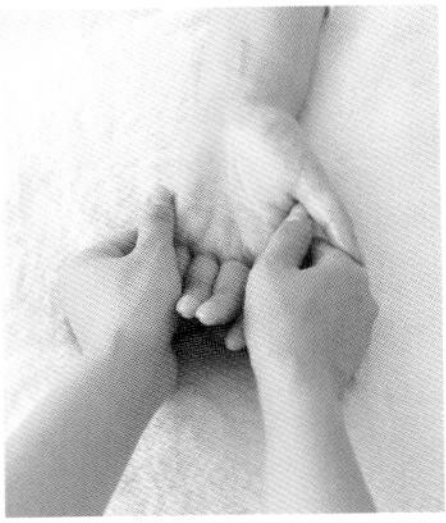
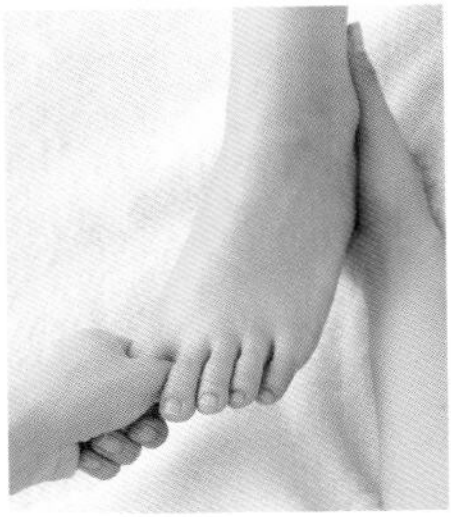
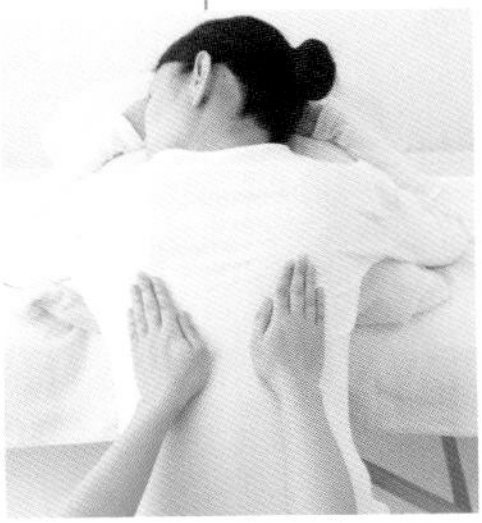

Part 4 認知症の基礎知識 97

病院の現場から3 認知症の方とご家族の関係は病気の進行に大きな影響を与えます 98

認知症による物忘れについて 100

認知症の種類 102

認知症の症状 104

認知症かもしれないと思ったら 106

Part 5 認知症をもつ人と一緒に楽しめることと予防について 107

認知症の予防とは 108

アロマセラピー 112

運動 117

タクティールケア体験談

「タクティールケアを取り入れたら母が泣き出し、私を受け入れてくれました」 122

「緩和病棟では痛みのコントロールとタクティールケアを同時に行うケアも経験しました」 124

「家族だけでなく介護施設にいるほかの方にもタクティールケアをすることが楽しみです」 126

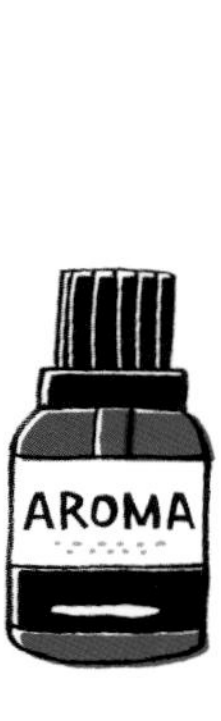

Part 1

触れること

触れることで、手の温かさだけでなく、
お互いの心が伝わったり、
ときには痛みが軽くなったように
感じることもあります。
手には不思議な力があります。
誰もがもっているその力について
考えてみましょう。

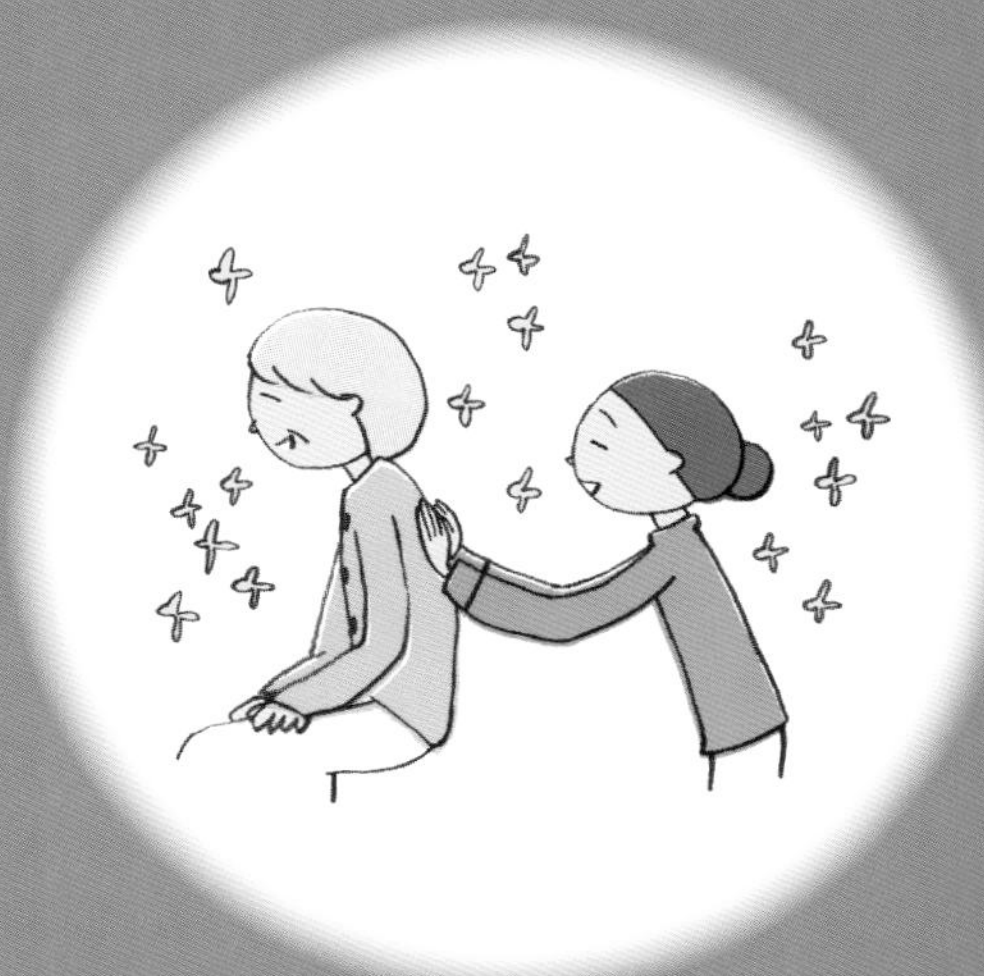

「触れて」いますか？

不快や不安が満ちると、誰もが怒ったり泣いたりしたくなる

赤ちゃんが泣いていたら、そっと抱き上げて「大丈夫だよ」という思いを伝えたいと思うでしょう。そして、赤ちゃんは抱きしめられることで不快が快適になり、不安が安心に変わり、泣き止みます。

言葉が上手に伝わらないという点では赤ちゃんだけでなく幼児や、言葉でのコミュニケーションが難しい病気をもつ方々（人間関係を含めたまわりの環境や、病気の進行程度によっては認知症をもつ人も含めて）も同じかもしれません。気持ちが伝わらないというもどかしい思いも同じように感じているのではないでしょうか。怒る、暴力的になる、歩き回りたくなる、泣いてしまう……。このような行動は、言葉でのコミュニケーションがとれないことによる不快と不安が心と体に満ちることで出てしまう態度や行動かもしれません。

触れることで、不快が快適に、不安が安心に変わる

家族や友人など身近にいる人が不愉快な顔をしていたら、横に座り、肩にそっと手を添えてみましょう。眠れないでおしゃべりになっているときは、話を聞きながら、手を軽くにぎってみましょう。「きちんとお話を聞いていますよ」「安心してくださいね」「いつも大事に思っています」……そうした思いを込めて触れてみましょう。

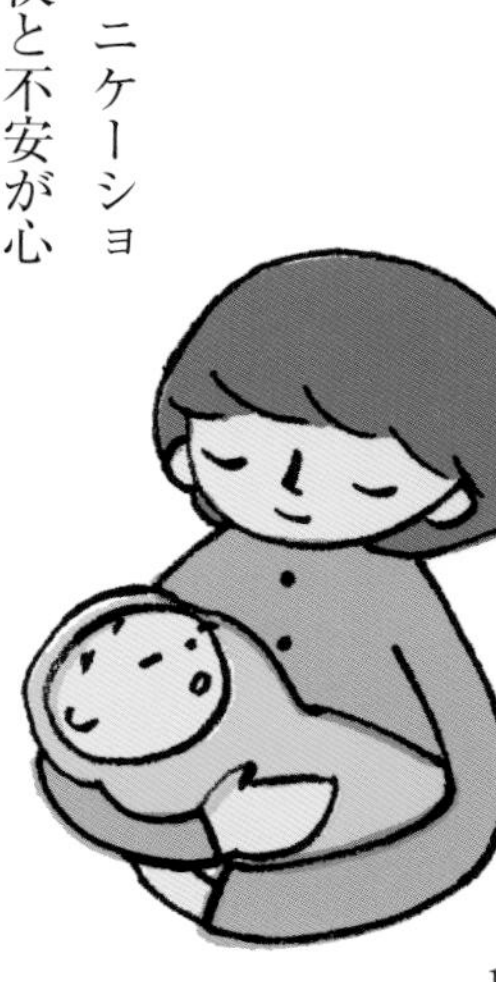

触れることで、温かさが行き交い、気持ちが通い合います。そして対等な関係になり、距離が縮まります。触れることは、ときとして言葉よりも大事なものになります。言葉では不十分なときこそ、相手に触れてみましょう。

手の力、触れる力を信じて、家族や友だち、同僚、患者さん、ゲスト（利用者さん）にそっと触れてみませんか。

手のひらを通して相手の心と体の様子が見えてくる

看護の基本は「触れること」と、いわれています。肌に触れることで、患者さんの心と体の状態を知ることができます。それは、難しそうに思えますが、実は誰にでもできることがあります。

試しに家族や友だちなどに触ってみて、左のリストにあることを確認してみましょう。その日の相手の様子が見えてきて、何をしてあげればいいのか、わかるようになります。

触れて確認してみましょう

- 皮膚が乾燥していませんか？
- 脂っぽい部分はありませんか？
- 汗をかいていませんか？
- むくみはありませんか？（とくに足）
- 冷えていませんか？
- 皮膚にできものができていませんか？
- 触ると「痛い」と言うところはありませんか？
- おなかが張っていませんか？
- 脈の速さはいつもと同じですか？
- 指の関節などが固くなっていませんか？
- 爪が伸びていませんか？
- 熱はありませんか？

触れた相手は、どうなるの？

触れた部分の痛みが軽くなるように感じる

「痛いの痛いの飛んで行けー」。ケガをした子どもが痛くて泣いていると、大人はその痛む部分に手を当てて、まるで痛みを手のひらに取り出して、それをどこかへ投げてしまうような動きを繰り返します。すると、不思議なことに、さっきまで痛がっていた子どもは、大人の動きがおかしいのか、泣くのを止め、ほほえむことがよくあります。痛みはどこかに行ってしまったのでしょうか。

触れる（手を当てる）ことで痛みが軽減するという不思議な現象は、「ゲートコントロール理論」によって、説明されることがあります。

ゲートコントロール理論

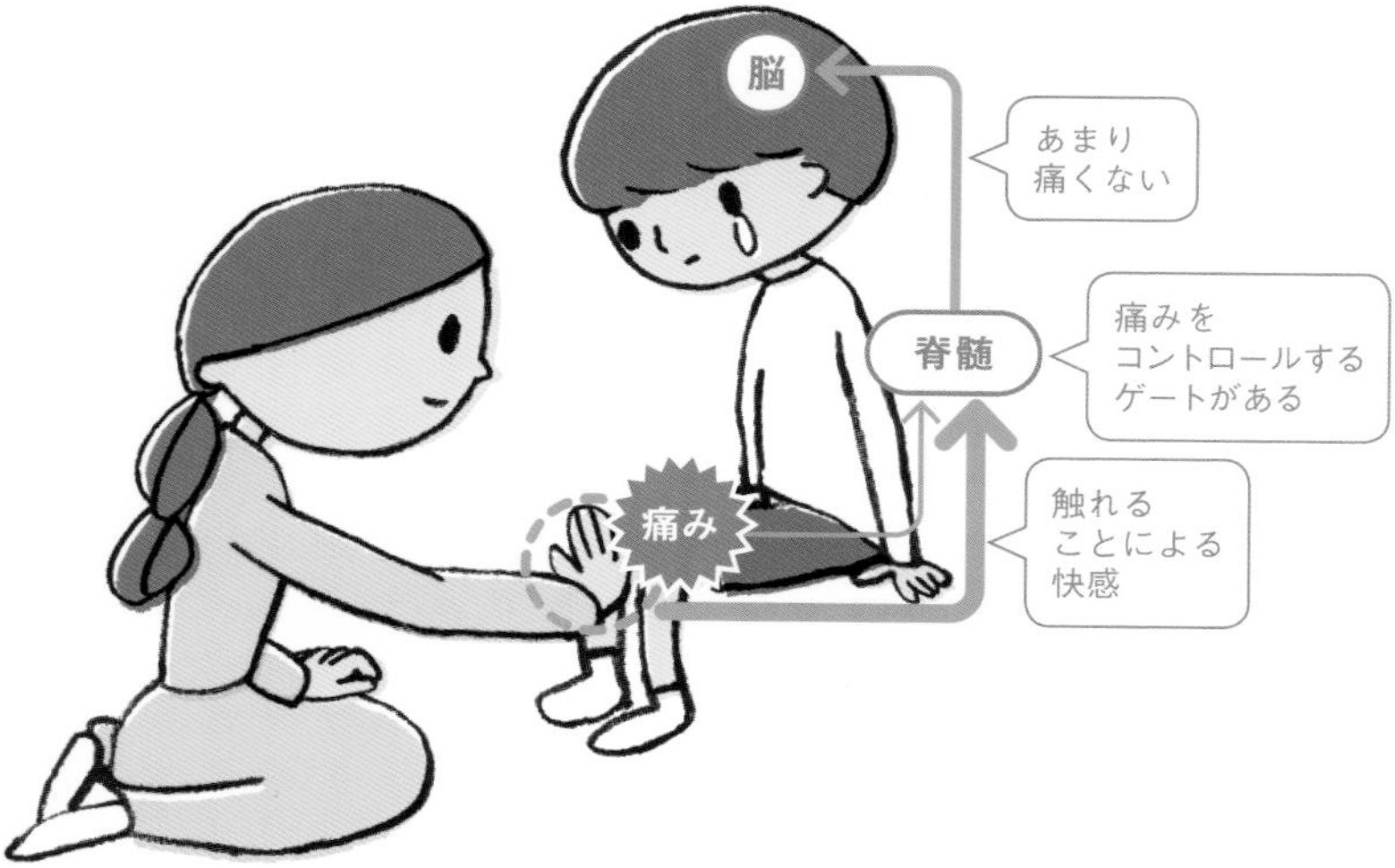
脳
あまり痛くない
脊髄
痛みをコントロールするゲートがある
痛み
触れることによる快感

触れると、脊髄にある痛みをコントロールするゲートが閉じるように働きます。

痛みをコントロールするゲートが触れると閉じる

ゲートコントロール理論は１９６５年にカナダの心理学者Patrick D. Wallと、イギリスの解剖学者Ronald Melzackが提唱しました。これは、抹消神経から脊髄神経へと痛みが伝わるときに、脊髄に痛みをコントロールするゲート（門）があって、痛みの情報を脳へ伝えるかどうか調節しているという説です。ゲートが開いているときは痛みを強く感じ、ゲートが閉じていると痛みをさほど感じなくなるわけです。

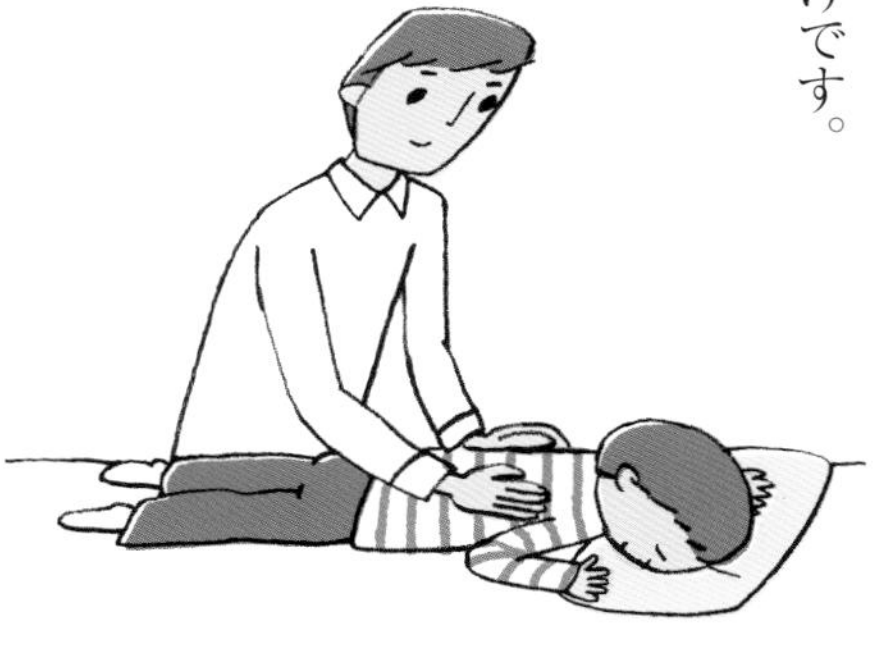

このゲートの開閉は、さまざまな要因によって調節されているのですが、気分や感情によっても影響を受けます。気分がよいときや安心しているとき、平和な気分のときはゲートが閉じられます。

また、感覚神経には太い神経と細い神経があり、両方とも痛みの情報を伝えますが、太い神経は触覚や圧覚なども伝えます。そのため、たとえ痛みの情報があったとしても、同時に太い神経から伝わる心地よい触覚などがあった場合は、太い神経を感知しやすいため、ゲートを閉じるように働き、痛みをさほど感じなくなることがあるのです。

このゲートコントロール理論によって、すべての痛みのメカニズムを説明できるわけではありません。しかし、「触れる」という行為が、人の体にやさしく働きかけることを示すひとつの説には違いありません。

オキシトシンが放出され不安定な心を穏やかにする

「怖いから手をつないで」「悲しいから背中をトントンして」……子どもたちは、自分がしてほしいことをストレートに大人に伝えます。それは、もしかしたら、「そうしてほしいこと」が自分の心や体にとって今、必要なことだと本能的にわかっているからかもしれません。つまり、触れる力が心の安定には必要なのです。

触れることが癒しにつながることは、オキシトシンというホルモンが深く関わっているといわれています。母親が母乳を出すことができるのは、オキシトシンが脳から放出されるからです。そして、触れられることによっても、そのオキシトシンが脳から放出されることが、わかってきました。母乳の分泌を促すだけでなく、オキシトシンは、安らぎと結びつきを生み出します。具体的には、心拍数を下げる、血圧を下げる、不安を軽減するといった抗ストレス効果や、免疫システムの強化、食欲と渇きへの影響などがありますが、どれもが成長のために必要な働きであることが、オキシトシンの重要な点です。

触れられることで、脳にオキシトシンが放出されれば、このすばらしい効果を受けることができるのです。

触れる側にもオキシトシンは放出される

また、触れる側の人の脳からもオキシトシンが放出されることもわかってきました。「〝大丈夫だよ〟という思いで背中に触れていたら温かい気持ちになってきた」ということはありませんか? 癒しているつもりが自分も癒されたというようなことが起こるのは、オキシトシンの働きが関係していると考えられています。

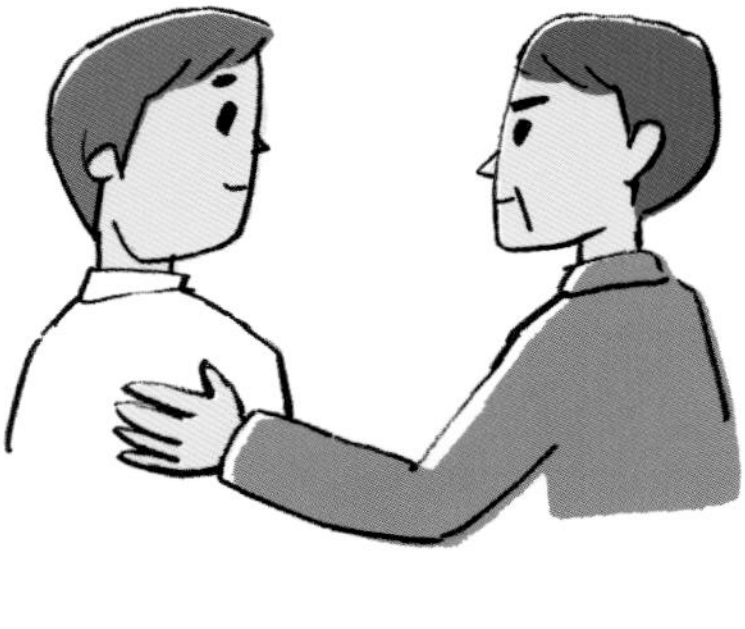

オキシトシンはどこから放出されるのか

オキシトシンは視床下部で作られ、下垂体後葉に送られたあと、血中に放出されて、標的となる器官に届けられます。

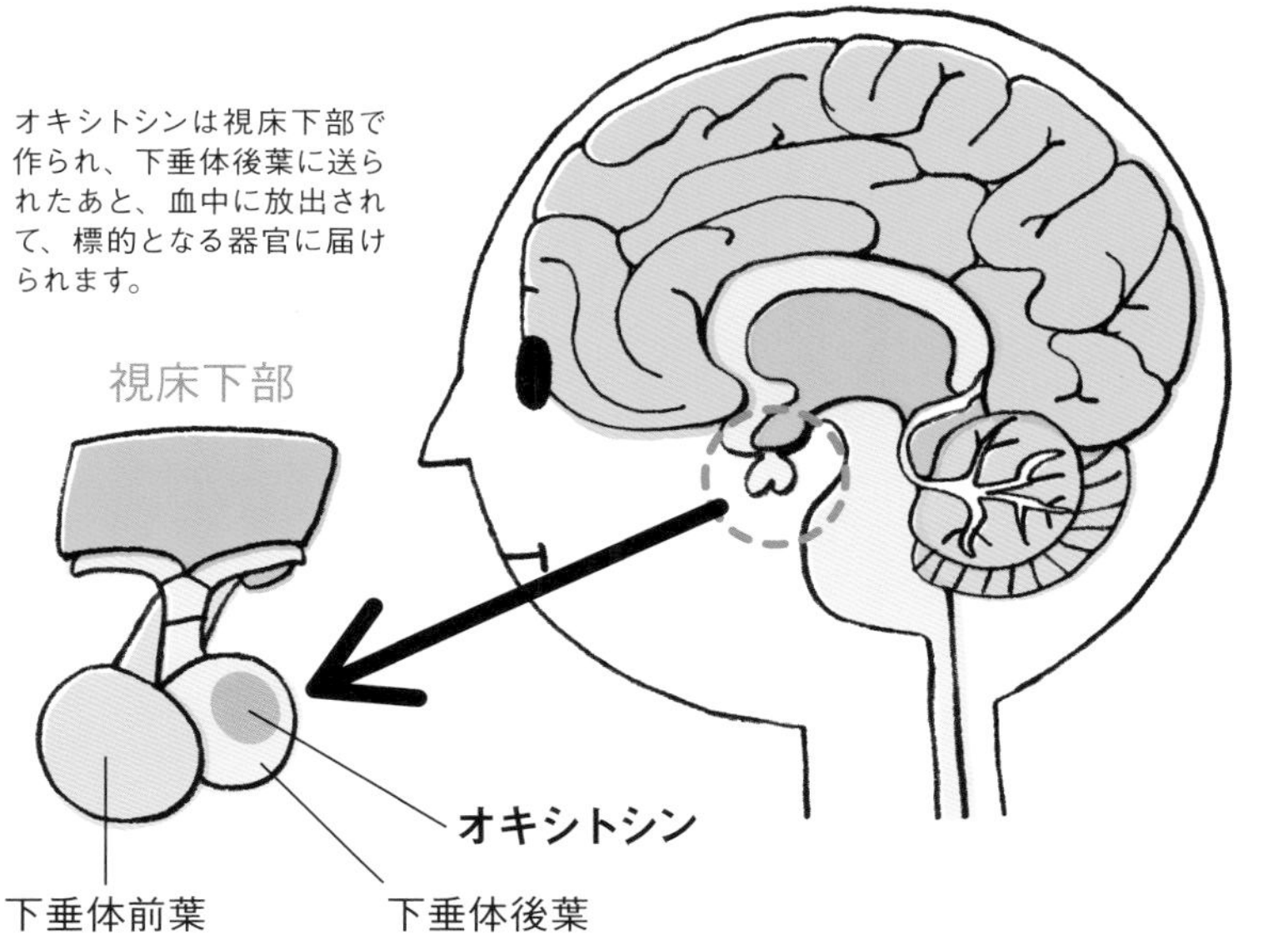

オキシトシンのおもな働き

- **成長**
  治癒、細胞分裂、
  栄養の蓄積、体重増加

- **排出効果**
  射乳、子宮収縮

- **外に向かう行動**
  好奇心、不安軽減、母性行動、
  他者との相互作用、性的活動、
  選択的なソーシャルメモリー

- **短期的賦活《ふかつ》作用（短期的効果）**
  コルチゾール値の上昇、
  血圧の上昇、心拍数の上昇

- **長期的抗ストレス効果**
  安らぎ、不安の軽減、
  痛みの閾値（限界値）が上がる、
  コルチゾール値の低下、
  心拍数の低下、血圧の低下、
  免疫システムの強化、
  食欲と渇きへの影響

病院の現場から①

触れることを積極的に取り入れることが拘束ゼロの維持につながりました

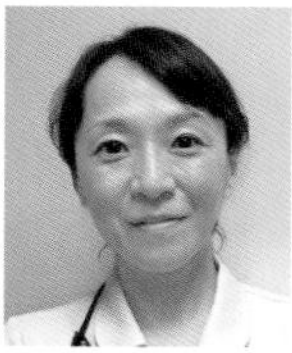

鈴木智子さん
（磐田市立総合病院　呼吸器内科病棟看護師長）

――入院後すぐに触れることを積極的に取り入れているとお聞きしましたが……。

鈴木　患者さんが入院して間もなくのころは、環境が変わり、知っている人が誰もいないという中で、体の苦痛も伴いますから、不安はどんどん大きくなっていきます。とくに認知症をもつ方は、ここがどこなのかもわからなくなるなど、動揺していることが多く見られます。頼れるのはスタッフだけです。今は、新型コロナウイルスの感染予防から家族の面会を制限しているため、私たちスタッフが患者さんたちのご家族の代わりに、信頼できる人にならなければいけないのです。そこで、触れることを積極的に取り入れることにしました。触れることでより早く、深く信頼関係をもつことができることを体験から気づいていたからです。

――早く、深く信頼関係をもつことでどのようなことが変わるのでしょうか。

鈴木　触れることを取り入れて、早く、深く信頼関係をもつことができると、入院をきっかけにせん妄や認知症の行動・心理症状が現れたとしても、早い段階でそれを落ち着かせることができています。新型コロナウイルスの感染予防から、身体拘束の率が上がるのではないかと心配していたのですが、まったく上がっていないことにもつながっていると感じています。

――具体的にはどのようなときに触れているのでしょうか。

鈴木　とくに検温や血圧を測るときにはなるべく多く触れるようにしています。たとえば、血圧を測るときは、これからすることを説明したあと、「腕を触りますね」と言って、まずは手を握ったり手の甲をさすったりしながら会話を続け、それから腕帯を巻く場所のあたりを触り、「巻きますね」と言ってから巻いていきます。腕帯をはずしたあとも、巻いていた部分を少しさすったりしながら「がんばってくれたおかげで測れました。ありがとうございます」などと声かけをします。

また、病棟の中で歩行器を使ってリハビリテーションをしている方には、「がんばっていますね」

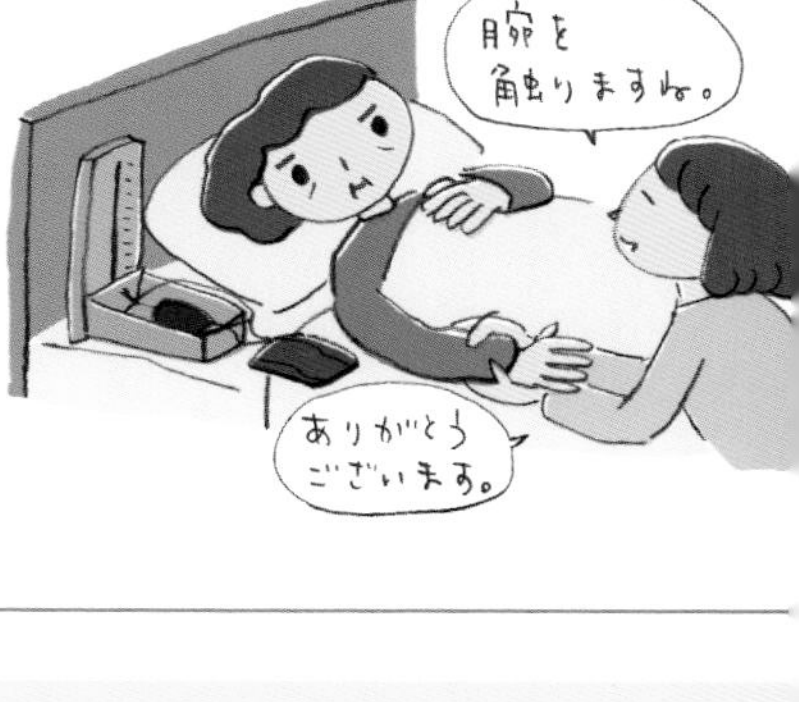

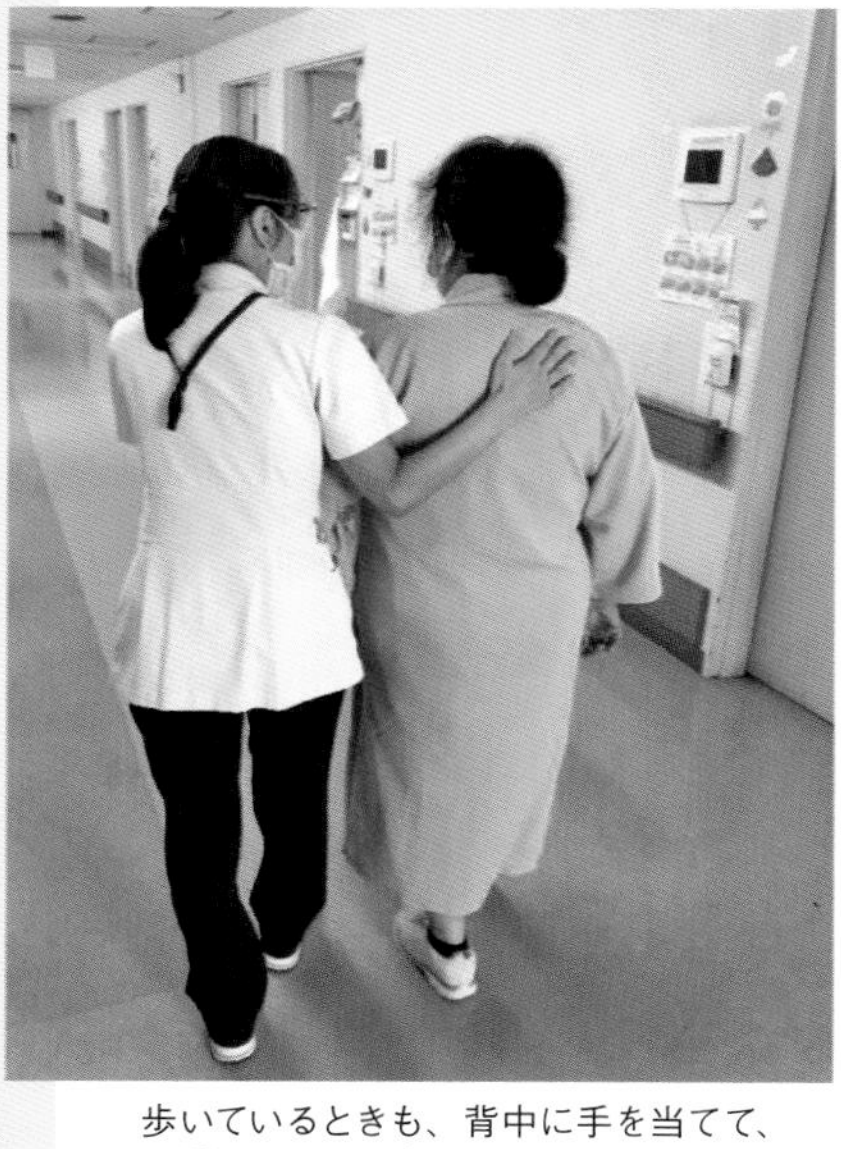

歩いているときも、背中に手を当てて、お話ししながら歩いています。

と言いながら背中に軽くさするようにして触れています。患者さんは「ありがとね」と返してくれます。触れるときには自然と言葉が出ますから、会話をするよいきっかけにもなってほしいと思っています。スタッフには、少しでも足を止めて患者さんとの会話をもっと多くもって、深く関わってもらいたいんです。ただ、この忙しさの中、たくさんのことをお願いしていくとスタッフも疲弊してしまうので、「とにかく触れましょう」とだけ伝えています。触れることを意識するだけで、自然に会話も生まれて、患者さんとの関係性ができてくれば、会話も弾むようになっていきます。

タクティールケアを病室で行っているシーン。感染対策から背中を行うことが多く、この姿勢であればマスクをつけられない患者さんに対しても行うことができます。

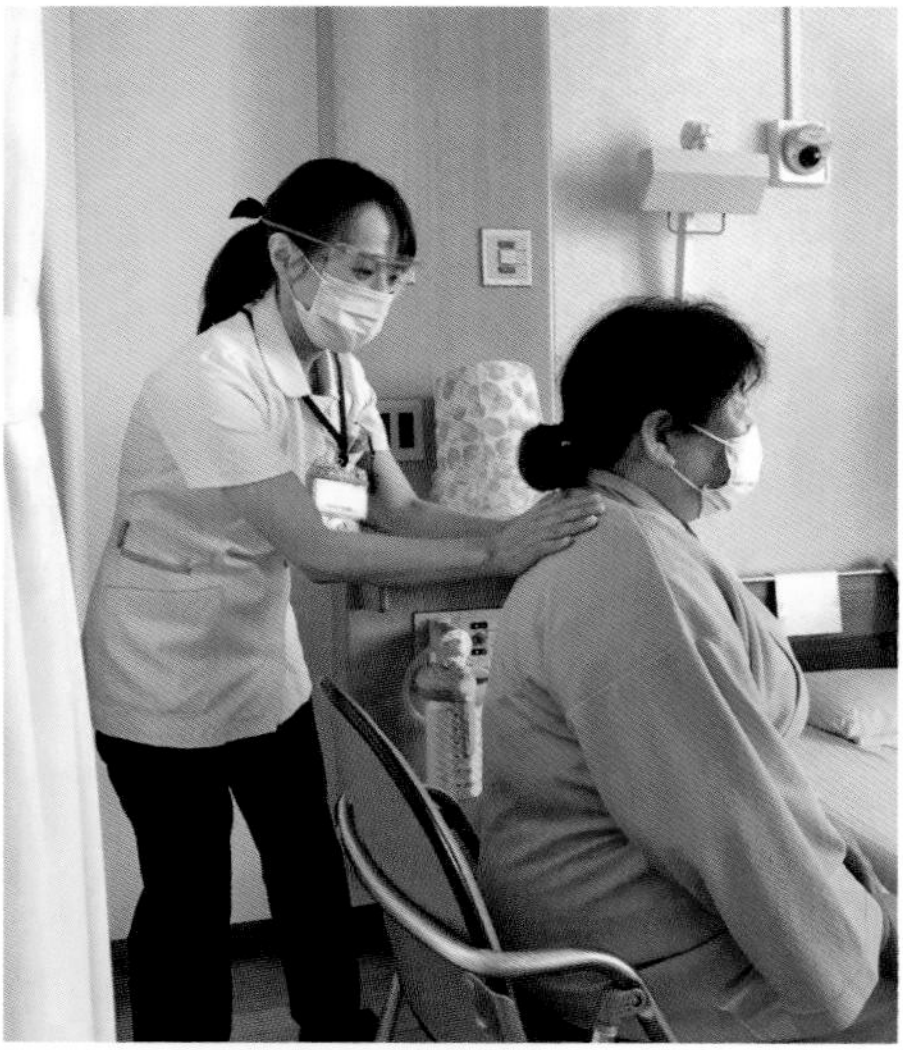

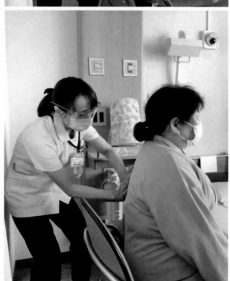

認知症をもつ方に無言で10分間触れ続けると、ときに再び不安にさせてしまうことがありますので、時々会話をしながら行うようにしています。

――10分間のタクティールケアはどのような方に取り入れていますか？

鈴木　なかなか不安が取れない方や緩和ケアの方に取り入れています。まずは10分間行い、一度退出をして、しばらくしてから10分間、違う部位を行うことが多いです。一回を10分で終わらせるのは、感染症の濃厚接触者にならないための工夫でもあります。

――触れることで、その方の心の中の不安が軽くなってきていることはわかるのでしょうか。

鈴木　認知症をもつ人は、言葉で伝えることがなかなか難しかったり、すぐに反応することができなかったりすることがあります。だからこそ、その人の行動の変化をよく見るようにしています。不安が少しでも軽くなってくると、表情、声のトーン、話し方などが変わってきます。たとえば、触れることを続けていったことで、今まで口調が荒かった方が穏やかになったり、あまり話さなかった方が自分の家族のことを話すようになったり……。会話の変化でも今は安心できる状況になってきたことがわかってきます。

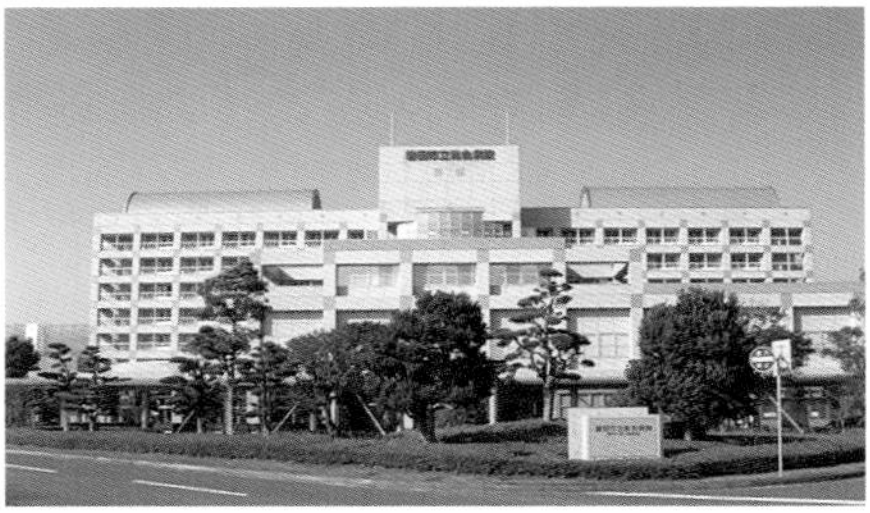

磐田市立総合病院

静岡県にあり、地域の急性期医療を担う中核病院である磐田市立総合病院。33の診察科と健診センター、救命救急センター、周産期母子医療センターのほか、地域医師会とのコミュニケーションのための地域医療室なども設置。看護師をはじめとする医療スタッフの研修の場も充実している。

事例

入院した日から触れることと会話を続けたことで歩き回ることがなくなり、排泄もひとりでするようになった

入院時の様子

誤嚥性肺炎で入院された80代の男性。アルツハイマー型認知症をもつ。入院時、吸引処置、点滴、酸素が必要であったが、点滴などを抜去して、病院内を歩き回っていた。

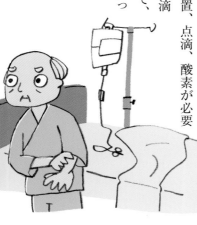

アセスメントをする

歩き回りながら出口を探している様子。触れると怒ってしまう。環境に馴染んでいないから、不安だから、いろいろな管を外して家に帰ろうとしているのではないかと考えた。「自己抜去」は悪いこととして捉えがちだけれど、本人にとっては、「家に帰るんだからこれは邪魔だと思っている」と、その人の思いをスタッフが想像してみる。決して悪い捉え方をせずに、本人に触れる機会を増やしながら様子を見ていくことにする。

触れることを取り入れる

歩き回っているときは、様子を遠くから見守りながら、一緒に歩いていく。疲れた様子が見えたら、「お部屋に入りましょうか」と声をかけて、背中に手を当てながら一緒に部屋に入る。ベッドに腰掛けてもらい、「急な入院で心配でしたよね」「おうちのことが気になりますよね」と患者さんの気持ちを代弁するような声かけをしたあと、「肺炎になってね……」と、背中を少しさすりながら現状をひとつずつ説明していく。すると、少し落ち着いた様子が見えたので、そのことをスタッフ全員に伝え、みんなが同じようにして患者さんと向き合うことを続けていくことにする。

　数日経ったら、歩き回ることがぱたっとなくなった。トイレへの案内も、スタッフみんなが同じような声かけを続けていった。すると、患者さんはトイレの位置を覚え、自分でトイレへ行き、ドアも開けて、パンツも下ろして排泄ができるようになった。「残っている能力を引き出すことができた」ということをスタッフ全員にフィードバックしていくと、自分たちのケアに自信をもてるようになっていった。

（磐田市立総合病院　鈴木智子さん）

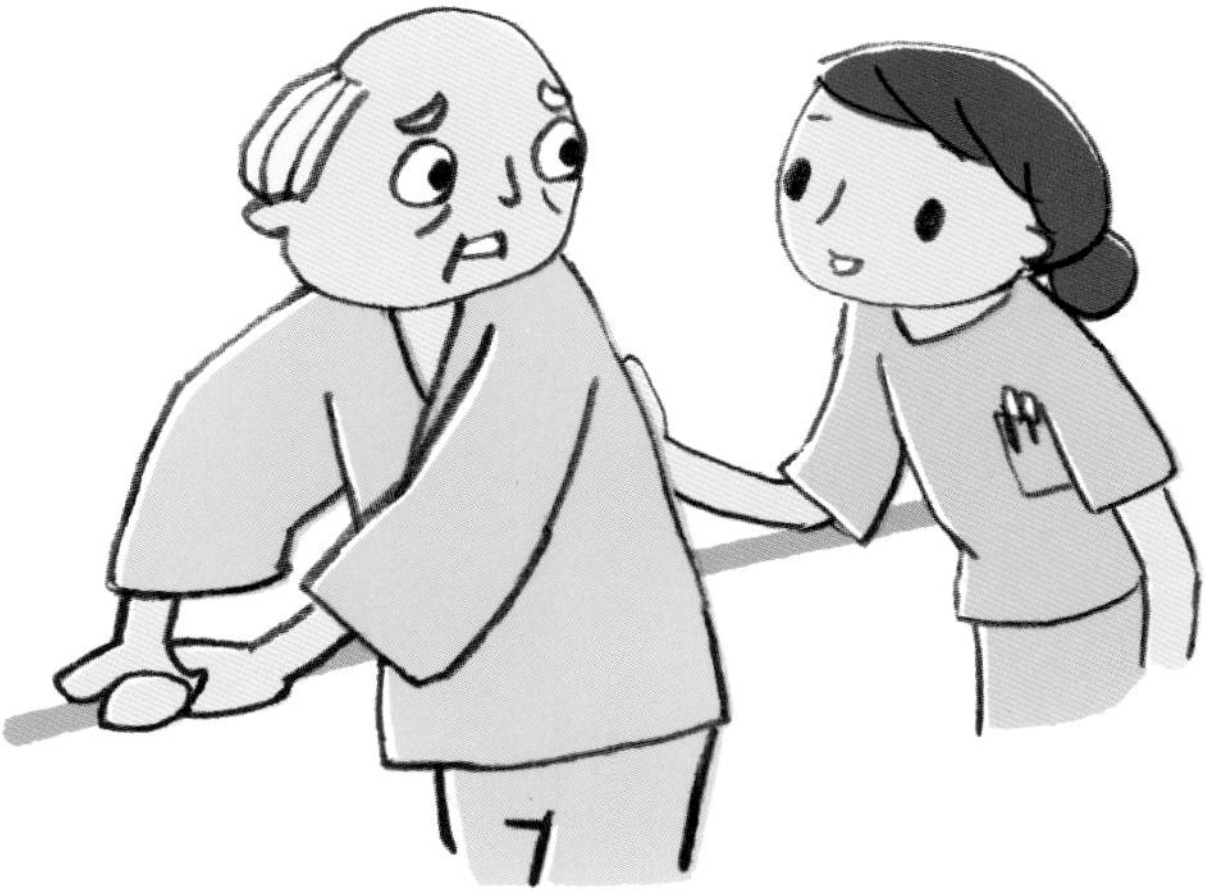

COLUMN

新型コロナウイルスの陽性者がいる介護施設での日々

木本明恵さん
（看護師、株式会社アポロ・サンズＨＤ看護部 部長）

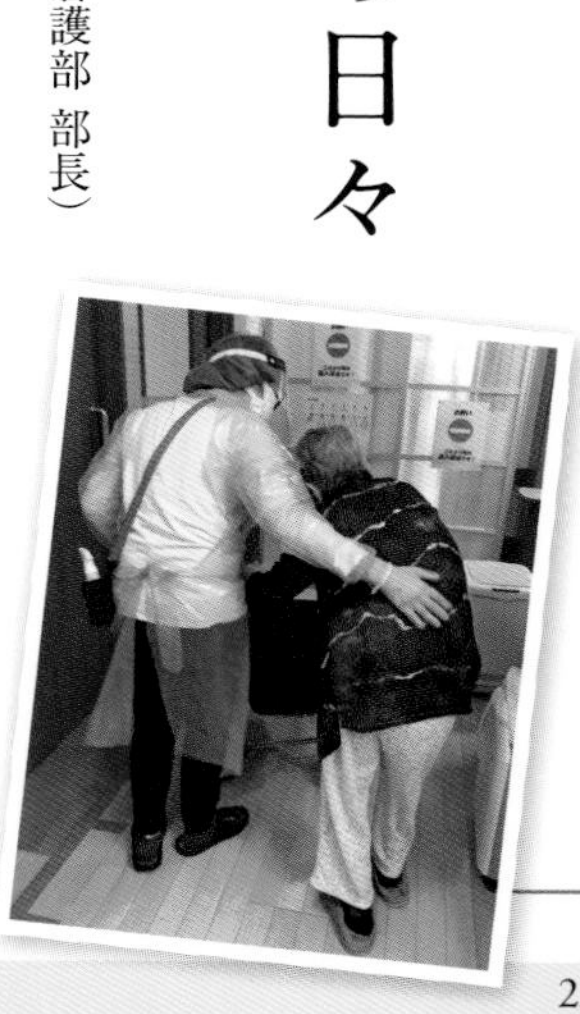

２０２０年、私の職場である介護施設では新型コロナウイルスに感染したゲストが病院に入院できないことから、施設内でレッドゾーンを作り、スタッフは感染対策に十分注意しながらの看護・介護が続きました。ソーシャルディスタンスを守ること、ゲストには防御服を着てケアをすることなど、守らなければいけないことが多く、ほかのゲストやスタッフにも不安が広がり、疲れも見えてきました。

私は、こうしたときこそ、人と人が触れ合うことが大切ではないかと思いました。触れることにより、言葉よりももっと思いを伝えることができるのではないかと、また、触れることで脳内物質（オキシトシンやセロトニン）が分泌され、ストレスを軽減し、リラックス効果をもたらすことができるのではないかと考えたからです。そこで、私は、防御服を着ていても、手袋だけは脱ぎ去り、素手でゲストの手や背中をさするようにしました。その前後に手指消毒さえすれば、怖がることはありません。「手が冷たいですね」と語りかければ「あなたの手は温かいね」などと返してくれます。直接触れることでしかできない心の交流があるように感じました。それ以降、触れることは諦めずに、続けるようにしています。

Part 2

ハンドセラピーの基本

触れることの利点を生かした
認知症緩和ケアにも役立つタッチケア法が
ハンドセラピーです。
マッサージと違う点は何か、
効果的に行うためにはどうしたらよいのか
まずは知っておきたい
ハンドセラピーの基本をご紹介します。

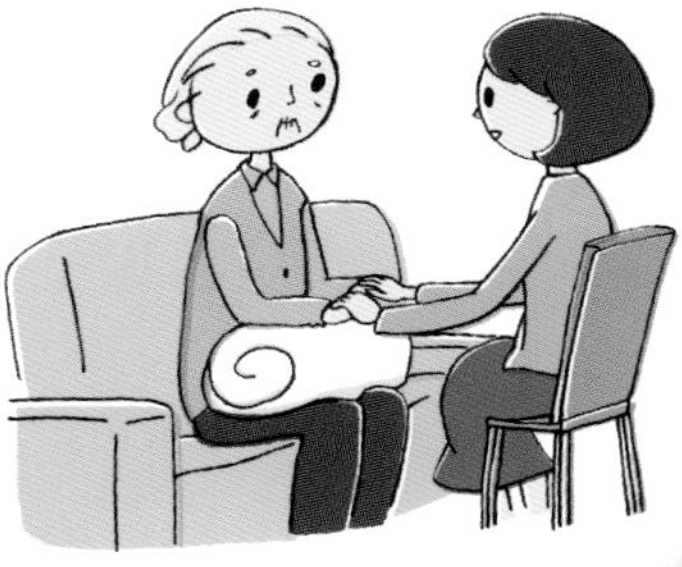

ハンドセラピーとは?

スウェーデン生まれのタクティールケアを参考に

触れることのよさはわかったけれど「どのようにして取り入れたらいいのかわからない」「慣れていないから触れるのが照れくさい」と感じる人も多いでしょう。

そこで、この本では、スウェーデンで生まれた「タクティール」(日本では「タクティールケア」として普及)の考え方と手法を参考に、触れることにより癒しを得ることを目的とした、タッチケア「ハンドセラピー」をご紹介します。

スウェーデンは、福祉の先進国といわれ、1800年代からマッサージを治療の手段として捉えてきた歴史があります。ハンドセラピーのよさを知るためにも、まずはタクティールケアとは何かを知っておきましょう。

未熟児医療に関わる看護師たちが気づいた「触れること」の重要性

タクティールとは、ラテン語の「タクティリス(Taktilis)」に由来する言葉で、「触れる」という意味があります。肌と肌との触れ合いによるコミュニケーションを大事にするタッチケアに分類され、ソフトティッシュマッサージ(皮膚や表面の筋肉への軽い刺激により、神経性の緊張をやわらげる効果が期待できるとされる、穏やかなマッサージ法)として開発され、実践されてきました。人が触れることによる癒しの効果を活用したケアのひとつでもあります。

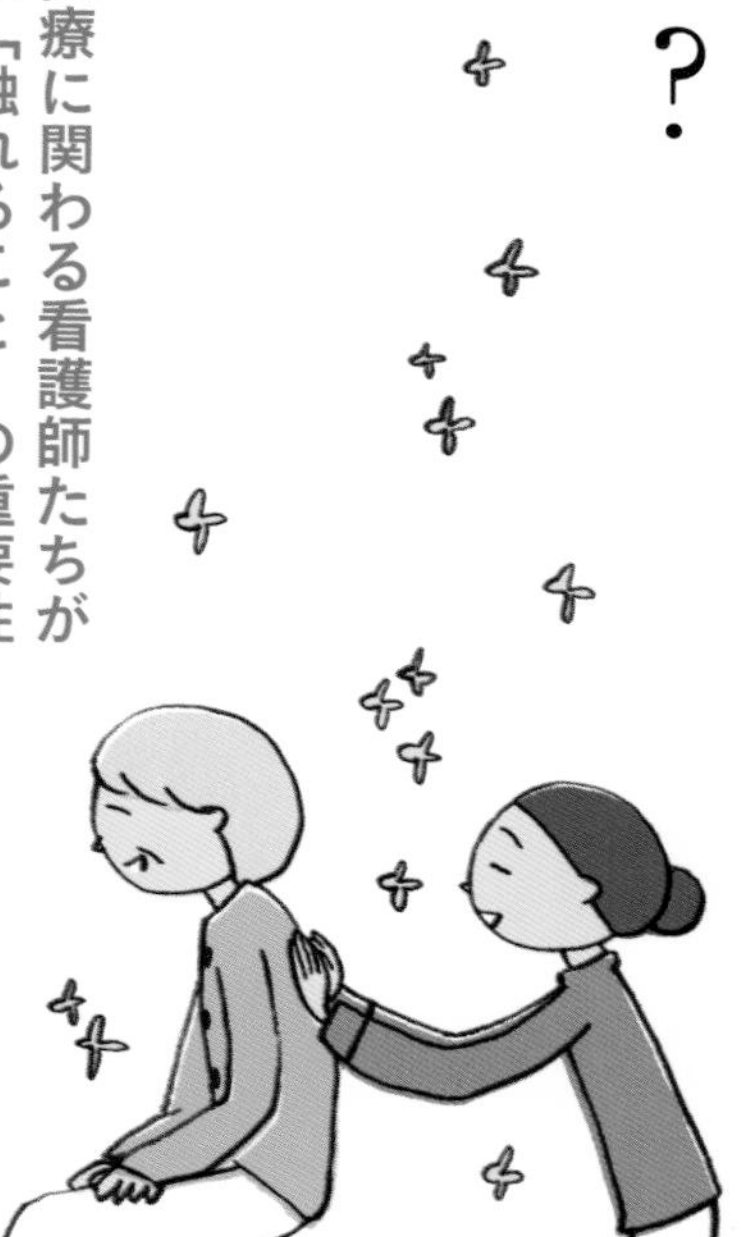

タクティールは1960年代に未熟児医療に関わる看護師たちによって作られました。未熟児の子どもたちに対してさまざまなケアをするなか、手で触れるマッサージが子どもたちの早い回復につながることや、親子の絆を深めることに強い手応えを感じ、「触れること」が医学的に重要であるという気づきがきっかけだったそうです。

認知症ケアに取り入れられるようになった

1990年代半ば、スウェーデンの社会庁の研究プロジェクトに採用されたことにより、タクティールはスウェーデン各地で認知症ケアに取り入れられ、実践されることになりました。同時に、タクティールに関連する研究や教育にもさまざまな機関が取り組むようになり、「不安を取り除き、安心感をもたらす」といった効果の「なぞ」について、解き明かされるようになってきました。さらに、スウェーデンの医療の中では補完療法（西洋医学を補うホリスティック療法）のひとつとして位置づけられるようになりました。

現在、スウェーデンでは認知症のデイケアグループホーム、ナーシングホームにおいて認知症の症状の緩和やコミュニケーションツールとして日常的に使われています。また、未熟児医療、障害児医療、がんの緩和ケア、糖尿病や脳卒中のケア、幼児学校（幼稚園、保育園）や小学校でのストレスケアの一環、介護等に関わる家族へのサポートなどに、広く取り入れられています。

日本では、2006年より日本スウェーデン福祉研究所が「タクティールケア」としてさらにメソッドを明確にし、普及に努めています。日本でもスウェーデンと同じように認知症の症状緩和をはじめ、さまざまな医療・介護におけるケアに広まり続けています。

マッサージとハンドセラピーはどう違うの？

筋肉を押したりもんだり、ツボを押したりすることで効果を得るのが一般的なマッサージですが、ハンドセラピーはこのような手法とは違います。オイルを使いますが、アロマセラピーのトリートメントのように筋肉への働きを意識して手を動かしていく手法とも違います。ハンドセラピーは、「触れる」ことによる効果を生かすことを目的に、体をやさしく包み込むように、ゆっくりと軽くさする（なでる）のが特徴です。

ハンドセラピーで期待できること

タクティールケアを実施したグループのBPSDに変化が

実際に認知症をもつ高齢者にタクティールケアを行った研究をご紹介します。

まず重度の認知症をもつ高齢者40名を、タクティールケアを実施するグループ（20名）、タクティールケアを実施しないグループ（20名）に分けました。そして6週間、タクティールケアを実施するグループに対しては通常行われている音楽療法や作業療法は行わず、週5回、合計30回のタクティールケアを実施しました。タクティールケアを実施しないグループのみなさんには、通常行われている音楽療法や作業療法に参加してもらいました。

実施前と比べて実施後には認知症の行動・心理症状（ＢＰＳＤ）に関して、左ページのような結果が出ました。このことから、タクティールケアをすることにより、認知症をもつ高齢者の不安が軽減し、良好な睡眠がとれるようになったり、行動が落ち着いたりなどの効果が期待できることがわかりました。

＊対象者は、療養型病床群の認知症疾患病棟に入院する認知症と診断された高齢者。性、年齢、認知症の種類、認知機能および日常生活動作（ＡＤＬ）を同じようにマッチングさせた。

ストレスが軽減されるとBPSDが起こらなくなる

では、どうしてタクティールケアをすることにより、認知症をもつ高齢者の不安や攻撃性といったＢＰＳＤが緩和されたのでしょうか。それには、「ストレス」が大きく関わっています。

歩き回る、暴言・暴力といったＢＰＳＤは、不快や不安などによりストレスが溜まって起こります（１０４ページ参照）。

タクティールケアを実施したグループ

- 認知症の行動・心理症状である妄想観念、行動障害、攻撃性、日内リズム障害（昼と夜の区別がつかなくなる）、不安および恐怖が改善された（図参照）。
- 知的機能、感情機能が下がらず、維持することができた（GBSスケール／老年期認知症行動評価尺度での測定結果）
- ストレスホルモンが減少した（唾液による検査）

タクティールケアを実施しなかったグループ

- 認知症の行動・心理症状の項目で改善が見られたものもあるが、改善の度合いは低い（図参照）。
- 知的機能、感情機能が多少ながらも下がった（GBSスケール／老年期認知症行動評価尺度での測定結果）
- ストレスホルモンの変化はなかった（唾液による検査）

認知症をもつ高齢者の行動・心理症状（BPSD）の変化について

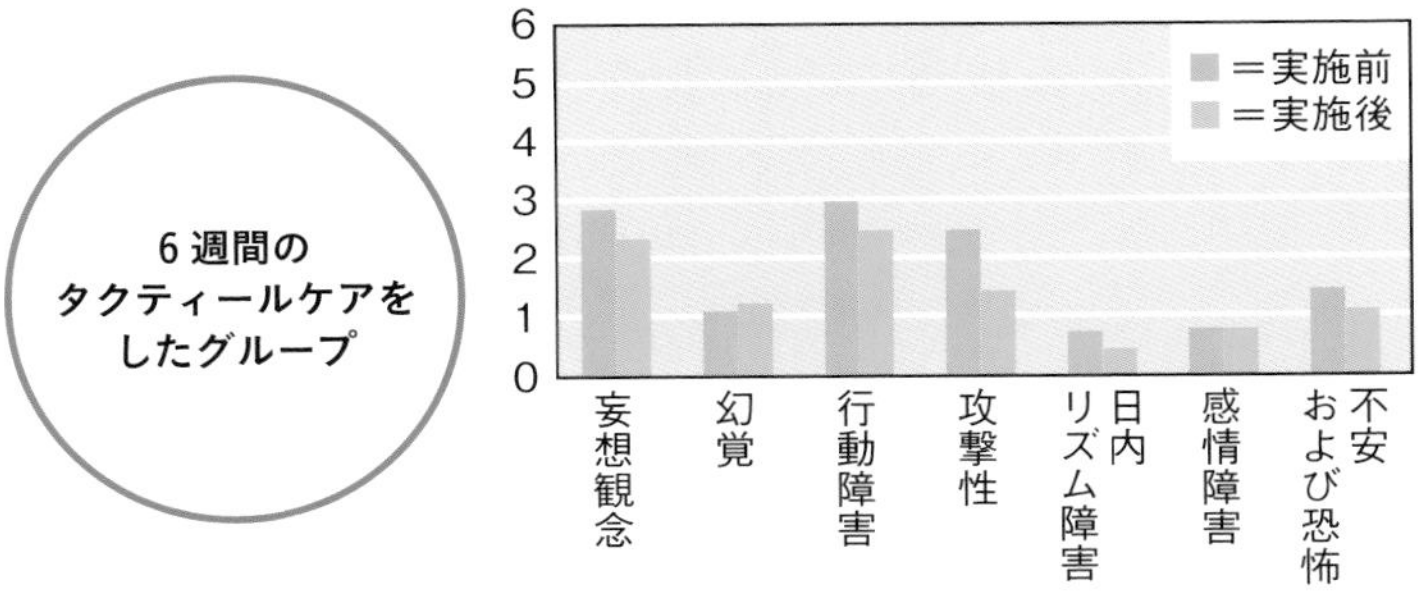

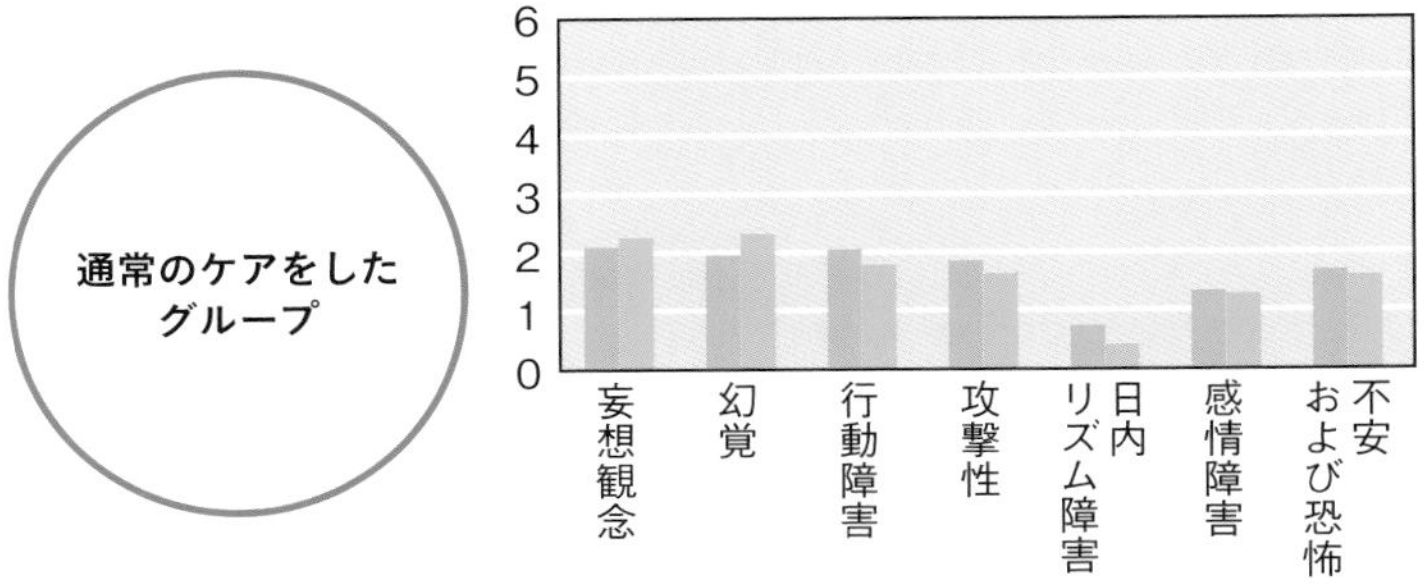

Suzuki M,et al.（2010）. Physical and psychological effects of 6-week tactile massage on elderly patients with severe dementia. Am J Alzheimers Dis Other Demen.Dec;25（8）:680-686.
より監修者作成

これは一見、認知症をもつ人だけに起こることのように見えますが、ストレスにより怒ったり、泣いたりすることは、どんな人にでも起こりうることです。しかし大きく違うのは、認知症をもつ人は、たとえそれがまわりから見たら些細《ささい》なストレスであっても、その限界（閾値《いきち》）をあっという間に超えてしまい、怒りや悲しみがあふれて、歩き回る、暴言・暴力などという形で表現されるようになります。なぜなら、認知症をもつ人は、物忘れなどの中核症状があるため、いつも不安や混乱を持ち続け、常にストレスフルな状態にあるためです。ちょっとしたことがきっかけでストレスは限界となり、BPSDという形で現れてしまうのです（左ページの図参照）。

先の研究では、タクティールケアを実施したグループからは、唾液のストレスホルモンが減少したという結果もありました。つまり、ストレスを軽減させる働きがタクティールケアには期待できることになります。ストレスが軽減されれば、「限界」を超えないで生活することが可能となり、BPSDは起こりにくくなります。

そこで、この本ではタクティールケアの考え方と手法を参考にしたハンドセラピーを紹介します。

ハンドセラピーで期待できること

- 不安やストレスの緩和
- コミュニケーションがスムースになる
- 認知症の行動・心理症状（BPSD）である暴力・暴言、睡眠障害、多動、抑うつ、歩き回るなどの緩和

←

- 認知症をもつ人も、ケアする人も、笑顔になることが期待できる

ハンドセラピーの期待できる効果

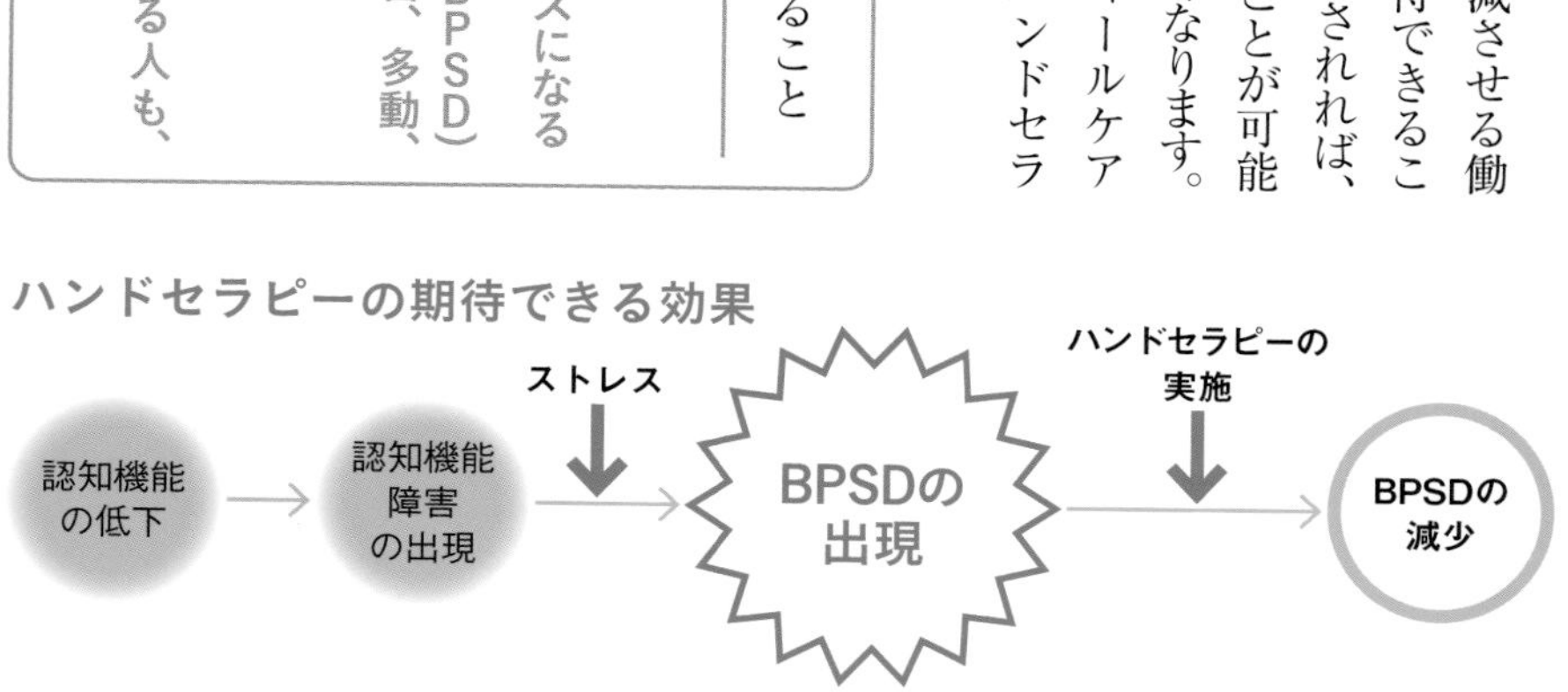
認知機能の低下
認知機能障害の出現
BPSDの出現
BPSDの減少

認知症の行動・心理症状（BPSD）に関する仮説

● 正常な成人のストレスモデル

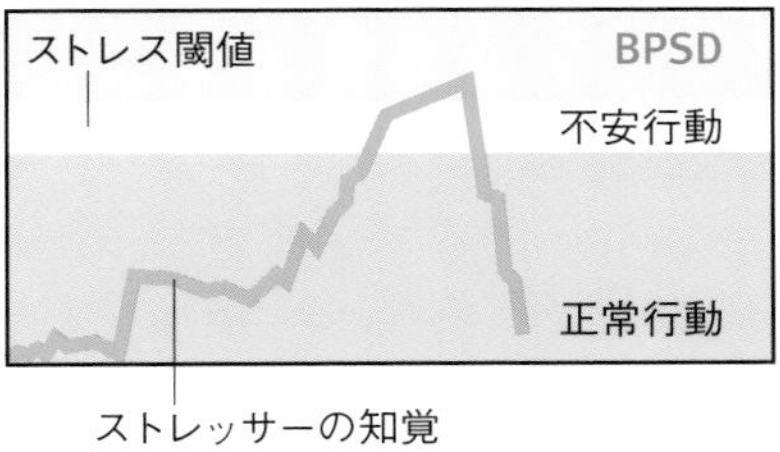

● 認知症をもつ高齢者のストレスモデル

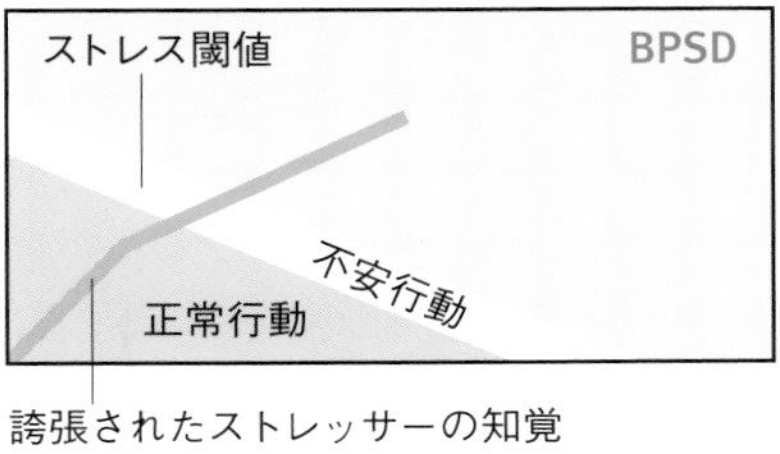

Hall GR,et al.,Progressively lowered stress threshold: a conceptual model for care of adults with Alzheimer's disease. Arch Psychiatr Nurs.1（6）:399-406,1987

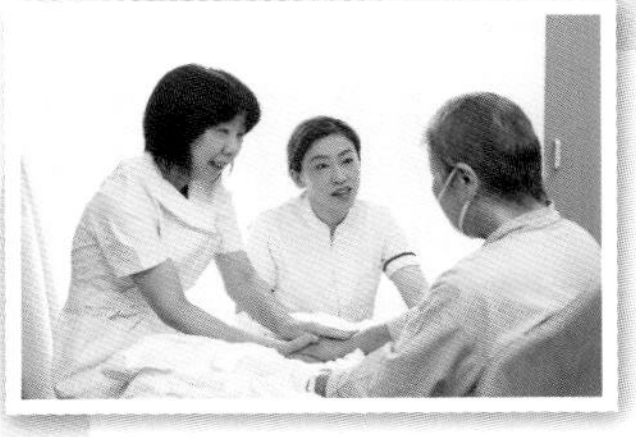

VOICE

薬に頼ることなく症状を緩和することができれば……

タクティールケアを取り入れると、呼吸がゆっくりになり、リラックスするため、副交感神経が優位になります。また、血行もよくなります。

たとえば、夜眠れずに睡眠薬を飲んでいると、副作用もあるため、体がふらついたり、頭がボーッとして転倒しやすくなることがあります。また、薬に依存しやすくなります。「できれば睡眠薬を飲まずにすむといいのに……」。そういう思いがあり、患者さんにタクティールケアを取り入れたことがあります。睡眠の前に取り入れることにより、スーッと眠りに入ることができました。これを繰り返しているうちに、睡眠薬がなくても、自然に眠れるようになりました。

薬などに頼ることなく認知症の行動・心理症状（BPSD）が緩和されることは、本人にとっても家族にとっても望みだと思います。タクティールケアやハンドセラピーをぜひ試してみてください。（鈴木みずえ）

介護の現場から

触れることを嫌がっていた人がタクティールケアだけは受け入れてくれた

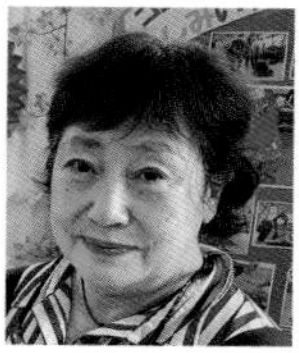

三浦礼子さん
（ケアリゾート お茶のみともだち 看護師）

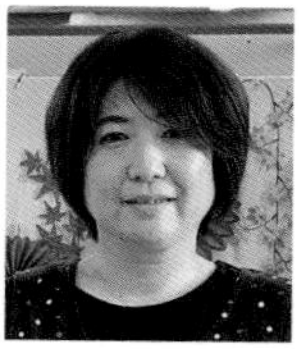

高橋陽子さん
（ケアリゾート お茶のみともだち チーフ 介護福祉士）

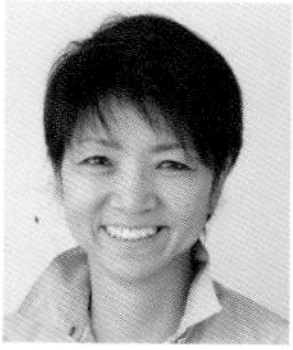

木本明恵さん
（株式会社 アポロ・サンズＨＤ 看護部 部長）

――デイサービスでタクティールケアをどのように取り入れていますか？

三浦　タクティールケアの資格をもっているスタッフが3人いるので、一日にひとりで3人まで担当しています。ほかに、タクティールケアのみを行う専任スタッフが週に1～2回勤務しています。このスタッフは、人数を限ることなく、時間が許す限りゲストの方にタクティールケアを行っています。

――どのような場所で行っていますか？

三浦　デイルームの、静かな場所を選んでいます。でも、人によってはザワザワとしているところのほうがいいと言う方もいますので、その場合は人が集まる場所の近くで行うようにしています。

――ゲストの方の反応はいかがですか？

三浦　背中を行うことが多いのですが、「あなたの手はあったかいね〜」とよく言われます。気持ちよくされていて、そのまま寝てしまう方もいます。あとは、トイレに行きたくなる方が多いです。私も、タクティールケアを行っていると、トイレに行きたくなるんです。だから、行う前にゲストの方も私も、トイレを済ませておくようにしています。私の場合は、タクティールケアを行った日は排尿の回数も増えますし、排便もスムースになります。夜もぐっすりと眠れます。同じような効果がタクティールケアを受けた方にもあるのではないかと思っています。

高橋　でも、タクティールケアに慣れていない方の中には、5分くらい経つと「もういいです」と言って、席を立とうとする方もいます。最初から10分をフルに受けられることが決して大事なことではないと思っています。「そうですね〜」「つらいですね〜」などとお話ししながら、さりげなく手を背中に当てることで落ち着いていかれる方も多いので、短い時間でも触れる時間を作ることが大切だと感じています。

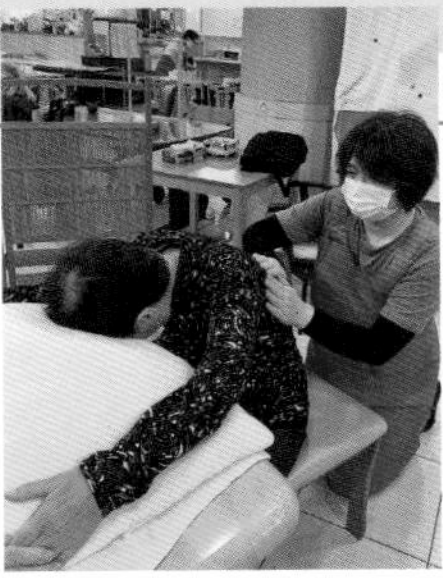

デイサービスのデイルームでタクティールケアを行っている様子

――タクティールケアを通して印象に残っている方はいますか？

高橋　デイサービスに通っている80代後半の女性で、手がいつも痺れていて、肌に触れられることがとても嫌だとおっしゃる方がいました。お風呂でも肌に触れると痺れることからとても敏感になっていました。まわりの音に対しても敏感で、感情のコントロールが難しいことからも、なんとかコミュニケーションをとりたくて、「タクティールケアをしてみませんか」とお誘いしてみました。どんなことなのかがよくわからない様子ではありましたが、一緒に準備をしてくださったので、そのまま背中に手を置いて始めたところ、嫌がることはなく、しばらくすると「気持ちいい」とおっしゃってくれたんです。終わったあとは、とても落ち着いた様子で、呼吸も安定し、穏やかな印象でした。何回かしているうちに、最後のほうは入眠されてしまうようになりました。その後、タクティールケアを受けたいという本人の意向から、デイサービスに通う日数が週2回から週4回に増えました。しばらくして、病院に

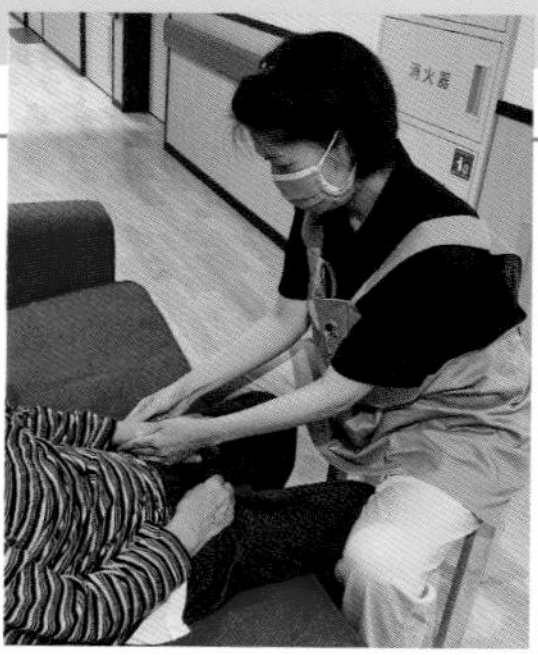

有料老人ホームの廊下の一角でタクティールケアを行っている様子

入院することになったときもご家族からのご要望があり、病院までスタッフが出向いて、タクティールケアを行うことがありました。お家でもご家族に触れるケアをしてもらいたいと思い、タクティールケアのお話を少ししたのですが、ご家族の希望としては自分たちがするのではなく、私たちにやってもらいたいとのことでしたので、デイサービスに来られる日は必ずタクティールケアをさせていただき、よりよいコミュニケーションを目指すようにしました。

木本　ご本人にとってもご家族にとっても、タクティールケアのように触れるケアを第三者がご本人に行う時間は、大切なのではないかと思っています。ご本人にとって、心休まる時間になりますし、家族以外の方とのつながりがもてますし、またその人と会わせてくれたご家族に対して感謝の気持ちが湧いてくると思います。そのような時間をもっと積極的に作ってもいいのではないでしょうか。

タクティールケアと同じようにとはいきませんが、マッサージやフェイシャルサロンなどに行くのも、ご本人が気にいるようでしたら、取り入れてみると、よい反応を得られるのではないかと思います。

たとえば、介護付有料老人ホームで過ごしている80代前半の女性とのコミュニケーションでは、とても印象に残ることがありました。もともと美容にとても興味があり、スタッフに「フェイシャルに行きたい」と訴えているとお聞きしたので、その方に顔のタクティールケアを行ったらとても喜んでくださり、それからは私の顔を覚えて、会うと「またフェイシャルやってね。待ってるからね」とおっしゃるようになりました。毎日タクティールケアを行うのは難しいので、フェイシャルケアとしてシートマスクを使ったらどうかと思い、シートマスクを顔に当てて少し顔を撫でて差し上げたら喜んでくださいました。これならスタッフの誰もができるので、その方が「パックして」とおっしゃるときに、スタッフがシートマスクを顔にのせることが習慣になりました。このことをきっかけに、すべてのスタッフがその方に触れてコミュニケーションをとることが可能になり、シートマスクをしたあとは「肌がツルツルですね」といった声かけができるようになったことはよかったと思っています。

――最後に、感染対策で気をつけていることを教えてください。

木本　施設には新型コロナウイルス感染症対策のためのマニュアルがあります。できるだけ、ゲストと対面にならないようにしながらソーシャルディスタンスを守ること。スタッフだけでなくゲストにもマスクをつけていただくこと。また、接触は15分以内という時間を守ること。それらを踏まえたマニュアルとなっています。タクティールケアを行う場合は、向かい合わせにならない点から背中のタクティールケアが第一選択とされています。ゲストが顔を当てるクッションにはビニールをつけておき、その上にはゲストの持ち物であるバスタオルを巻いて使います。終わったあとは、バスタオルをそのままゲストに戻し、ビニールはアルコール消毒をします。第二の選択肢としては、足です。ベッドに横になってもらい足を行えば、距離を保てますし、ゲストが上を向いていれば呼気は上へ流れますし、ゲストもスタッフもマスクをすることでお互いの呼気が直接かかることもありません。あとは手指の消毒を前後に行うことで、タクティールケアを継続させることはできます。

正しい知識をもって、続けていくことが大切だと考えています。

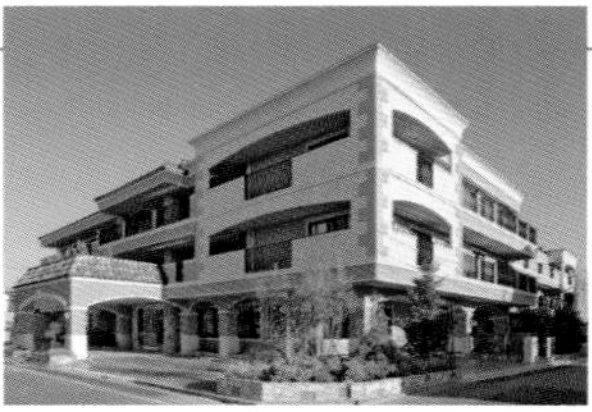

介護付
有料老人ホーム
「星にねがいを」

「ケアリゾートお茶のみともだち」をはじめ、有料老人ホーム、グループホーム、デイサービス、小規模多機能など20以上の高齢者施設をもつ株式会社アポロ・サンズHD。タクティールケアを各施設のサービスの一環として取り入れています。相手の心に寄り添い、信頼関係を構築していき、共に暮らしていくことを大切にし、「認知症になったことが不幸ではない」と思える人生が必ずあるとの考えをもって運営されています。

病院の現場から❷

入院病棟ではせん妄サポートチームとの連携によりタクティールケアを取り入れています

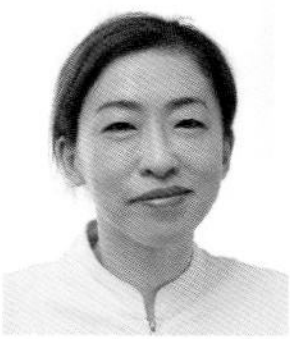

伊藤章代さん
（聖隷三方原病院　看護次長）

――タクティールケアを導入されてしばらく経つとお聞きしましたが……。

伊藤「手で包み込んでする」タクティールケアは、看護の考え方の基本に合うケアであることから、病院での導入が始まりました。現在では、タクティールケアの資格をもつ者が、看護師30名、リハビリテーションに関する専門職2名となりました。

――取り入れているのはどのような病棟ですか？

伊藤　一般の入院病棟、認知症疾患医療センター、重症心身障害児の施設、ホスピスなどです。急性期病院としてはとくに、せん妄サポートチームができたことにより、入院病棟の中で必要な患者さんにできるだけ早い段階でタクティールケアを届けることができるようになったことは、大きな変化です。

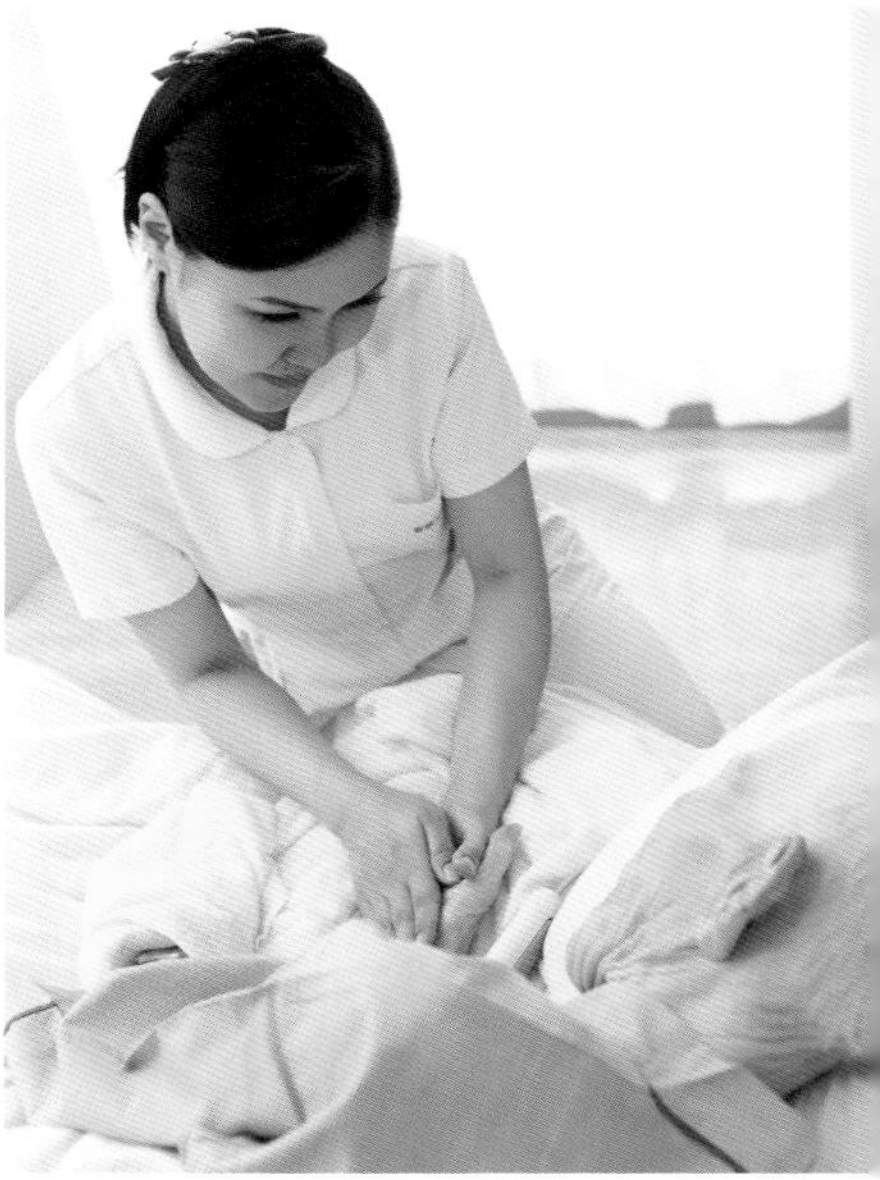

――せん妄予防のために取り入れている、ということですか？

伊藤　せん妄サポートチームから呼ばれていくのですが、せん妄を起こしそうな人、起こしている人に対してのケアのひとつとして行います。患者さんは落ち着かなかったり、人を寄せ付けなかったり、帰りたいので歩き回ったりしています。そこで、夕食前に10分間、タクティールケアを取り入れますが、これを一定期間、同じ時間帯での導入を続けます。

――取り入れるときに大切にしていることはなんですか？

伊藤　タクティールケアをしている10分間は、その人と向かい合うための10分間であることを強く意識しています。いつも持っている電話もこのときはナースステーションに置いていきます。手を動かすタイミングも、たとえば次の動作に移るときは、患者さんが息を吐くときに合わせてスタートをする、

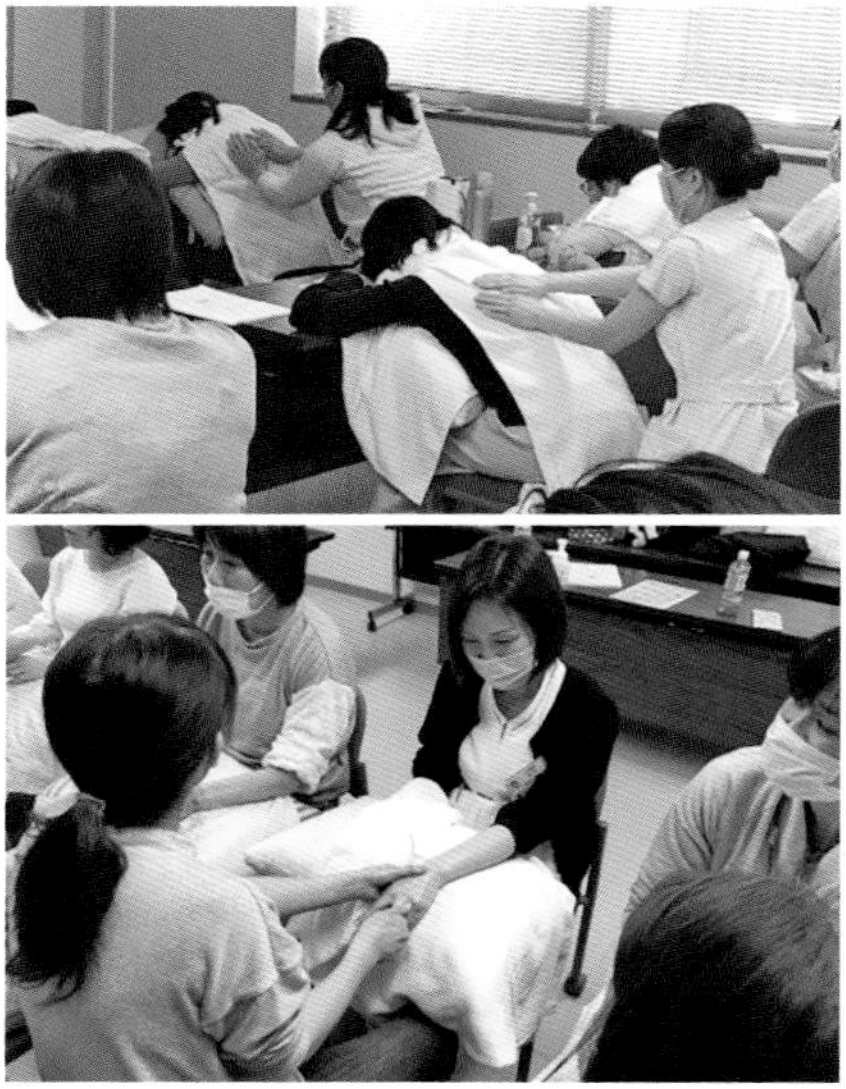

院内で行われたタクティールケアの研修会の様子です。（2020年３月）

というような、その人の呼吸や脈のリズムに合わせることも意識しています。一心同体になった感じとでもいうのでしょうか。

――患者さんにはどのような変化が現れますか？

伊藤　せん妄などにより大きな声を出してしまったり歩き回ったりするなど、落ち着かない患者さんは、徐々に落ち着きを取り戻してきます。入院したときから意欲が低下している患者さんは、だんだんと目が合うようになったり、ポツポツお話ししてくださるようになったりします。眠れない方が2～3時間でも深く眠ることができれば、体の回復力も上がりますし、落ち着かない方がリラックスしてくだされば会話がうまくできるようになるため、意思の確認をしたり、こちらの要望を伝えたりすることがスムースになります。その結果、信頼関係が生まれて治療が順調に進む、というのが目指すところです。急性期の病院では入院期間が平均14日という短い時間になりますので、その間に早い段階で患者さんとの信頼関係を築いて治療とともに良質な看護をするために、タクティールケアは多いに役立つと思います。

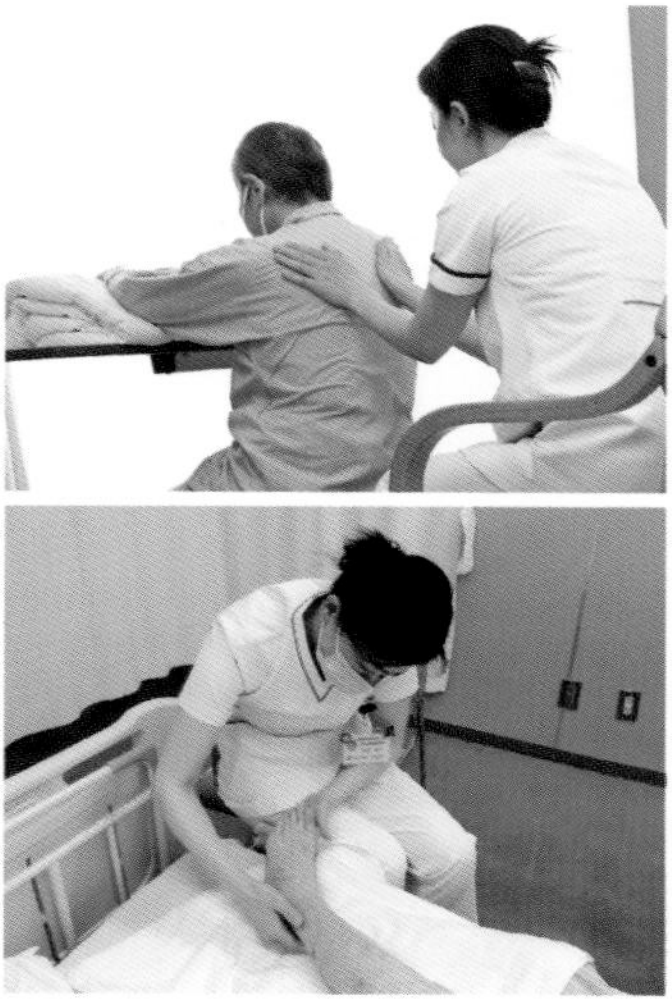
次の動きをスタートするときは、ケアする方の息を吐くタイミングに合わせることもあります。その人の呼吸や脈のリズムを感じ取りながら行っています。

――ホスピスでは痛みの緩和にも役立っているのでしょうか？

伊藤　痛みに直接このケアが効く、ということはないと思うのですが、痛みによるストレス、死への恐怖に対してアプローチすることはできると感じています。何よりも、タクティールケアをしている間はずっと患者さんのそばにいることができるので、患者さんの安心につながるのではないでしょうか。タクティールケアの後は、ポツポツとお話をしてくれるようになったり、ゆっくりと眠れるようになったり、リラックスして休めるようになったりという変化が現れます。

――ケアをしている側にも変化は現れますか？

伊藤　ケアされている患者さんはよく「体が温まってきた」と言いますが、私たちも汗が出るほど体が温まってきます。オキシトシンの影響でしょうか、ケアしているとき、私はとっても冷静になれて、集中することができるようになります。終わったときには、達成感を感じます。疲れが取れたように感じるのは不思議な体験です。

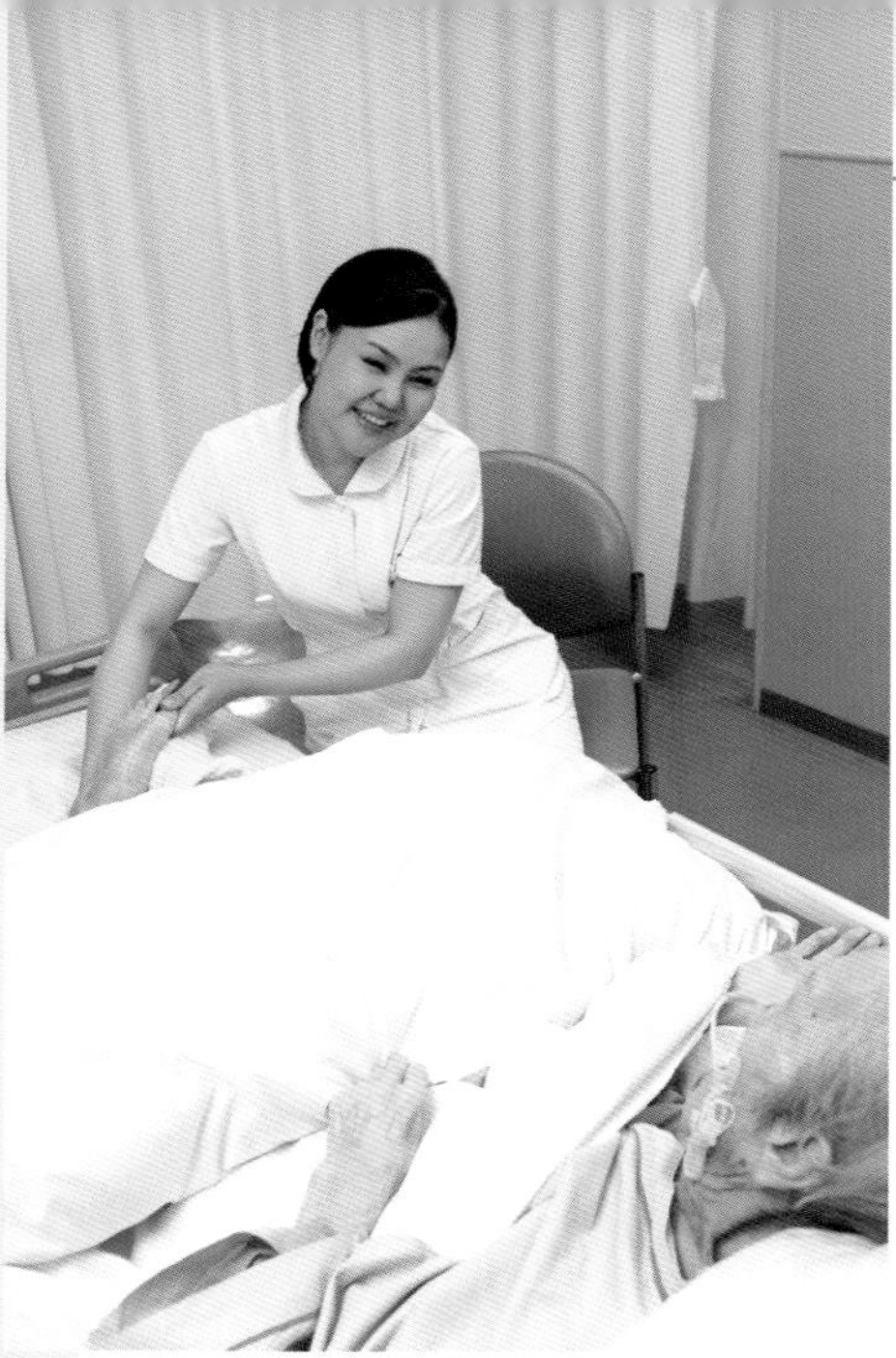

土屋紘子さん（看護師）

日本初のホスピスを取り入れた病院としても知られる、静岡県浜松市にある聖隷三方原病院。ドクターヘリも活用した急性期医療を中心とした病院でありながら、重症心身障害児（者）施設や結核病棟などの施設も揃え、地域の中で必要とされる医療を育てています。新たに認知症疾患医療センターも加わり、医療・福祉が一体となったシステム作りが進んでいます。

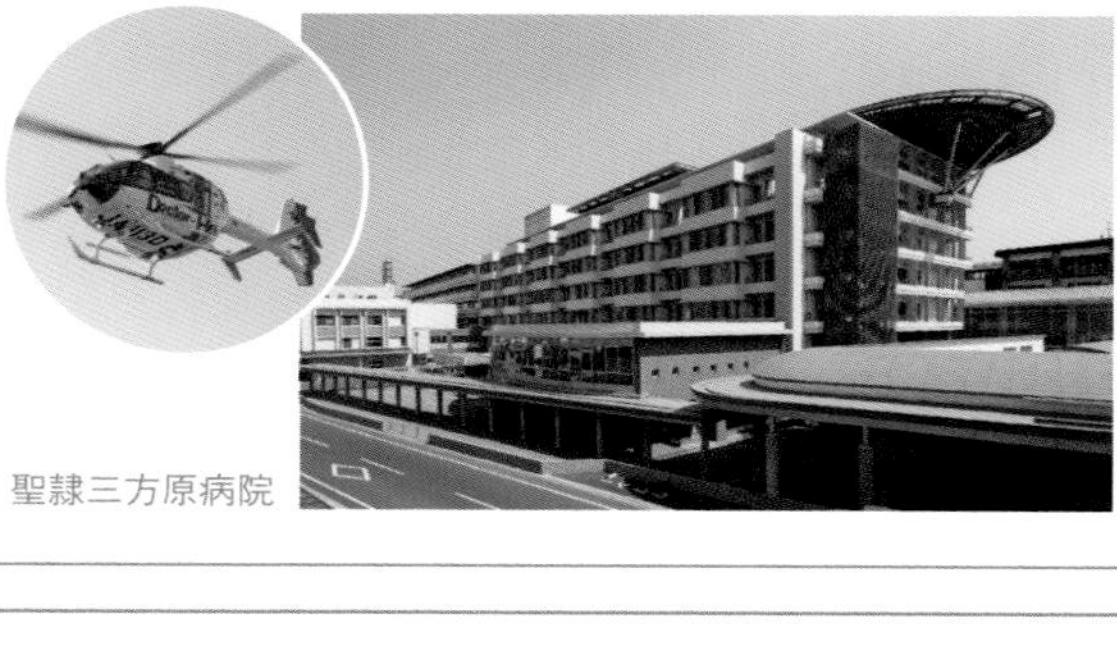

聖隷三方原病院

ハンドセラピーをするうえで大事なこと6つ

ハンドセラピーを認知症もつ人へ取り入れる前に知っておきたい、ポイントを紹介します。触れることの気持ちよさを感じてもらうために、大事にしたい6つのポイントです。

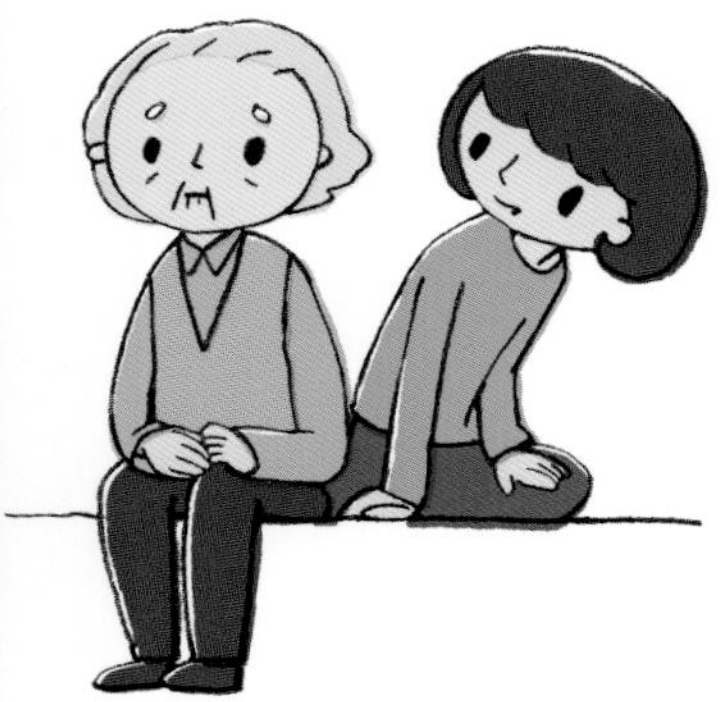

POINT 1

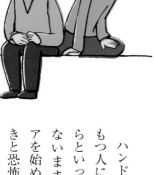

あせらず、ゆっくりと始めましょう

ハンドセラピーが認知症をもつ人にとってよい方法だからといって、相手に何も伝えないまま、急に手を取りケアを始めたとしたら……。驚きと恐怖で興奮してしまったり、心を閉ざしてしまったりするかもしれません。

何のためにハンドセラピーを取り入れるのか？　それは本人（認知症をもつ人）のためです。自分の都合を優先し、

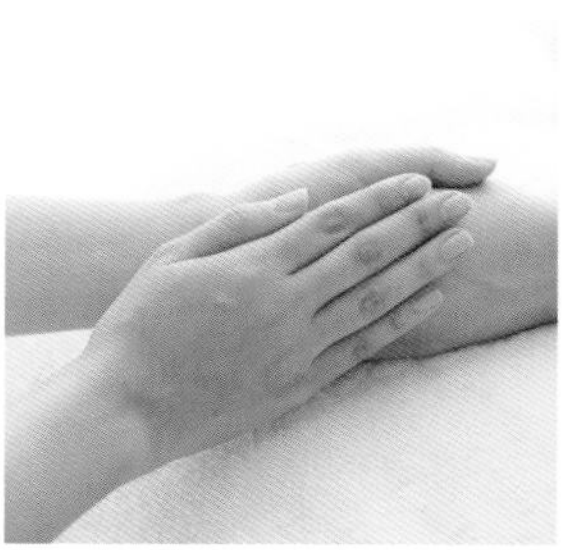

ハンドセラピーが逆効果に

認知症をもつ人が

- **パニックになっている**
- **暴力的になっている**
- **大泣きをしている**
- **大きな声で訴えている**

このようなときは、ハンドセラピーを行う前に、その人がなぜこのような状況になっているのか、理由や原因を考えてみましょう。触れることが逆効果になることもあります。

ハンドセラピーを取り入れましょう

認知症をもつ人が

- **少しだけイライラしている**
- **眠りたいのに眠れないようだ**
- **さびしそうな顔をしている**
- **気分が少しだけ高ぶっているようだ**
- **リラックスしている**

このようなときは、ハンドセラピーを行うのによいタイミングです。やさしく声をかけてみましょう。

無理強いをしてはいけません。必ず本人の今の心身の状態を観察し、把握し、今ならハンドセラピーを取り入れることができるなと思ったら、やさしく声をかけて誘ってみます。

初めて受けていただくのであれば「よく眠れるようになるマッサージがあるので、してみませんか?」「手が温まるマッサージをしてみませんか?」と、ハンドセラピーのよさを伝えながら誘ってみます。ハンドセラピーはマッサージではなくやさしく触れるタッチケアですが、伝わりやすさを優先してマッサージと表現するのもひとつの方法です。病院や介護施設でもこのような声かけがよく見られます。

POINT 2

背中、手、足のうち、どの部位にするか選びましょう

ハンドセラピーは、おもに背中、手、足に対して行うことができます。一回につき、この3つの部位のうち、ひとつの部位のみ行うようにします。ひとつの部位で十分効果が得られることと、受ける側のことを考えると、長い時間のケアになるとかえって疲れを感じてしまうことがあるためです。

どの部位を選ぶかは、まずは受ける方に相談してみます。背中、手、足のそれぞれを選ぶメリットがありますので、それを踏まえたうえで、選んでみましょう。

背中——手軽にできる

ハンドセラピーを受けるのが初めての方には、衣服の上から触れることのできる背中がおすすめです。目が合うと照れくさい、肌に触れられるのは少し恥ずかしいといった方にも、背中であれば受け入れてくださる例もあります。オイルを使わないので、手軽にできるというのもよい点です。

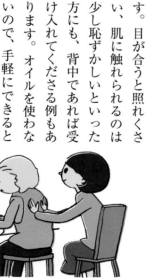

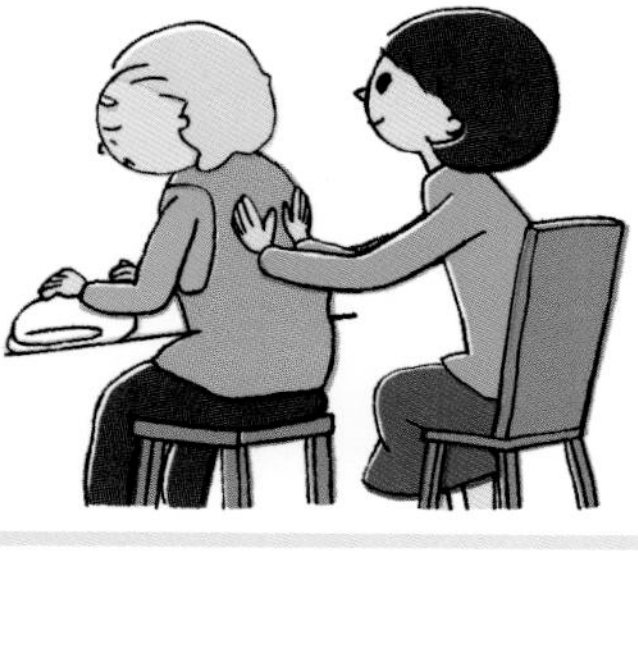

手――親しみが湧く

手にはたくさんの神経が張り巡らされているため、気持ちよさが伝わりやすい場所でもあります。お互いの顔を見ながらできるので、より親密感が湧きやすいかもしれません。また、どんなケアをしているのか、受けている本人からよく見えるので、安心感もあります。

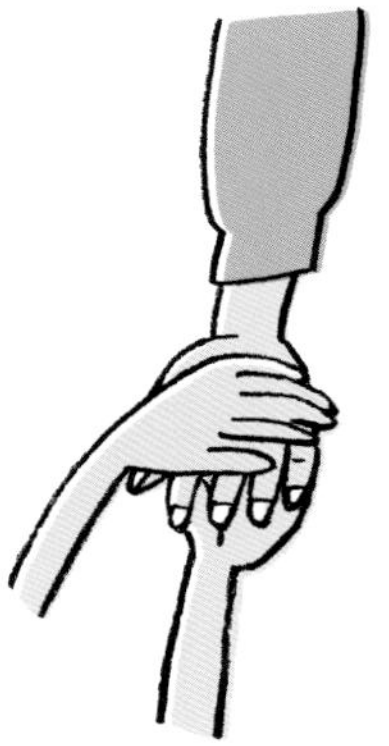

足――転倒予防にも

足は、マッサージをしてもらった経験がある人も多く、その気持ちよさを知っているために受け入れてもらいやすい場合があります。また、乾燥しやすい部分のため、ハンドセラピーをすることで保湿の効果も同時に得られます。足の血行がよくなることで、転倒を予防することもできるのが最大の利点です。

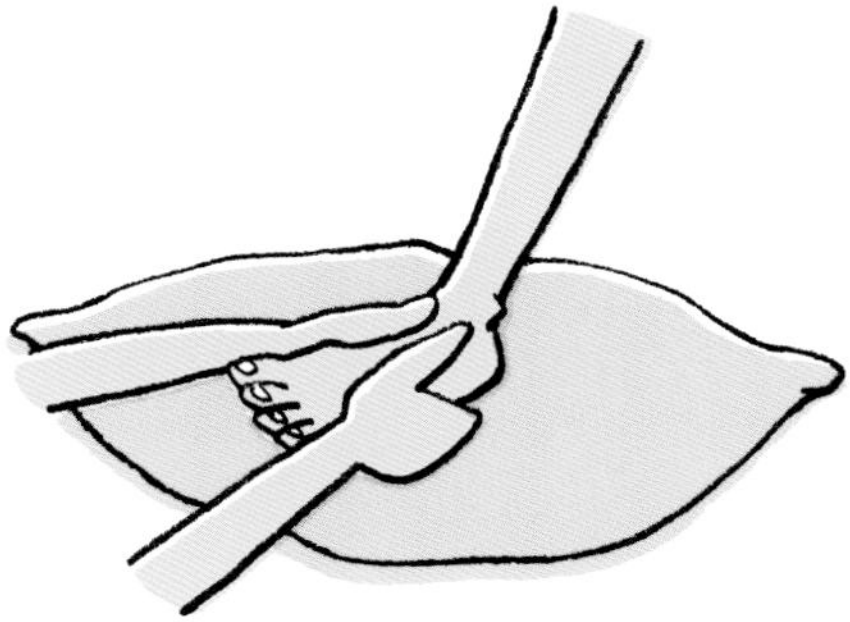

静かで落ち着いた環境を選びましょう

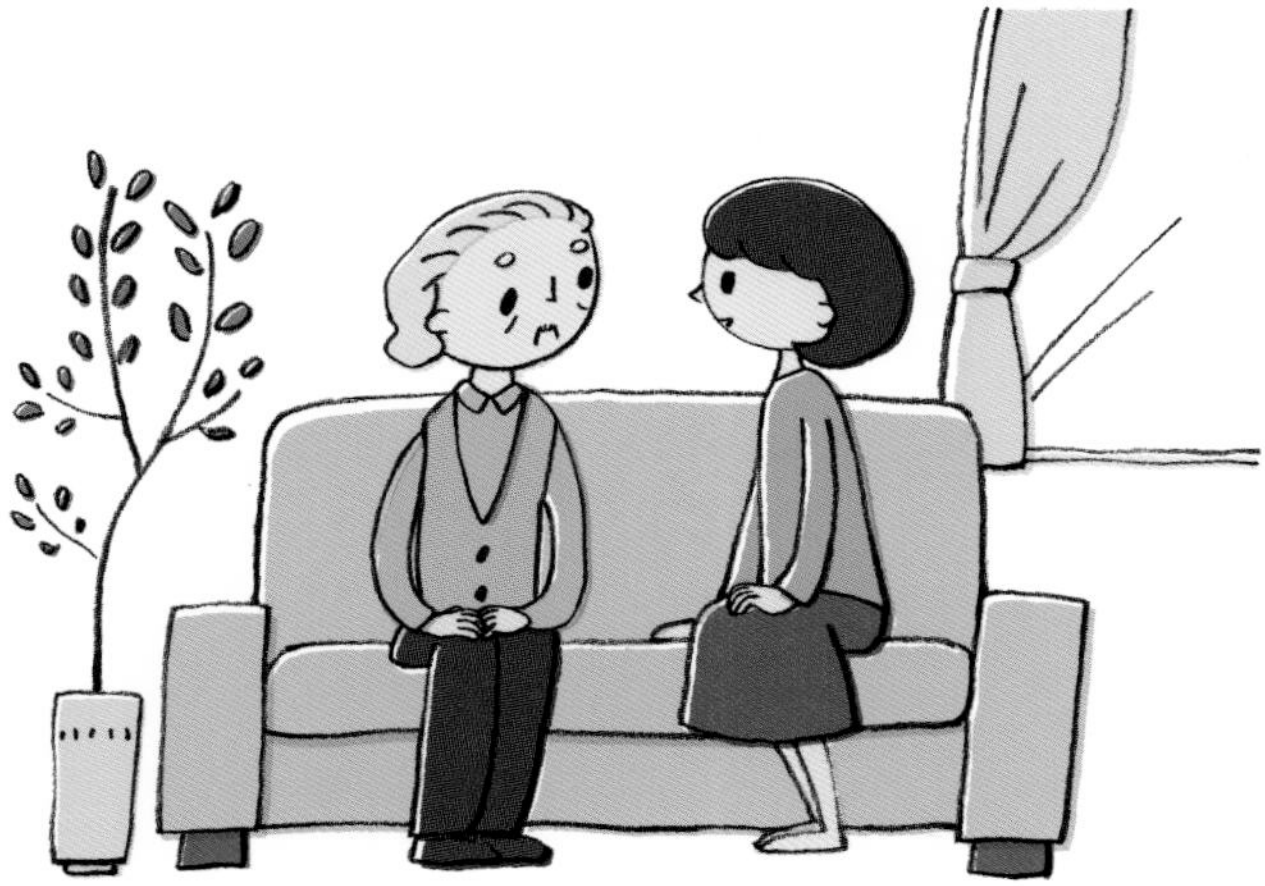

ハンドセラピーをするときは、できるだけ静かな環境を選ぶようにしましょう。認知症をもつ人にハンドセラピーの効果を十分感じてもらうためには、ほかのことに気がいってしまうような、たとえば人が大勢行き交う場所や音がうるさい場所などは避けましょう。だからといって、特別な場所で行うのは、認知症をもつ人にとっては不安な気持ちを抱かせてしまう可能性があります。慣れた場所の、できるだけ静かな一角を見つけて(たとえば窓辺のソファなど)、そこに誘って行うようにしましょう。余裕があれば相手の好きな音楽や自然の音をBGMにするのもよい方法です。

ハンドセラピーを行う時間は10~20分間です。自宅や介護施設などで複数の方と一緒に生活をしていると、静かな環境に身を置くことが難しいかもしれませんが、その10~20分間だけでも、まわりの方に協力をしてもらい、環境を整えるようにしましょう。

また、暑すぎず寒すぎない室内の温度調節にも気をくばりましょう。

＊なかには、賑やかな場所で受けたい、という方もいますので、場所を移動するときは「あちらの静かな場所でマッサージしませんか?」などと伝えてみましょう。もしも本人が望む場所や環境があれば、できる限りその望み通りにできるかを考えてみましょう。

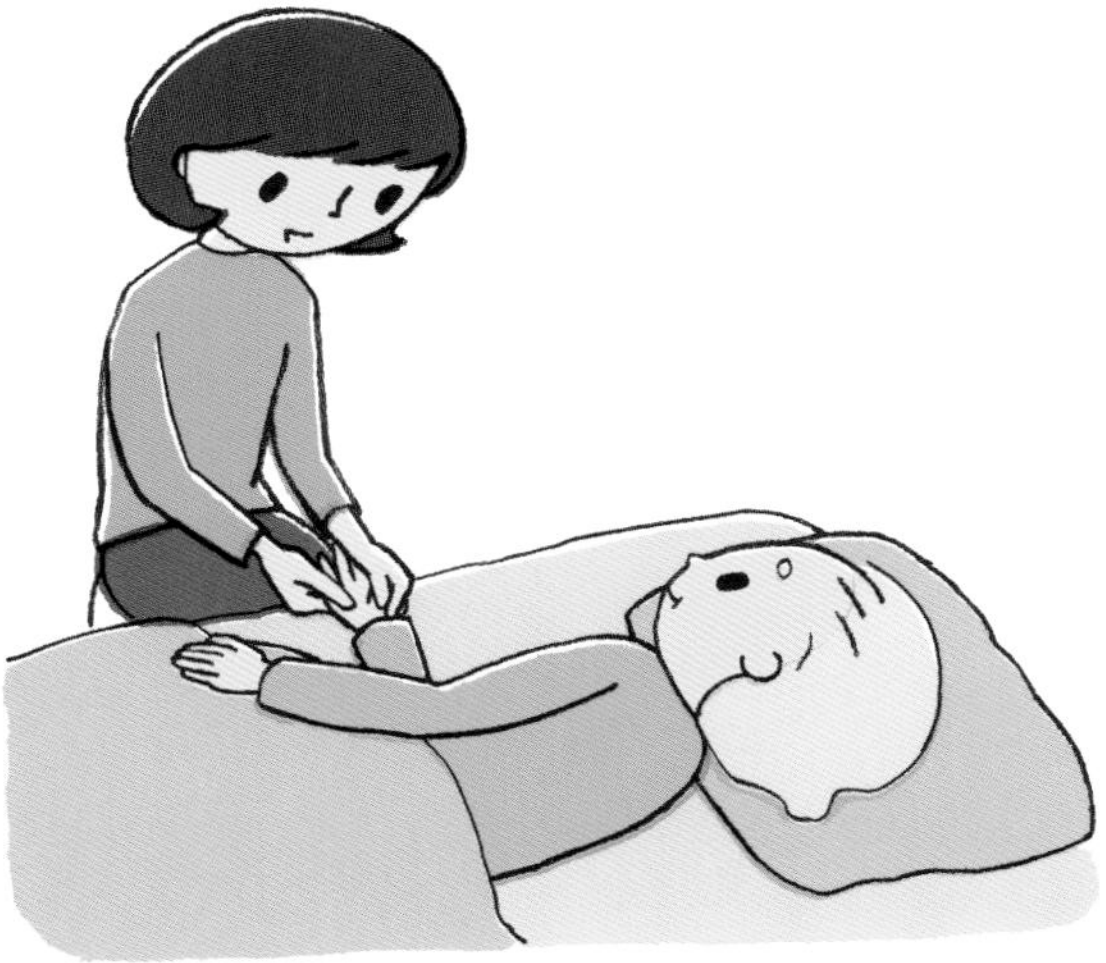

POINT 4

お互いに無理のない姿勢で行いましょう

ハンドセラピーの気持ちよさを伝えたいのに、無理な姿勢を強いたり、また自分自身が無理な姿勢をしていると、それだけで疲れてしまい、本当の気持ちよさを伝えることはできません。また、受ける本人が「ハンドセラピーはつらいこと」と一度思ってしまうと、次から受けてもらえなくなる可能性もあります。

そこで、ハンドセラピーに入る前に必ず「この姿勢でつらくはないですか」と確認します。つらいようなら、タオルを使って手や足の高さを変えてみたり、自分の位置（椅子の高さなど）を変えてみるなどの工夫をして、お互いがつらくない体勢をとるようにしましょう。

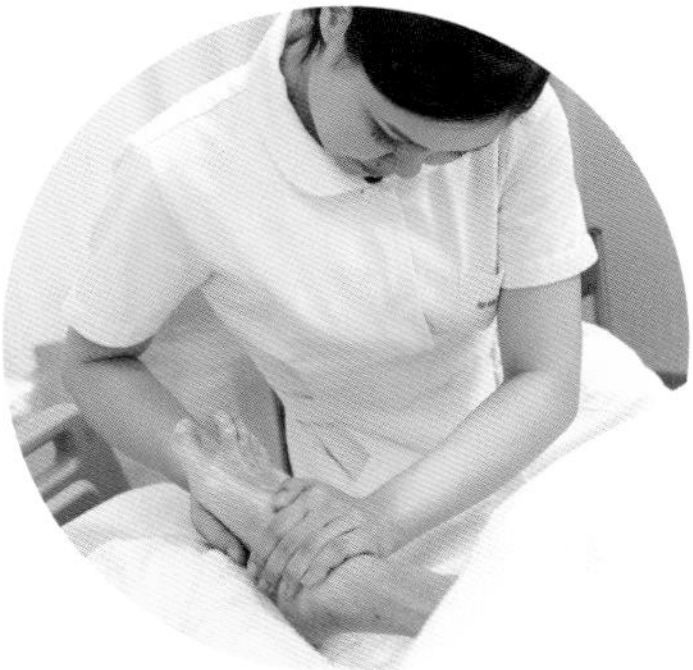

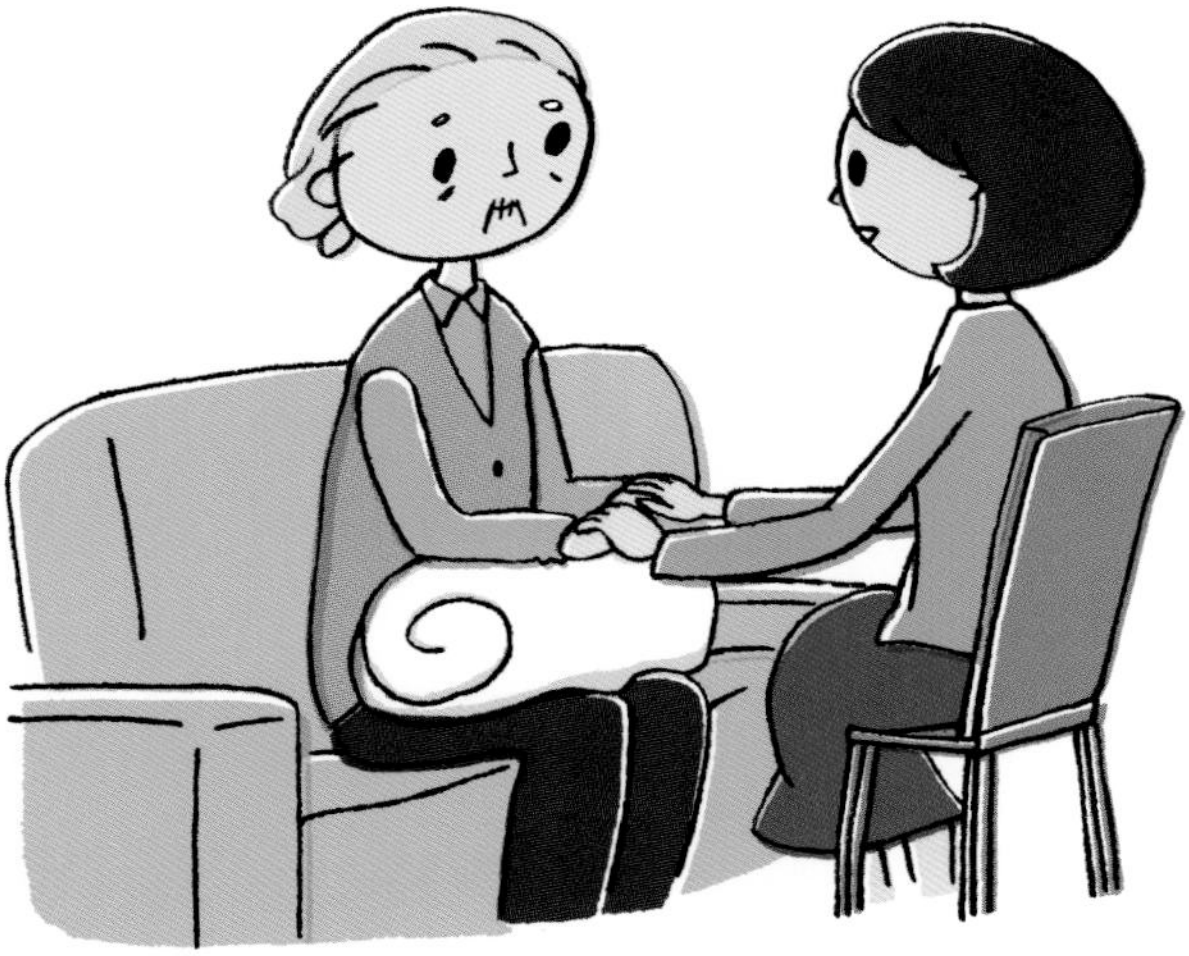

POINT 5

始める前に「声かけ」をしましょう

「これからマッサージをしますね。いいですか」「よく眠れるようになるから、すりすりしますね。いいですか」

ハンドセラピーをする前には、必ず今から始めることを伝えます。そして目を見て、返事を待ちます。「はい」と声に出して返事をしてくれる人もいれば、うなずくだけの人、声には出せないけれど目で語りかけてくれる人もいるでしょう。

もしも、相手が嫌がっているようなら、無理に始めてはいけません。ストレスを与えることになり、逆効果となります。「いいですよ」という返事や反応があったのを確認してから、始めましょう。

この声かけは、相手が家族であったとしても、必ず行います。

始めることを伝えたあと、続けて「よろしくお願いします」というあいさつもできれば、よりいっそう気持ちよくハンドセラピーを始めることができるでしょう。

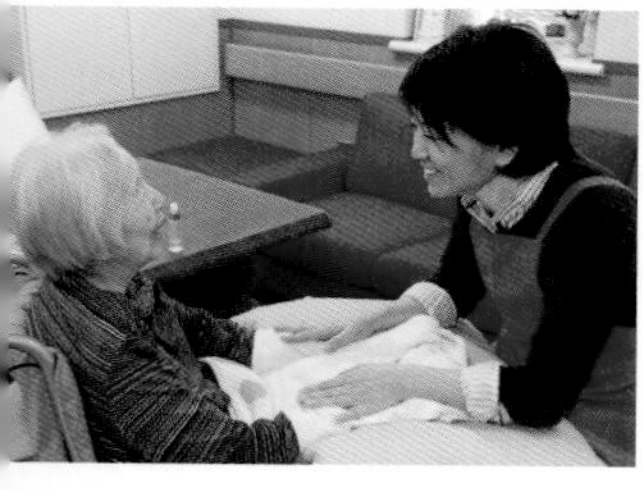

POINT 6

やさしく、ゆっくりと一定の速さで、体全体を動かして触れていきましょう

触れるときのおもな注意点は3つです。

1つ目は、相手の体に、自分の手のひらをそっとのせて、密着させることです。体をギュッと押してはいけません。押さえる、のではなく体にそっと手を当てる、というイメージです。このとき、指先だけを使って触ると、相手はくすぐったく感じたり、不快な感じがしたりします。手のひら全体を体にピタリと密着させて、体を手で包み込むと、相手に安心感を与えることができます。指だけを使うときも、指先だけではなく、指の腹を使って触れるようにしましょう。

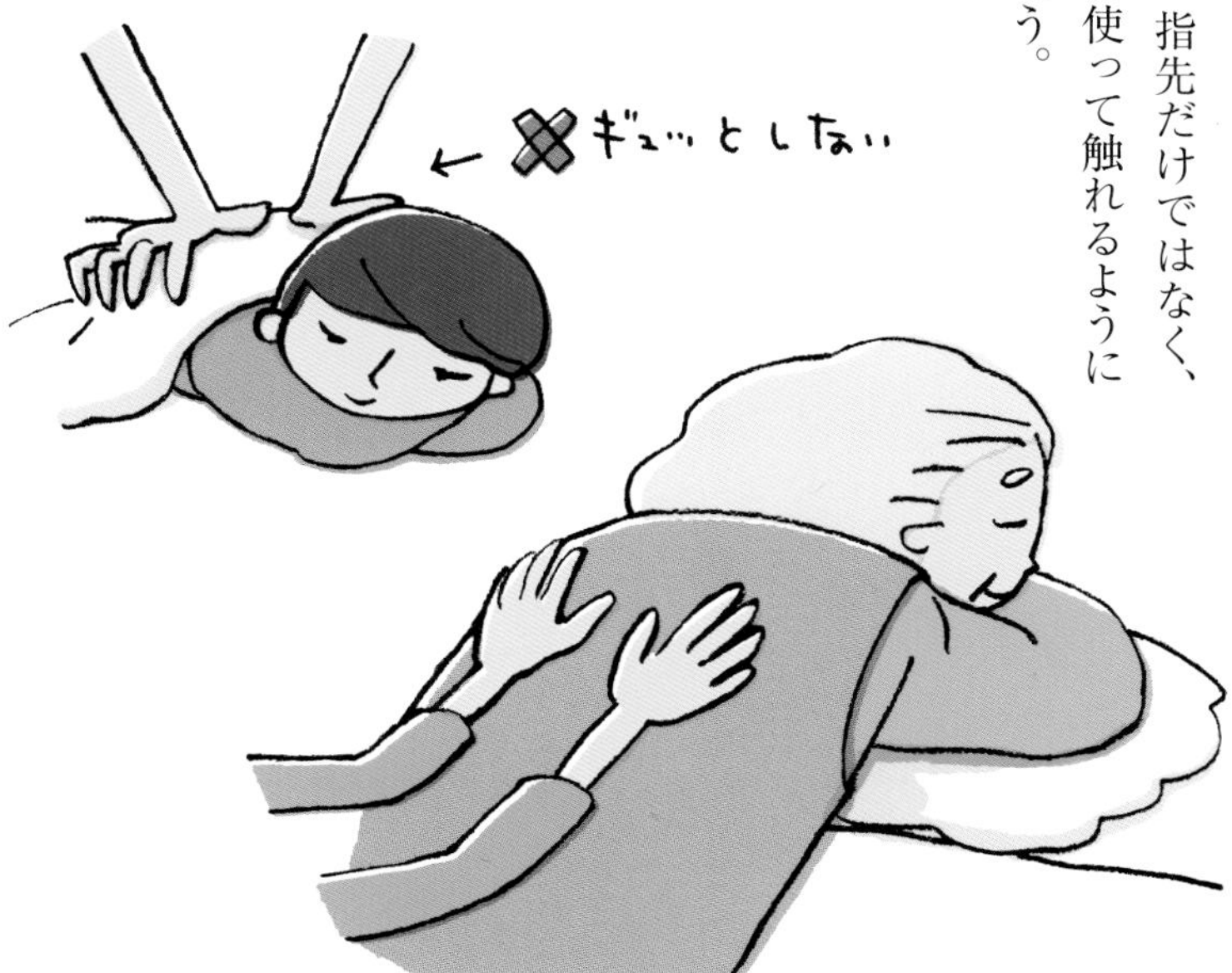

2つ目は、手をゆっくりと一定の速度で動かしていくことです。そのスピードは、1秒間で5㎝の距離を移動するのが目安です。ぜひ、下のイラストにある5㎝の定規の横に、実際に手を置いて動かしてみてください。かなりゆっくりとした速度であることがわかるかと思います。これが、相手が最も心地よく感じる手の動きのスピードで、触れているあなたにとっても心地よいスピードです。これよりも速かったり遅かったりすると心地よさも変わってきます。途中でスピードが変わるのも、相手にとっては心地よくありません。一定のスピードを保つように心がけましょう。

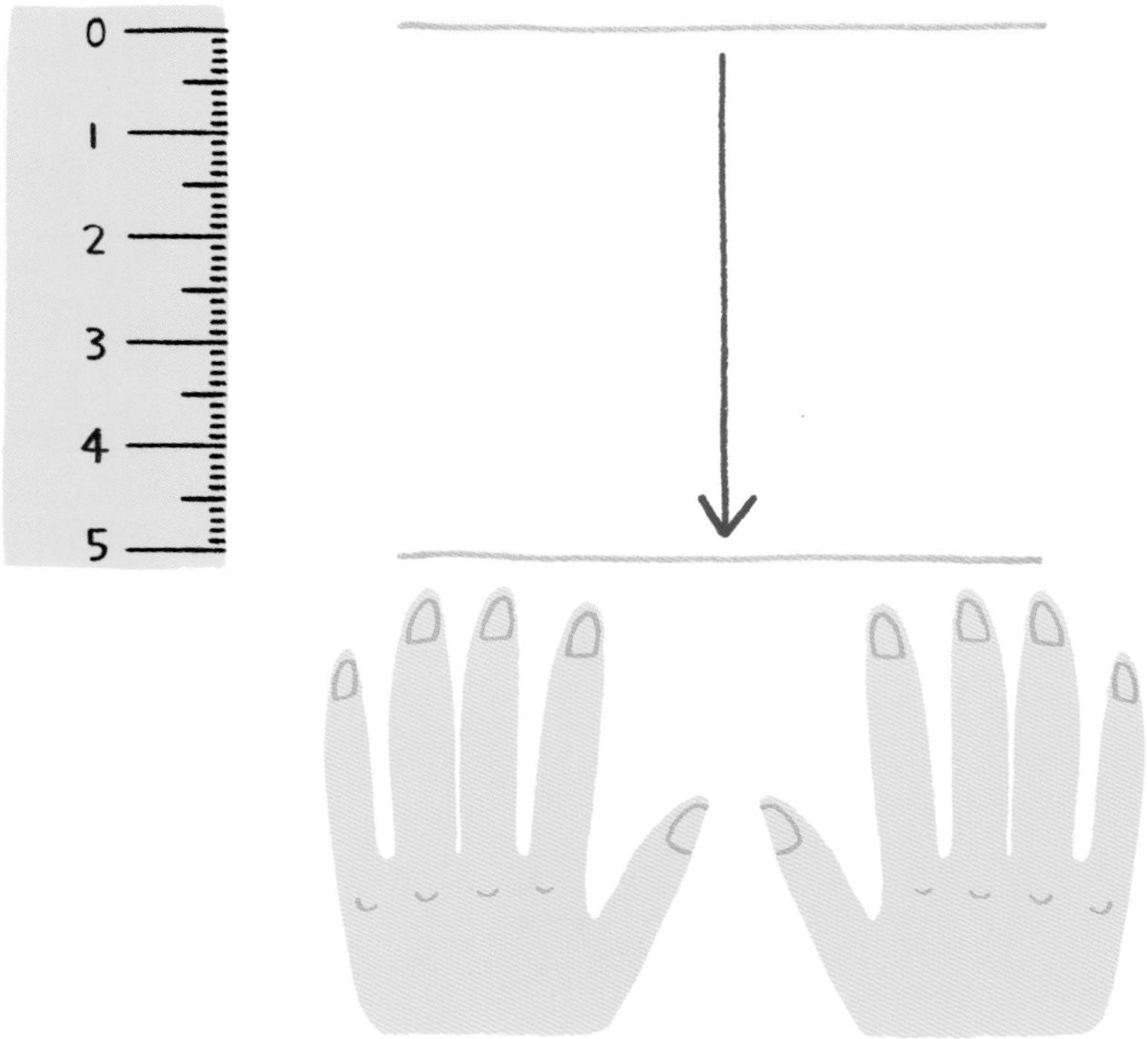

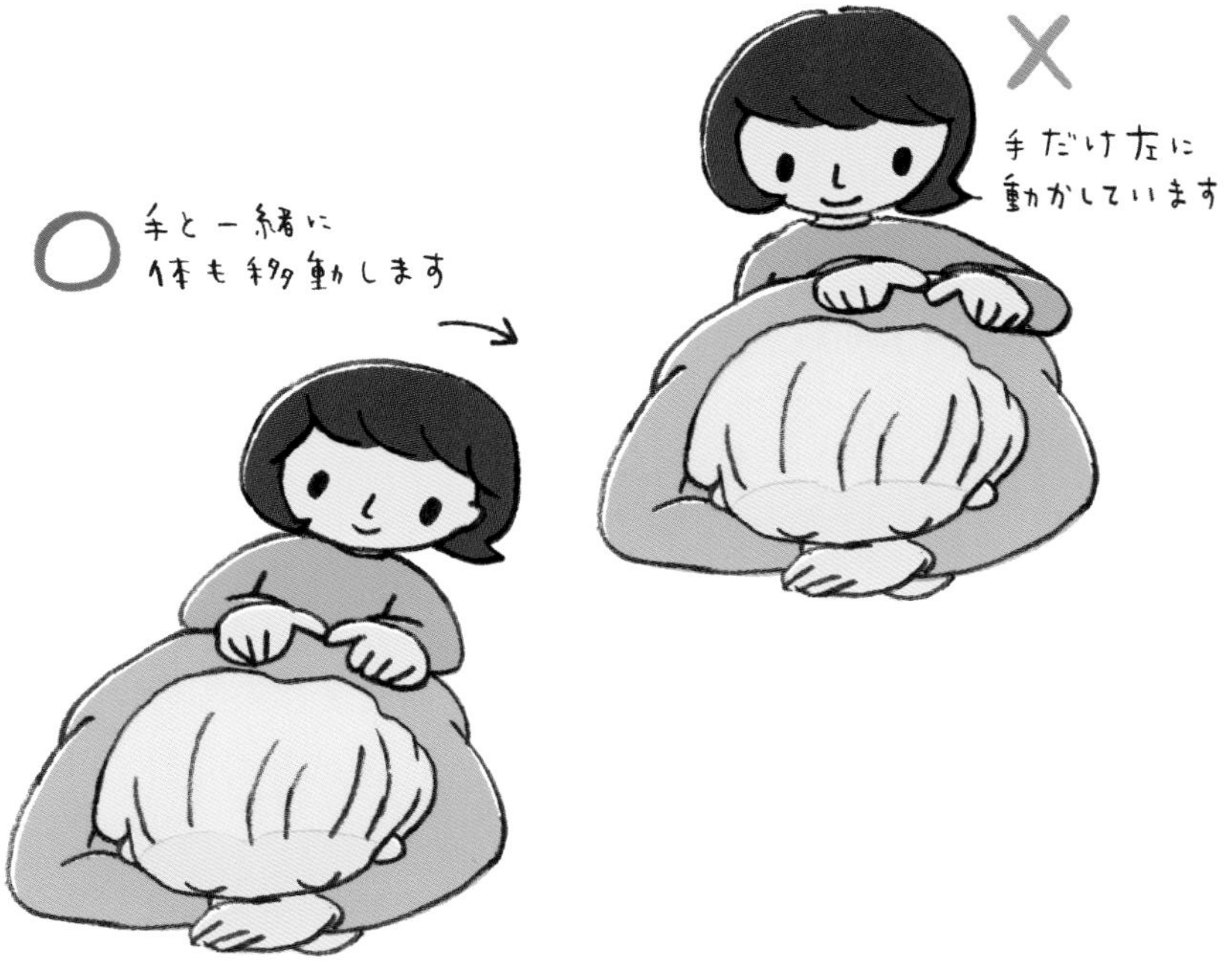
○ 手と一緒に
体も移動します
× 手だけ左に
動かしています

３つ目は、手を動かすときは、体全体を使って動かすことです。

相手の体に触れたとき、手のひら全体に均一に力が加わっている状態が理想です。しかし、手だけを動かして触れていくと、たとえば手が左側に行けば、手のひらの左側のほうに力が入りがちになります。つまり、均一に力が加わっている状態ではなくなります。そこで、手を動かすときは、手の動きに合わせて体も一緒に動かしていきます。そうすることにより、均一に力を加えることができます。

必要なとき以外は手を体から離さず、ひとつの流れのように触れていきましょう。

COLUMN

生まれつきの障害がある娘にタクティールケアを

高橋陽子さん
（ケアリゾートお茶のみともだち チーフ 介護福祉士）

私の娘は、生まれたときから肢体不自由で自閉症、知的障害をもっています。本人は話ができないので、感情のコントロールがうまくいかず、多くの時間を涙とともに過ごしていました。皮膚感覚がとても敏感で、触れられることが大っ嫌いなので、抱っこをすると体をそらしてしまい落ちそうになるため、抱っこ紐は欠かせませんでした。

そうしたときにタクティールケアに出会い、娘にしてみたいと思いました。寝る前に、手にオイルをつけて恐る恐る娘の足のケアを始めたところ、気持ちがいいのか、嫌がることはありませんでした。それからしばらく続けていたら、寝る前に私が来ると自分で足をさっと私に向けて出すようになったのです。次は背中を、と思い、触ってみたら、最初は「やだ」と言われました。それでも一日1分でも2分でもいいからやろうと決めて、触れ続けていたら、今では10分でも触らせてもらえますし、嫌がっていた顔にも触れることができるようになりました。この変化には、学校の先生や作業療法士さんも驚いていました。今でも娘の気持ちが落ち着かないときには、そっと足に触れてさするようにしています。泣いてしまったときも触れると落ち着いてきます。

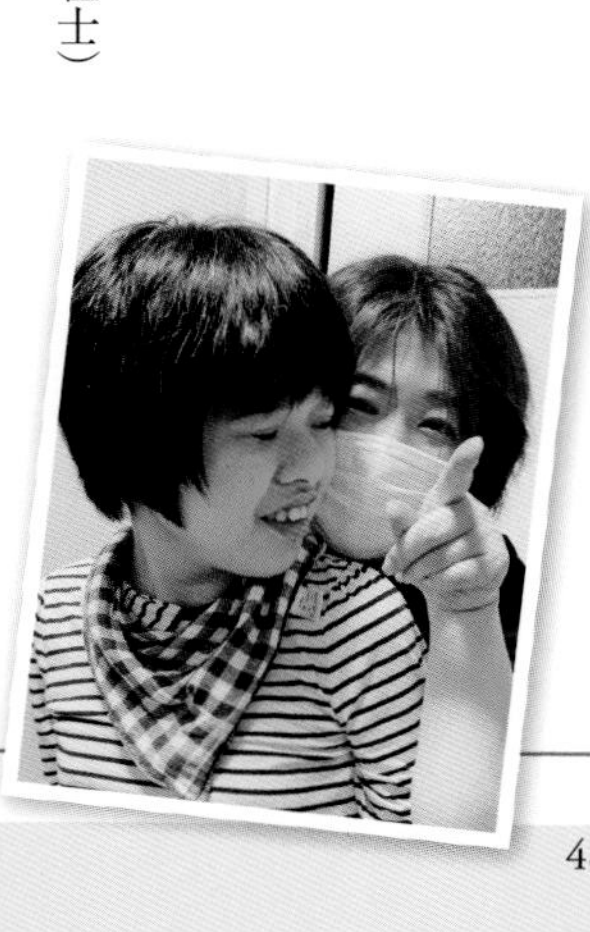

Part 3

ハンドセラピーの実践

ここでは背中、手、足に行う
ハンドセラピーの手順をご紹介します。
この手順どおりに手を動かしていくと
それぞれの部位全体を
余すことなく触れることができます。
さあ、始めてみましょう。

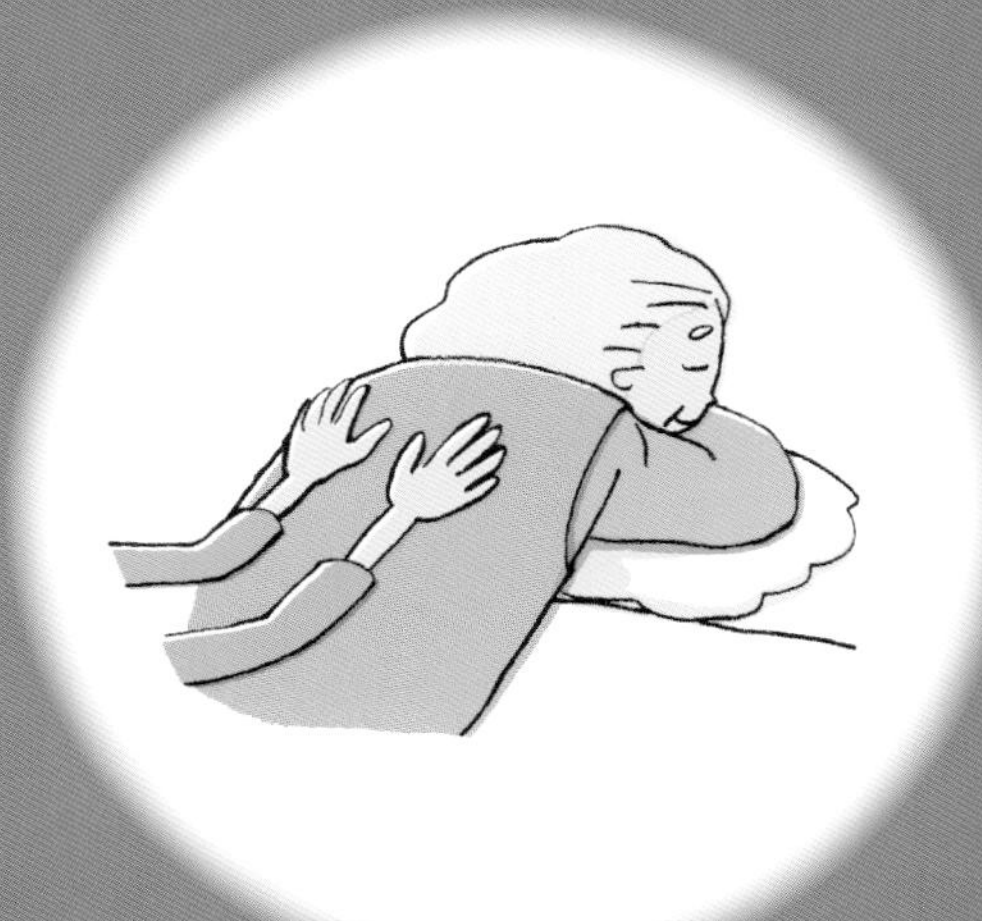

ハンドセラピーのために準備するもの

手足用のタオル

手と足のハンドセラピーをするときに使います。手や足を包み込んで温める目的で使うため、バスタオル大の肌触りのよいタオルを選びましょう。

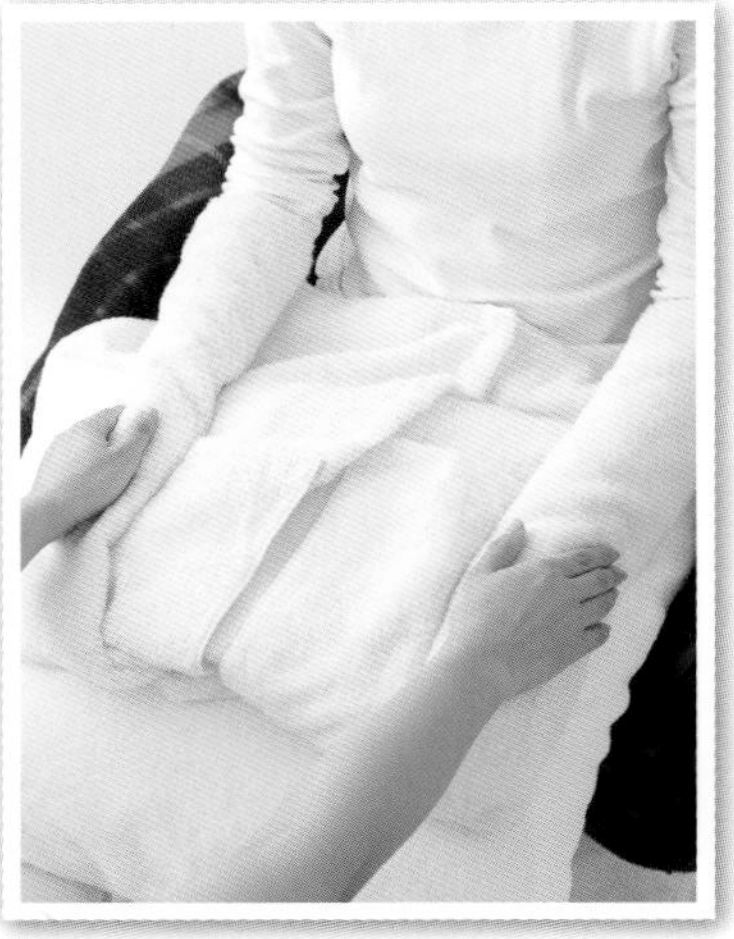

ハンドセラピーをする際に使うオイルがタオルに残ることもあるため、ハンドセラピー専用のタオルを用意するのもよいでしょう。

クッションとタオル

手と足のハンドセラピーのときは、手や足をのせるためにクッションを使います。背中のハンドセラピーのときには、テーブルなどにもたれかかる際に使います。横長で少し大きめのほうが使いやすいでしょう。個数は、高さ調整のために2〜3個必要になることもあります。清潔を保つために、タオルを巻いておくことをおすすめします。

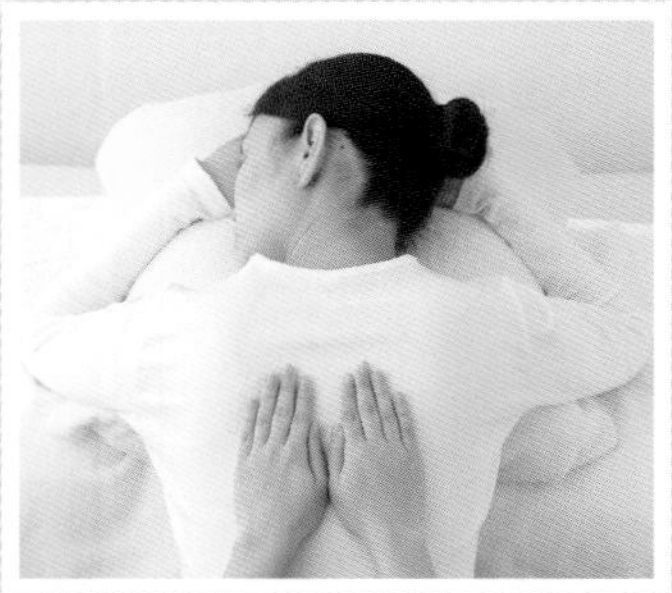

姿勢がつらくならないように、クッションで高さを調整しましょう。

オイル（植物油）

手と足のハンドセラピーをするときは、手の滑りをよくするためにオイルを使います。ドラッグストアやアロマテラピーショップなどで手に入るマッサージ用のオリーブオイルやホホバオイルが、手の滑りをよくするのでおすすめです。できるだけオーガニックのものを選ぶことで、肌への刺激に対する安心感をより得ることができます。本来は相手が使い慣れているものがよいので、相手が使用しているオイルやハンドクリームで肌の滑りがよくなるものがあれば、それを使ってみるのも一案です。

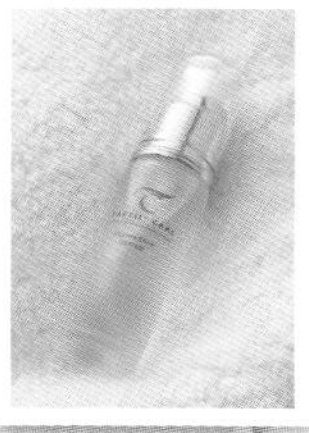

オーガニックのオリーブオイル

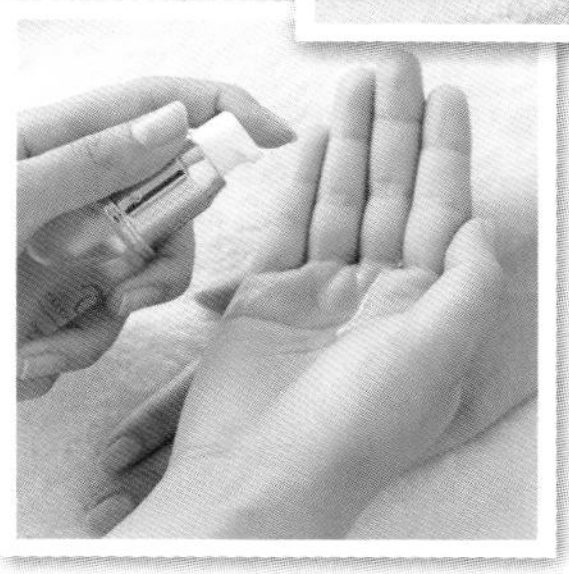

オイルが冷えているときは、両手のひらでオイルをなじませるときによく温めましょう。

オイルを使うときの注意点

相手の肌に傷があるときは、オイルの使用は避けます。オイルを使わないで行うか、傷のないほかの部位のハンドセラピーに変えましょう。

オイルを使ったあと、相手の肌に発疹ができたり、かゆみを感じるようなことがあったら、すぐに使用を中止し、オイルを拭き取るか洗い流します。次にオイルを使う前には医師に相談をします。

オイルをこぼさないように注意しましょう。とくにテーブルや床にこぼしたままにしておくと、そこを触ったり踏んだりした人が滑って転倒してしまう危険性があります。こぼしてしまったら、すぐにしっかりと拭き取るように心がけましょう。

そのほかの注意点

爪を短く切っておきましょう。

指輪や時計ははずしましょう。

手が乾燥などでガサガサしているときは、ハンドクリームなどを塗って保湿をしてから行いましょう。

背中のハンドセラピー

背中全体を余すところなく触れていきます

衣服を着た上から、背中全体を余すところなく触れていきます。指を揃えて体に密着させ一度触れたら終わりまで体から離さず、止まるべきところ以外は、止まることなく手を滑らせていきます。始まりから終わりまで10分を目安に行いましょう。

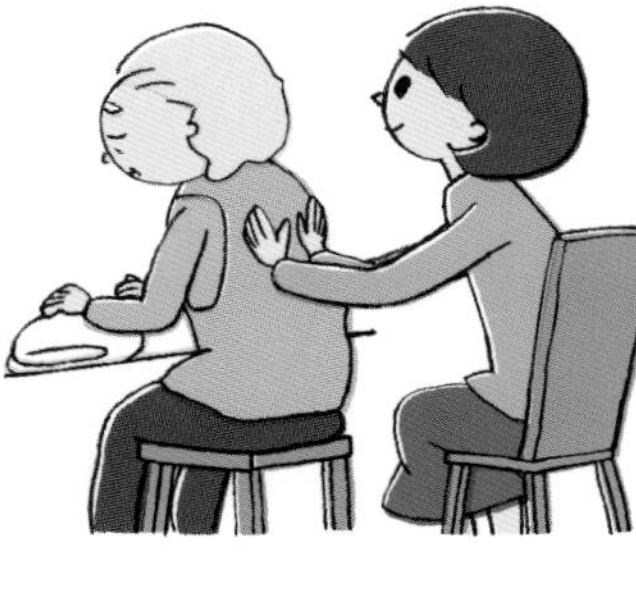

準備と姿勢

テーブルにクッションを置き、そこにうつ伏せになってもらうか、よりかかってもらいます。「苦しくないですか?」などと声をかけて、楽な姿勢をとってもらうことが大事です。椅子に座って、少し高くしたベッドにうつ伏せになってもらうのもいいでしょう。

うつ伏せになるのが嫌な人には、体を起こしたままの状態で触れていきます。

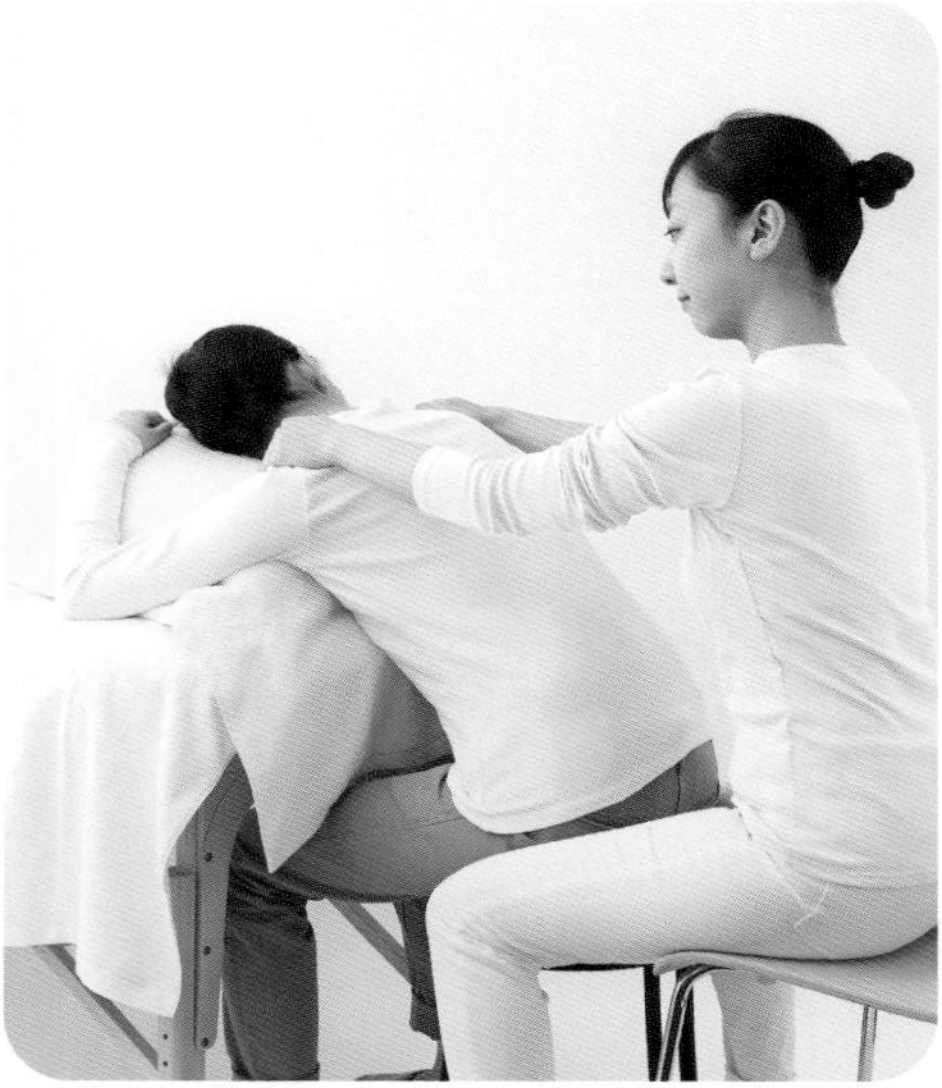

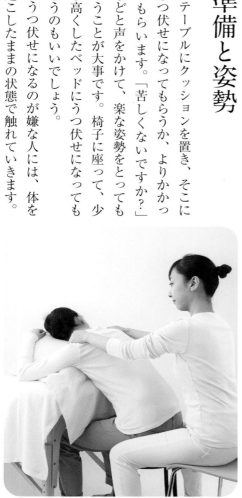

1 始まりのあいさつをして肩に手を置く

正面に回り、目線の高さを同じにし、目と目を合わせて、始まりのあいさつをします。「気持ちがよくなりますように」という思いを込めて肩に両手を軽く置きます。

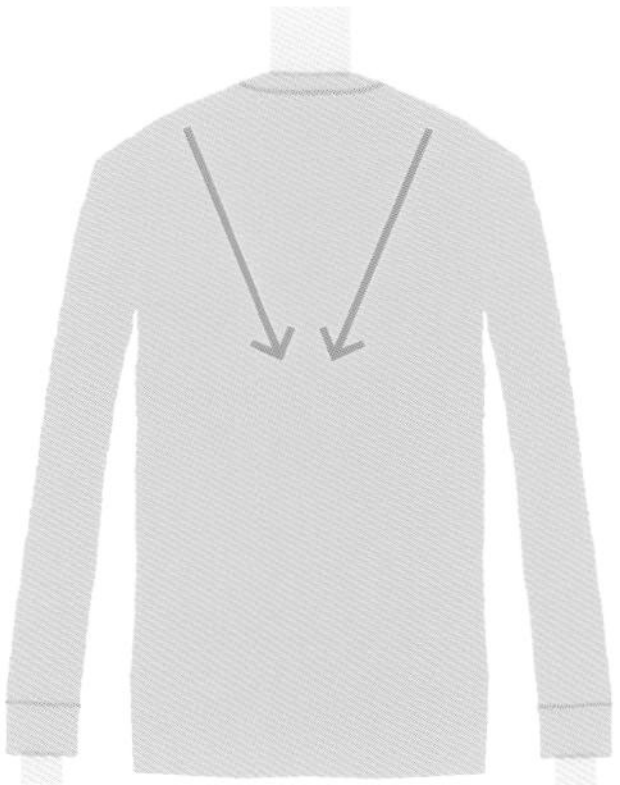

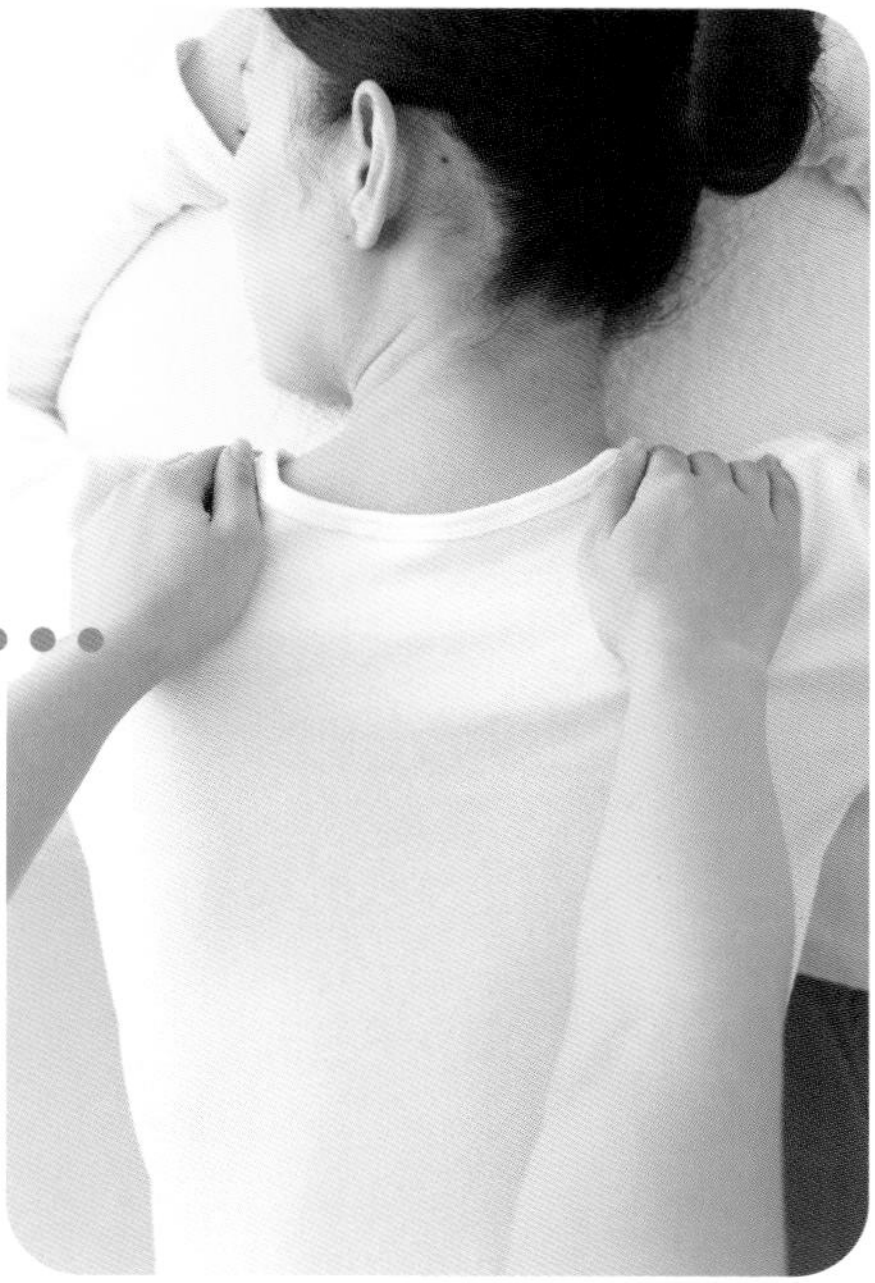

「これから始めます」とあいさつをしてから後ろに移動し、そっと軽く肩に手を置き、そのまま数秒間、リラックスします。

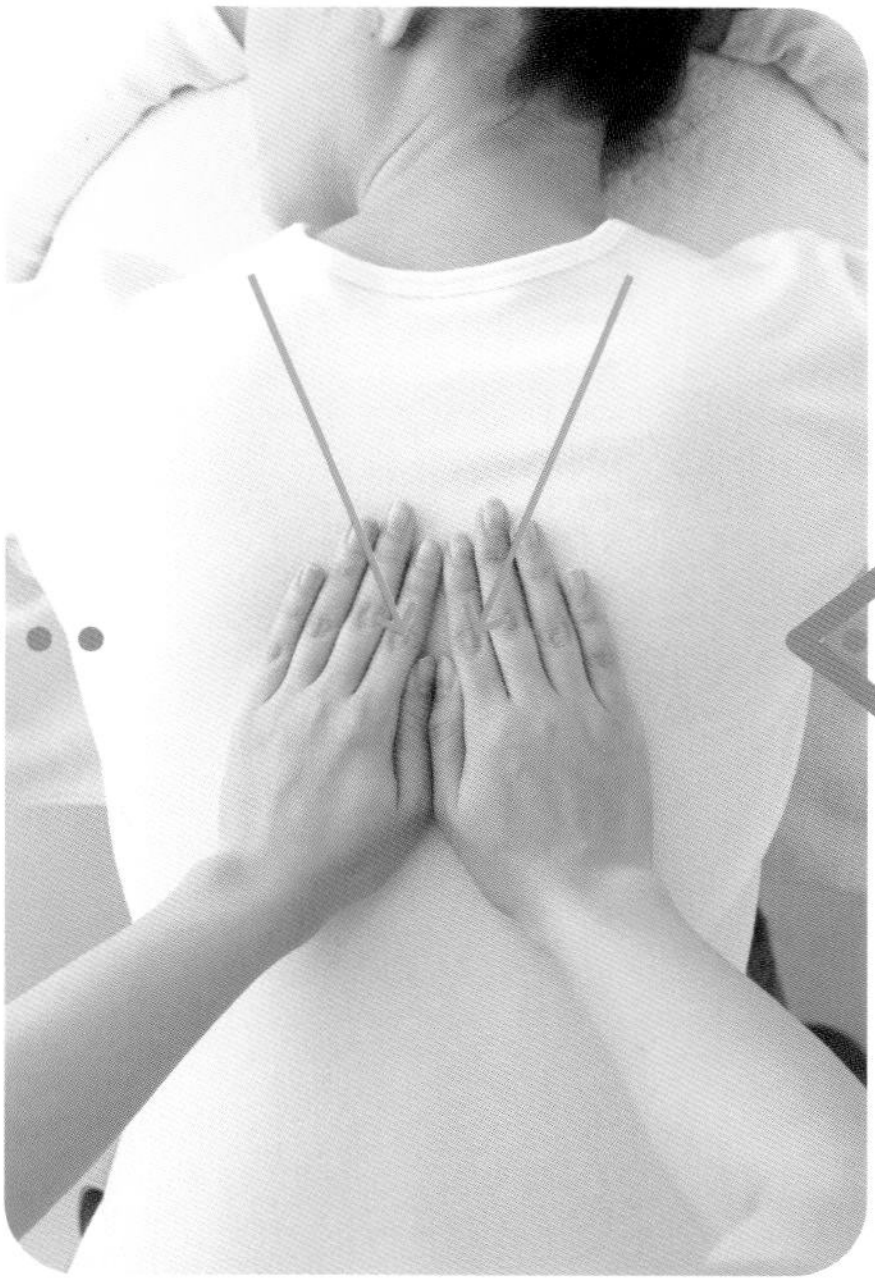

体から手を離さずそのまま両手を揃えて、肩甲骨と肩甲骨の間までゆっくり滑らせます。

2 うず巻きを描くようにさする

両手で背中にうず巻きを描くように、中央から外側に向かって、時計回りにゆっくり円を描いていきます。余すところなく背中に触れていきましょう。途中で止まることなく、アイロンを軽く滑らせるようなイメージで。

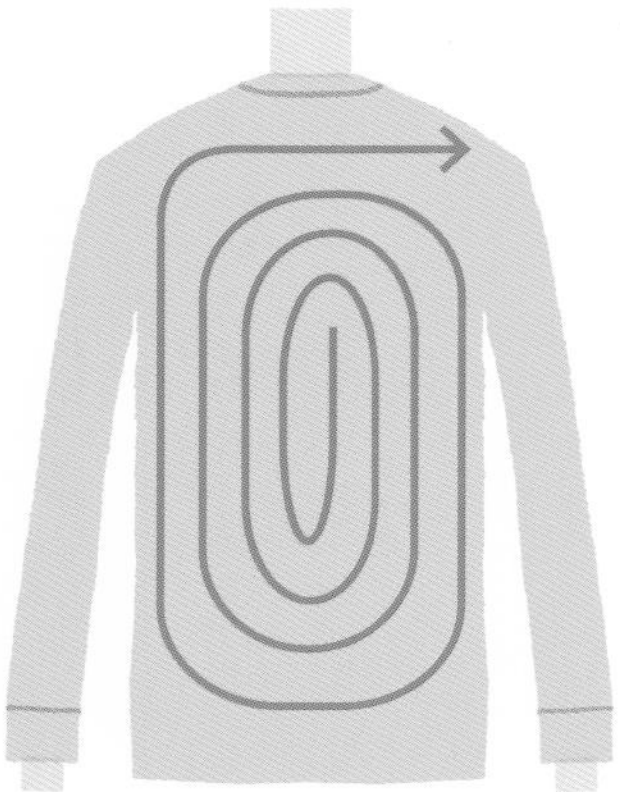

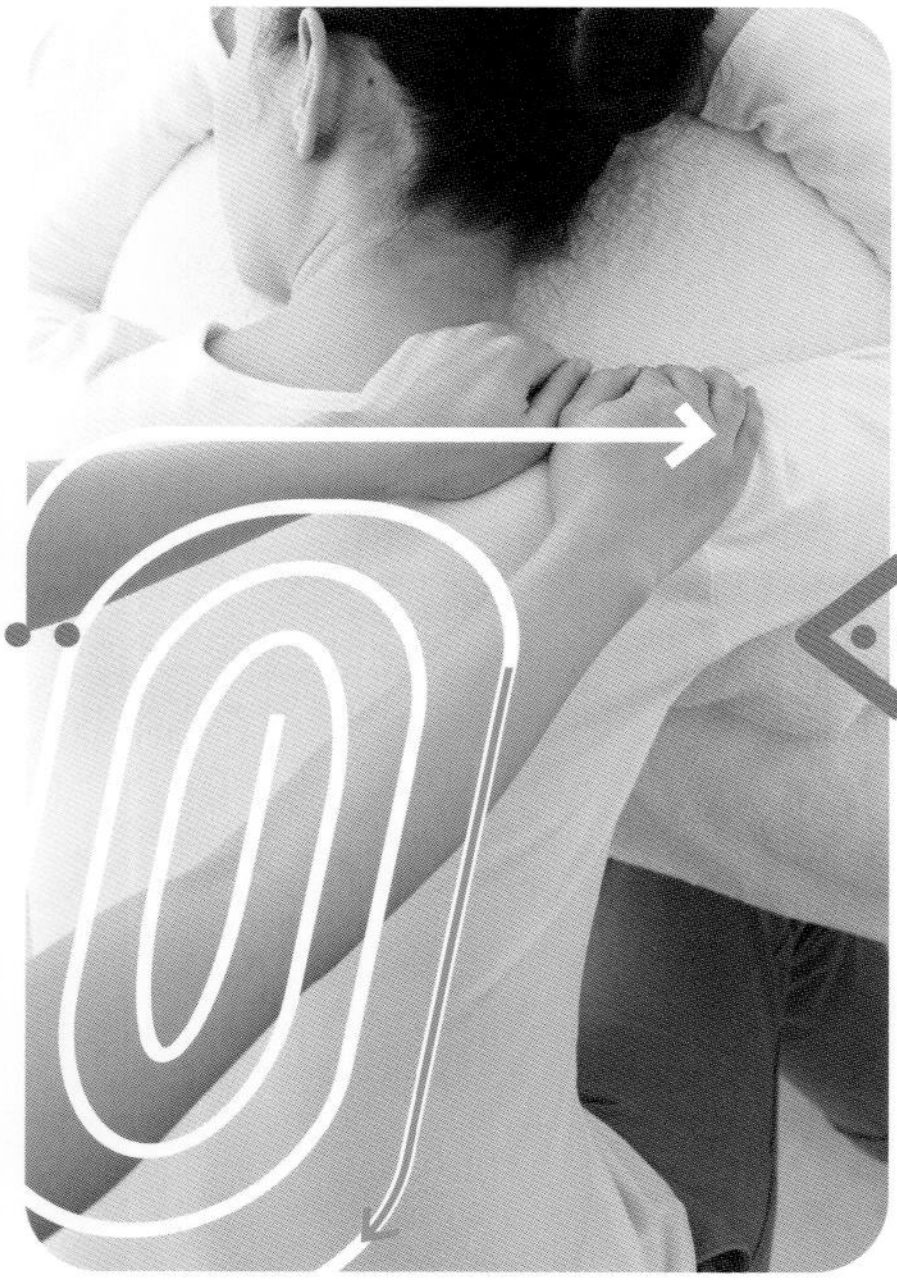

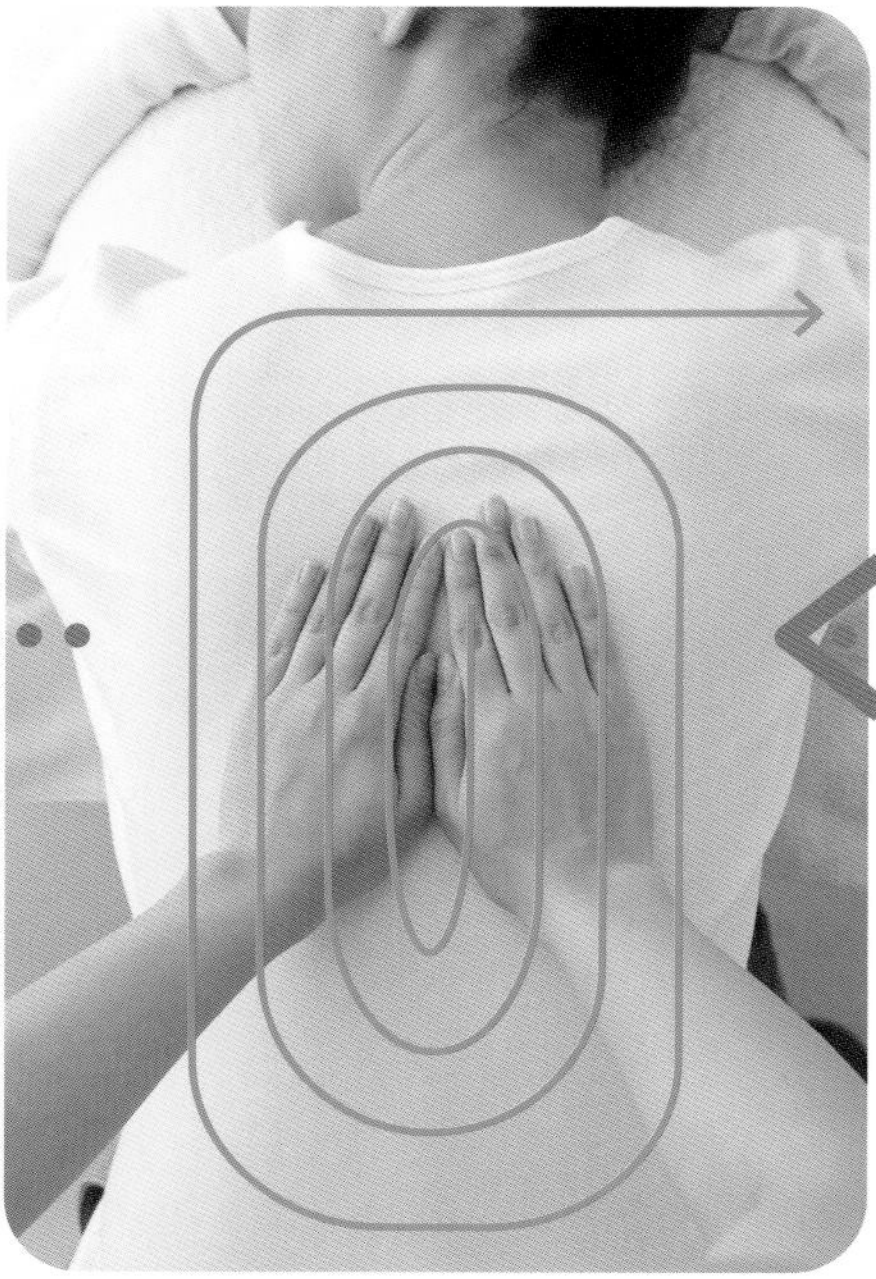

両手が右肩まできたら、外まわりをあと1周です。背中の外側のラインに沿って、両手を滑らせます。

一度深呼吸をします。両手を揃えたまま、外側へ向かって時計回りに滑らせます。

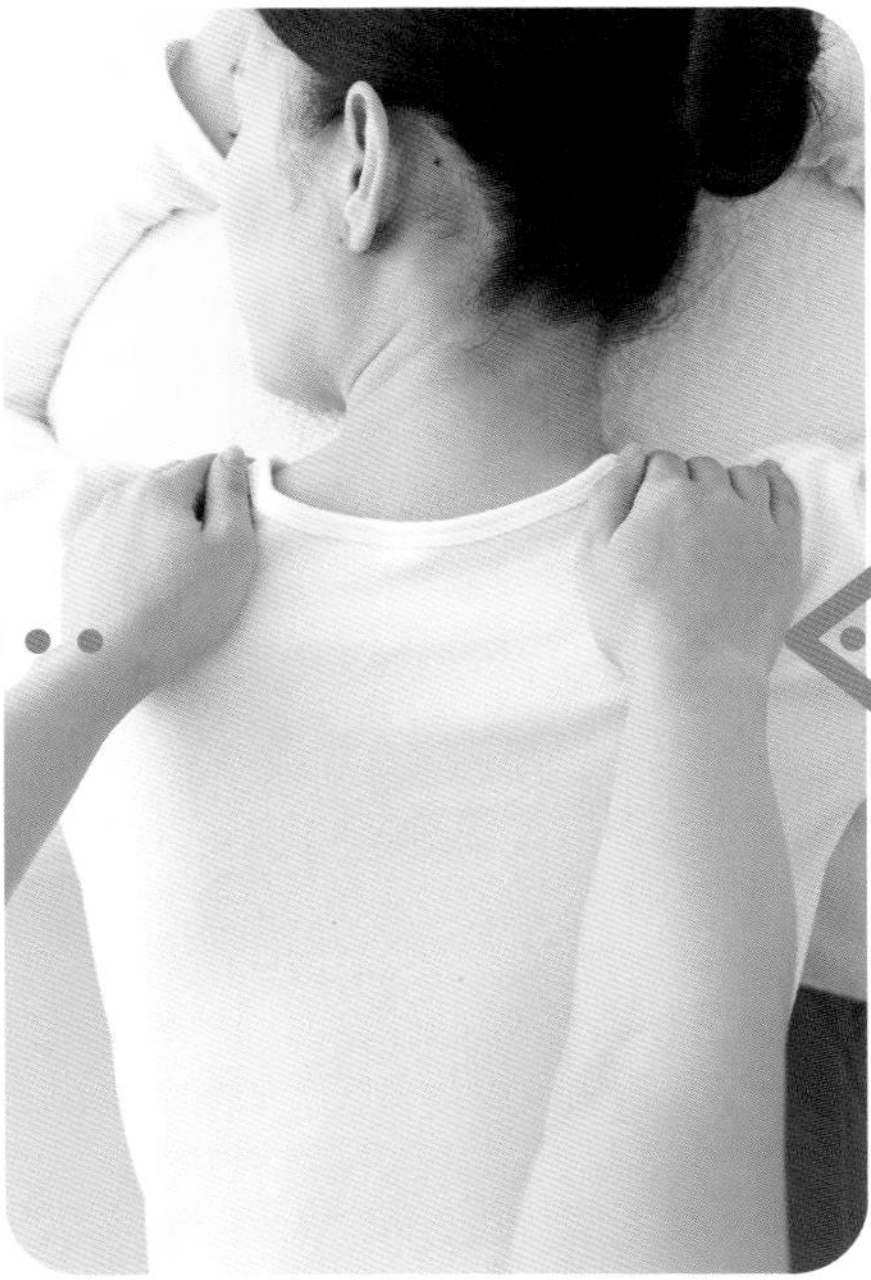

手を左肩に滑らせたら、右手だけを右肩に移して手を止めます。

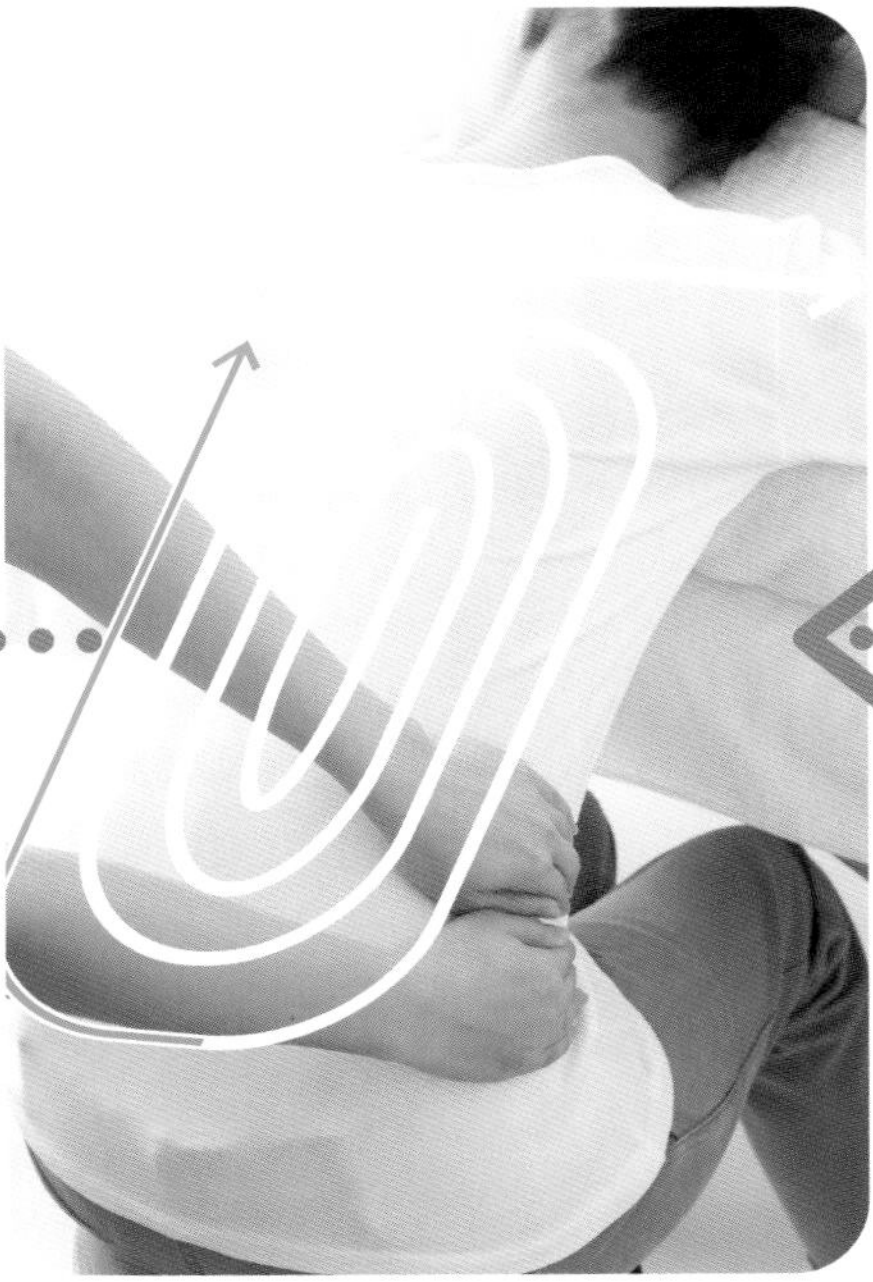

腰も右から左へていねいに両手を滑らせます。続けて背中の外側から肩まで両手を滑らせます。

3 放射状にさする

背中の中央から体の外側に向けて、放射状に背中をさすっていきます。途中で手が体から離れないように、左右の手を交互に動かしながら、余すところなく背中に触れていきましょう。

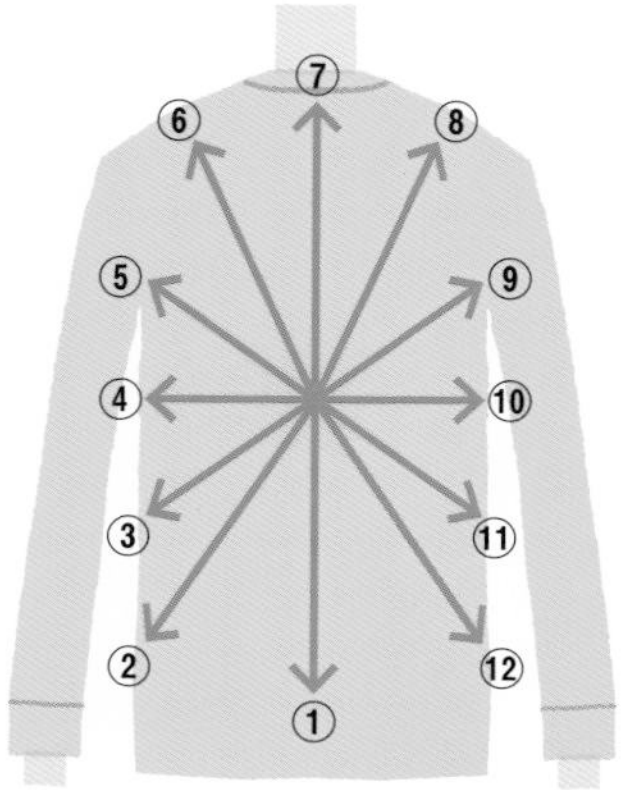

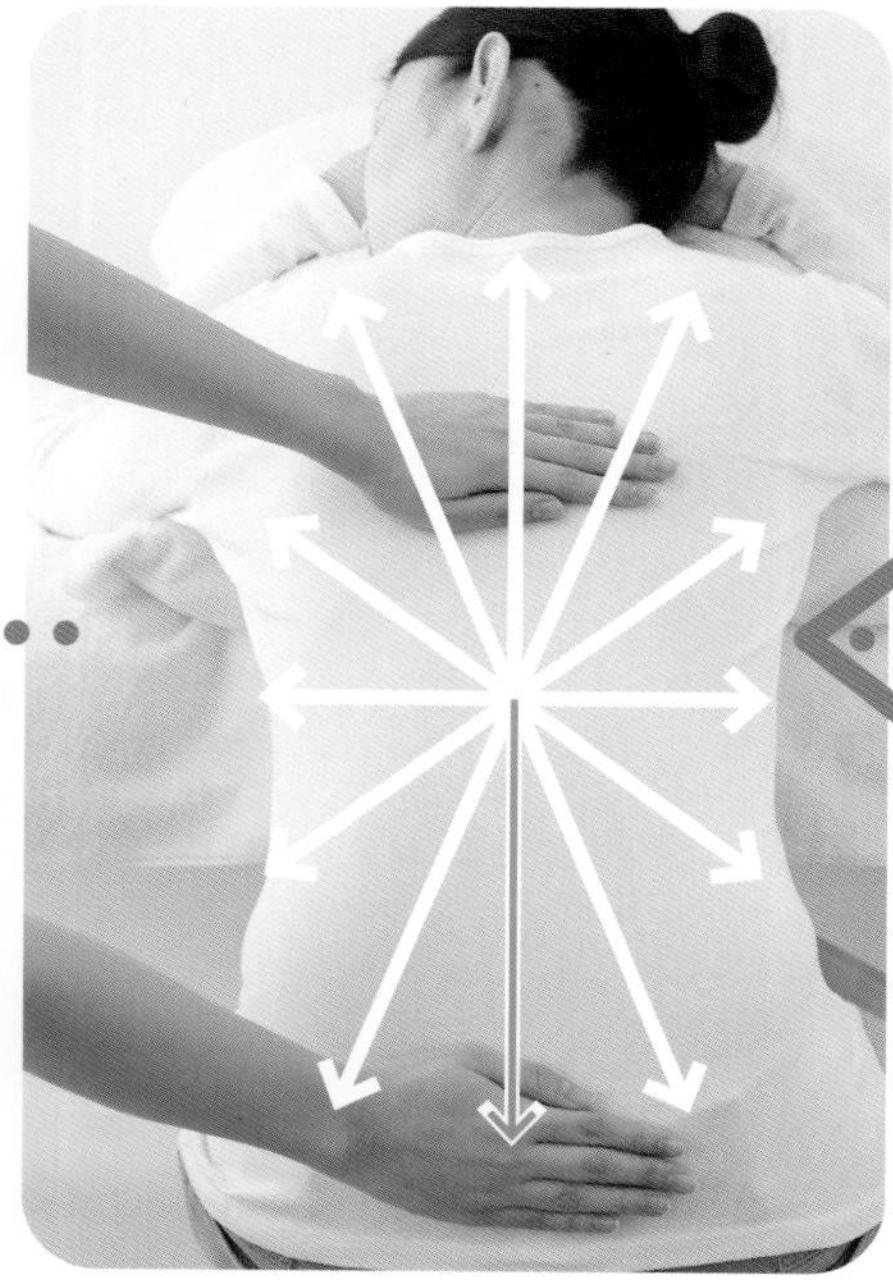

右手を腰まで滑らせます。腰は冷えている人が多いので、しっかりと腰（仙骨のあたり）まで触れて、手の温かさを伝えましょう。

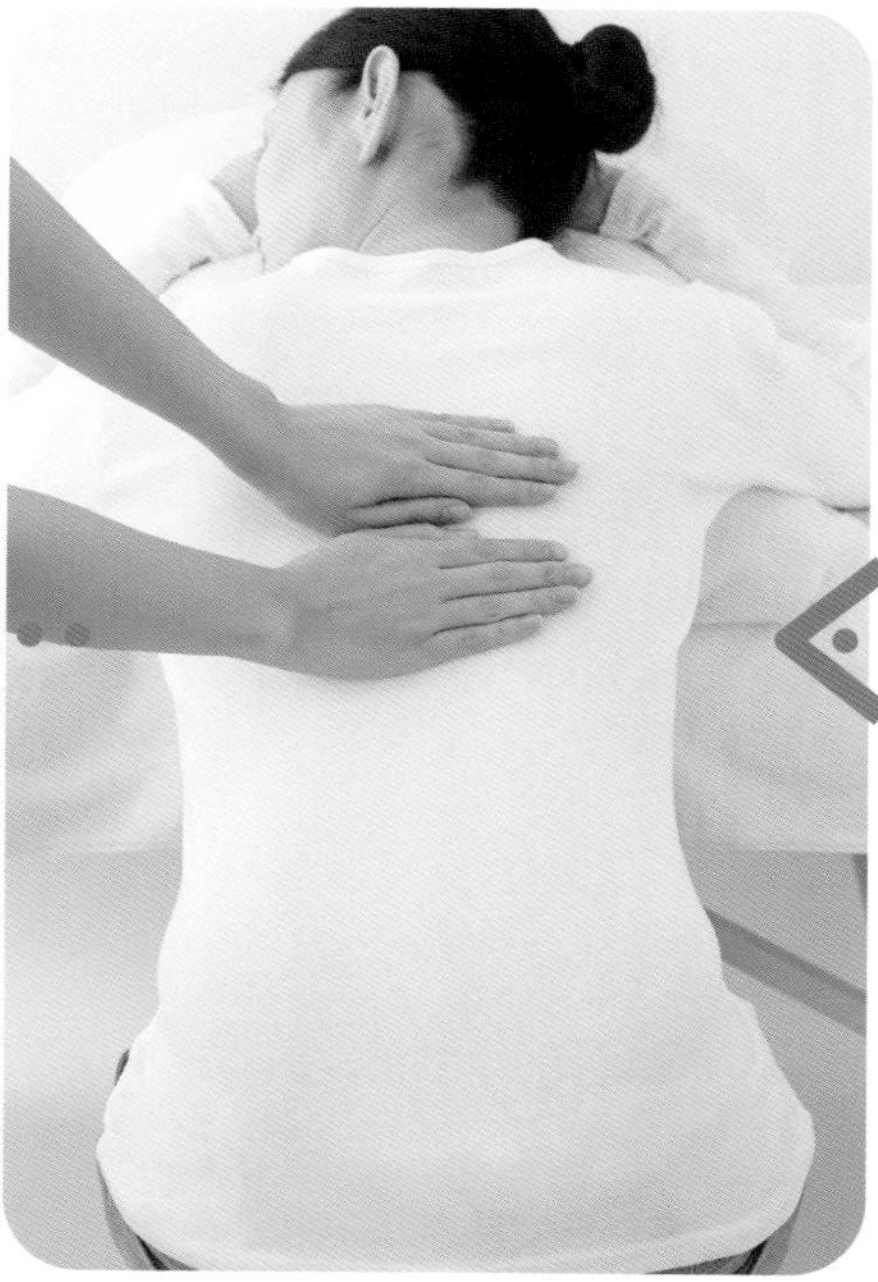

手を肩にのせたまま、左側へ移動して、立つ位置を変えます。両手を背中の中央までゆっくり滑らせます。一度深呼吸をします。

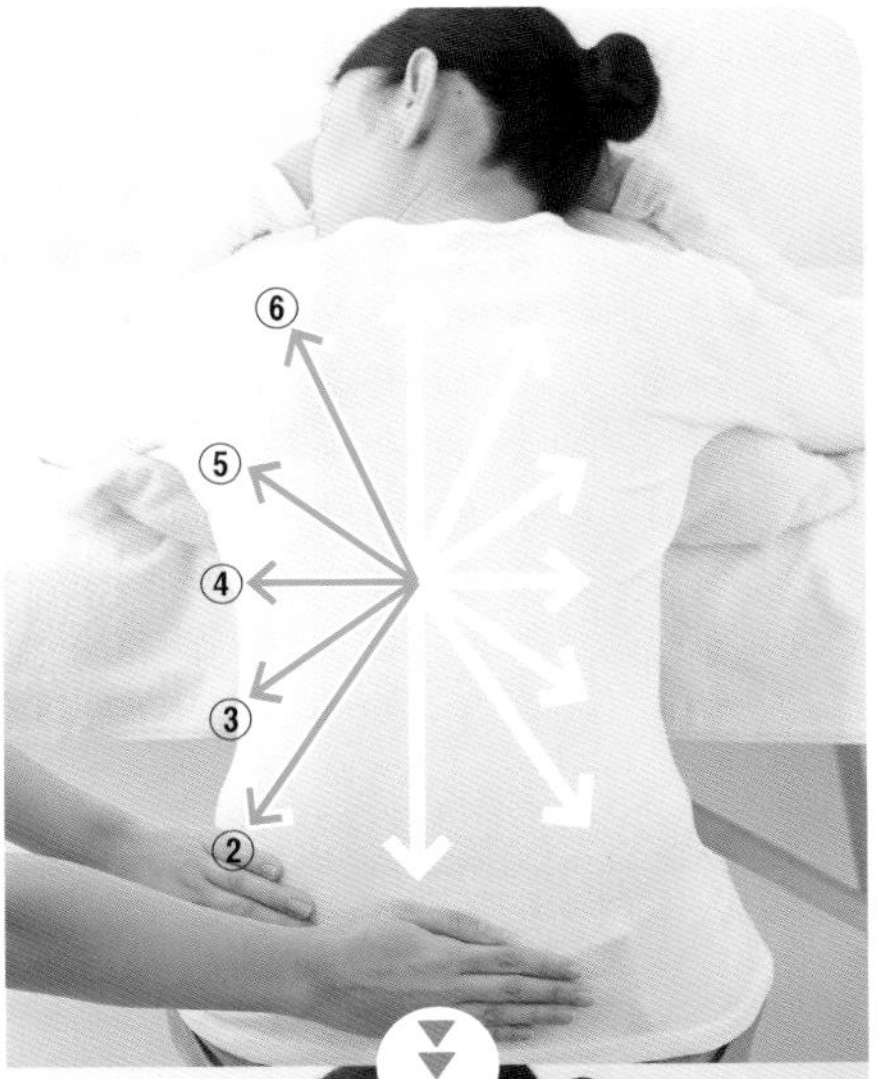

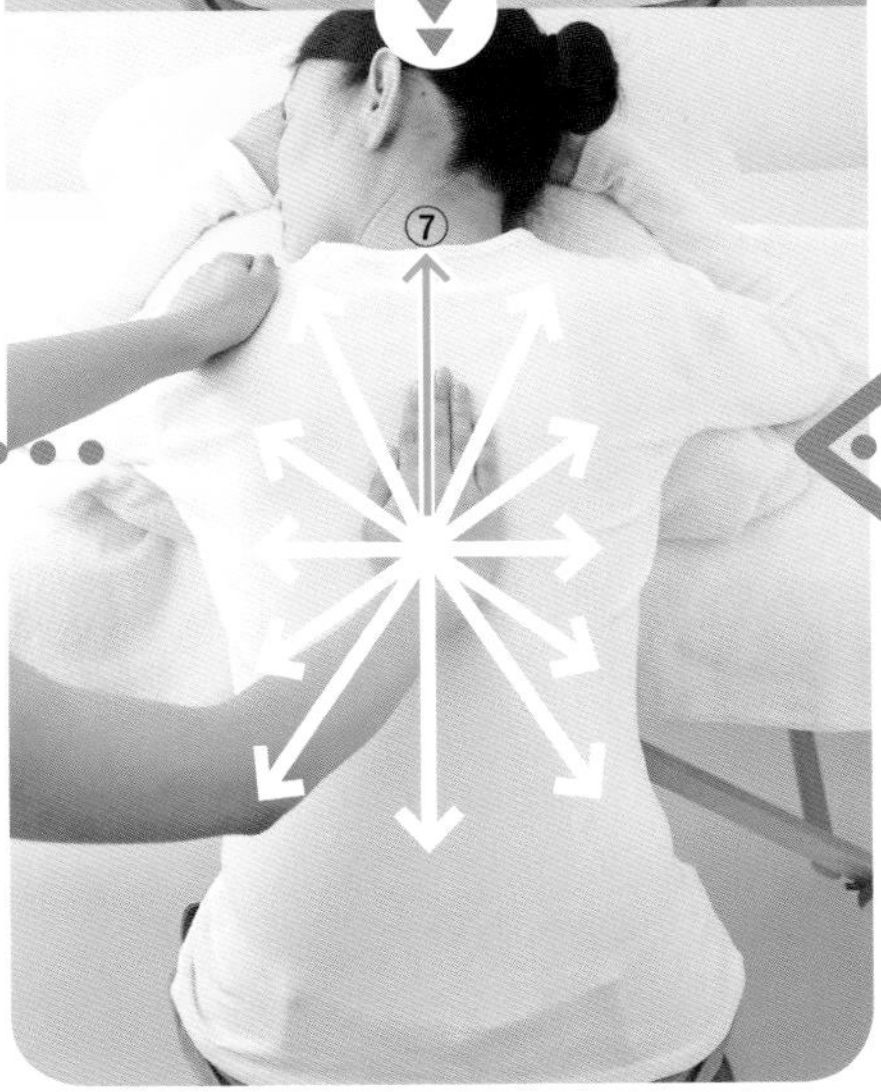

左手を体の中央から外側へ滑らせます（②のライン）。次に右手を中央から外側へ滑らせます（③のライン）。これを繰り返していきます。手を交互に使うのがポイントです。

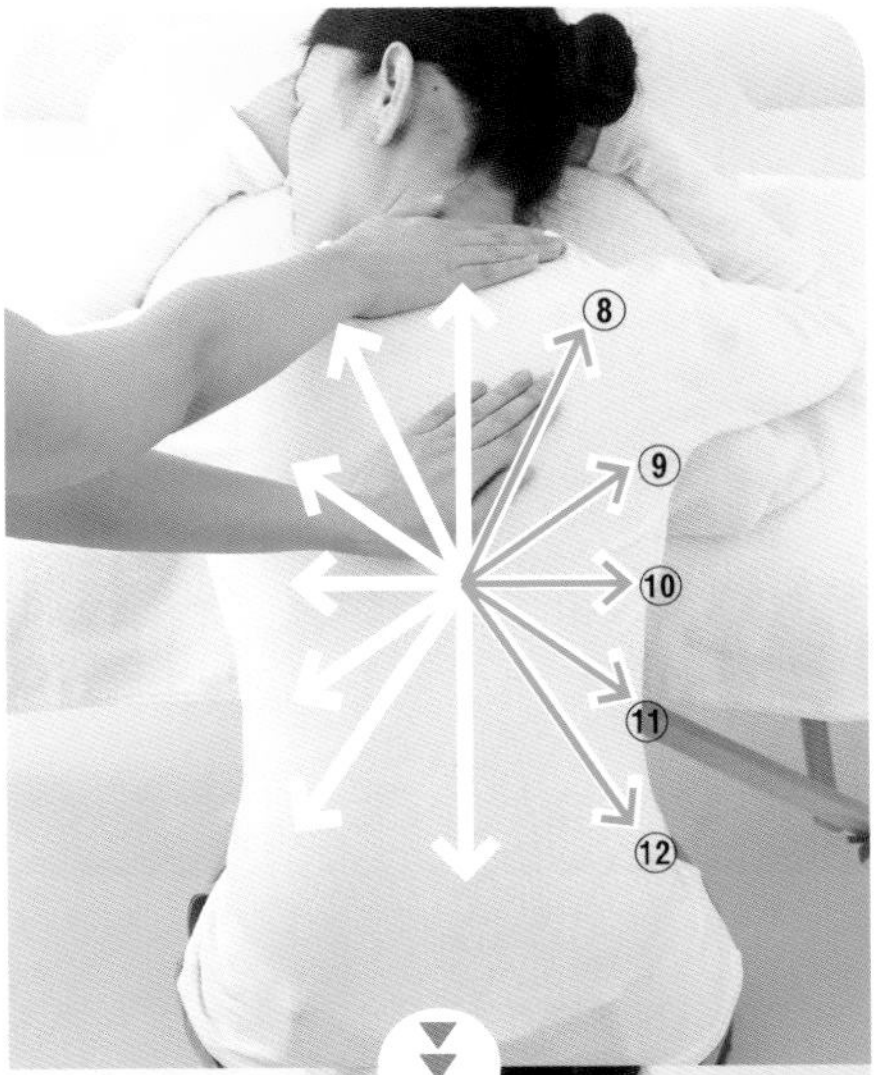

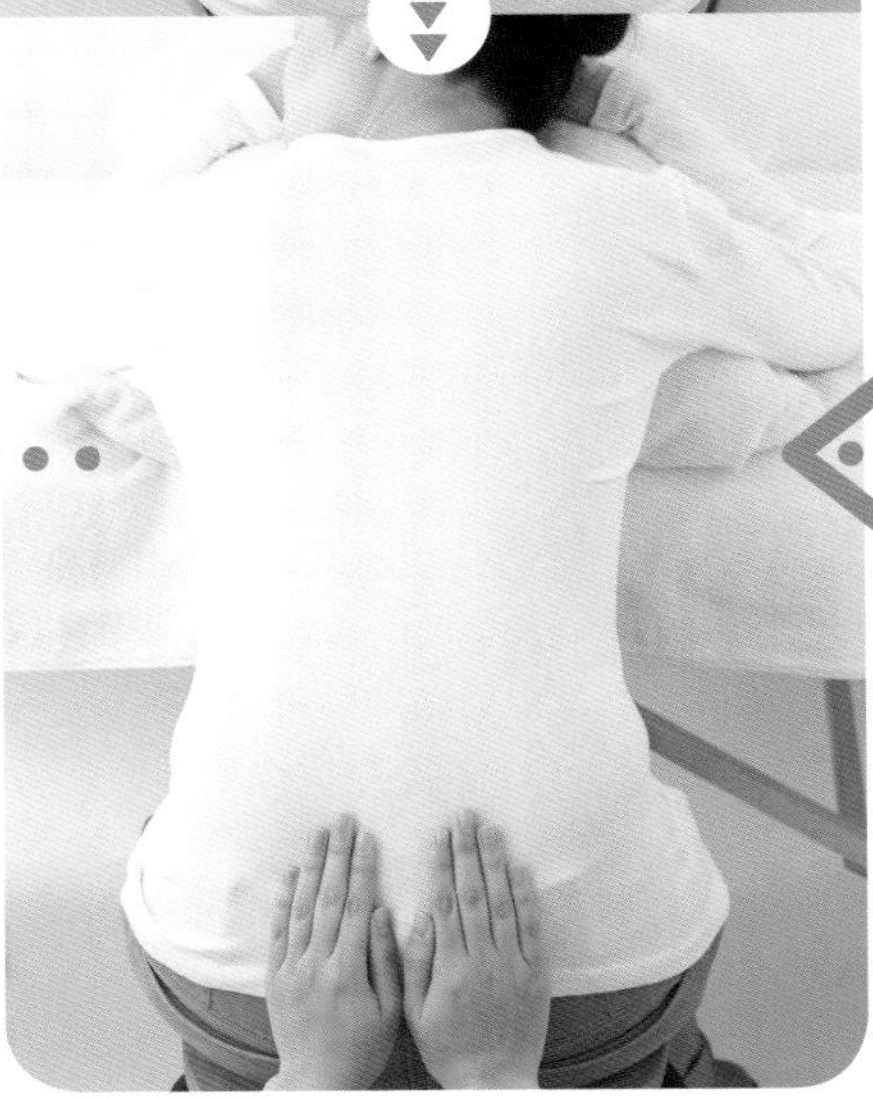

背中の右側も同じように手を動かしていきます。⑫が終わったら、腰の中央の低い位置で両手を揃えて手を止めます。

4 中央から外側のラインをさする

腰に手を当てたら、背中の中央の脊柱《せきちゅう》（背骨）に沿って手を滑らせ、首まできたら肩を通り、背中の外側のラインを通って、腰に戻ります。

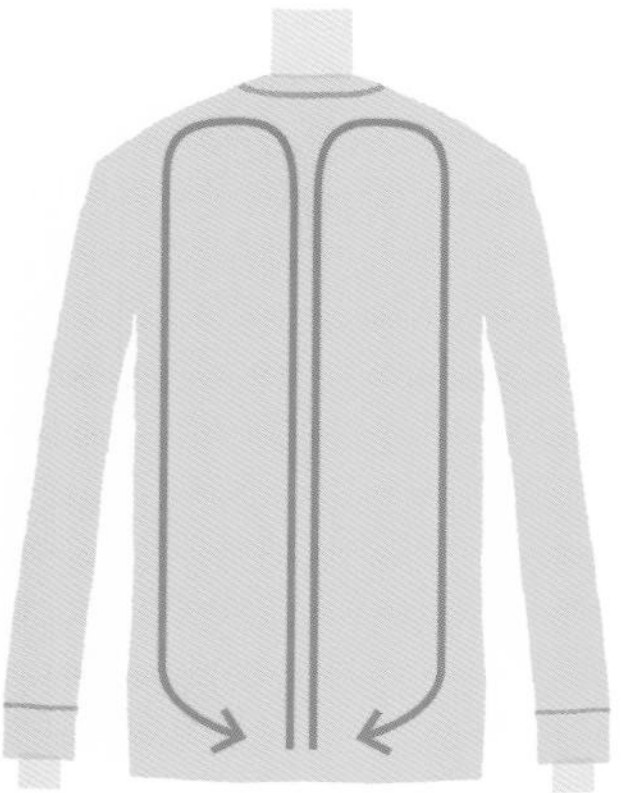

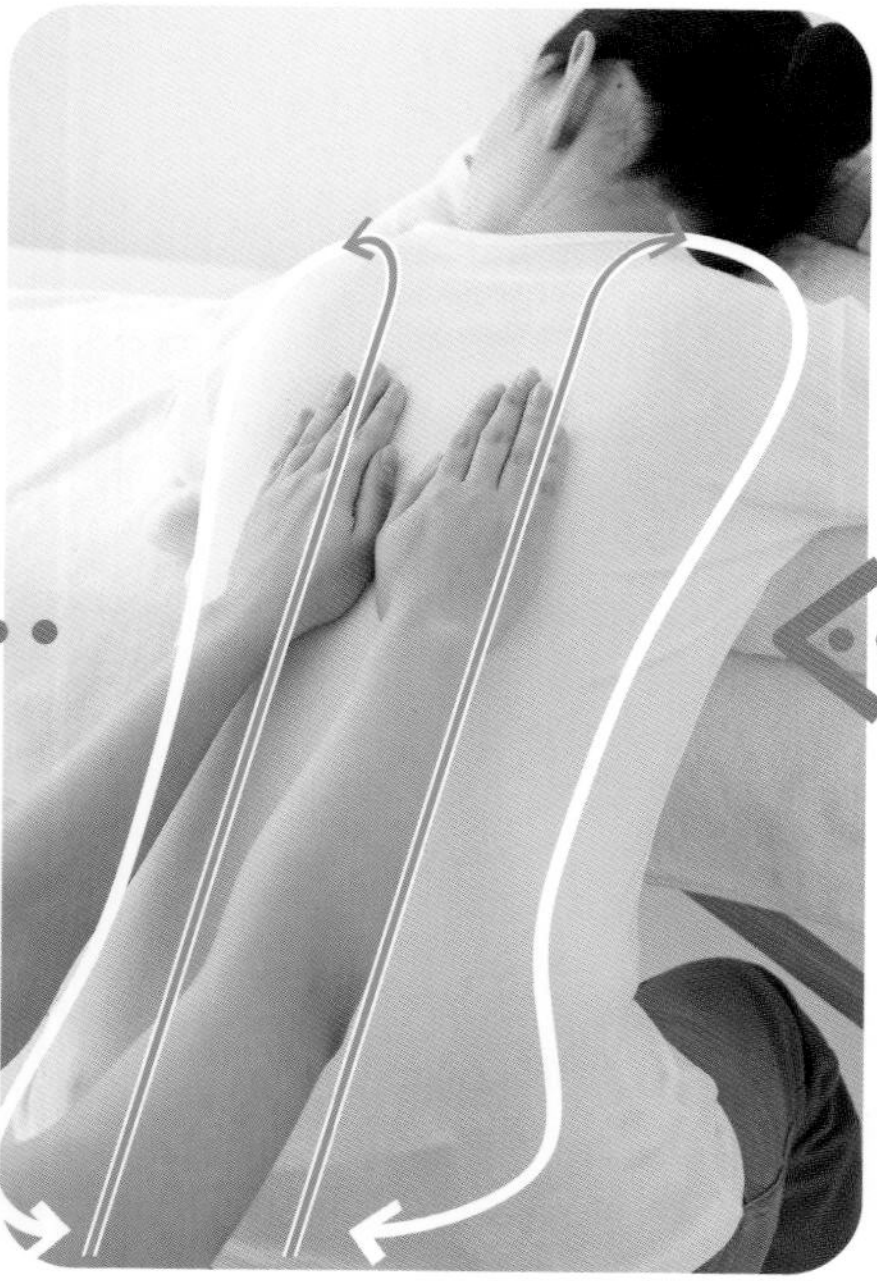

背骨に沿って肩まで手を滑らせていきます。

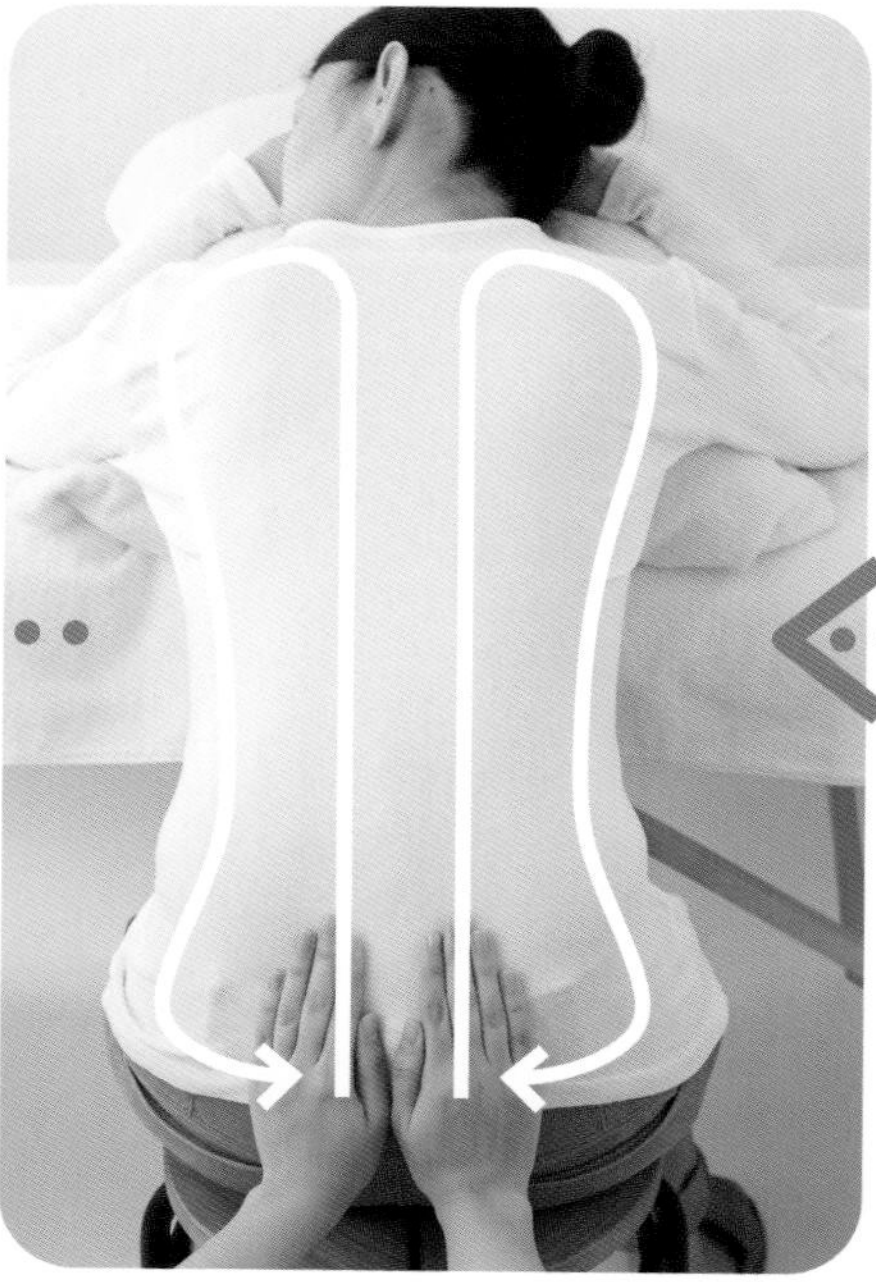

腰の中央の低い位置に両手を揃えて置いたまま、後ろへ移動して、立つ位置を変えます。一度深呼吸をします。

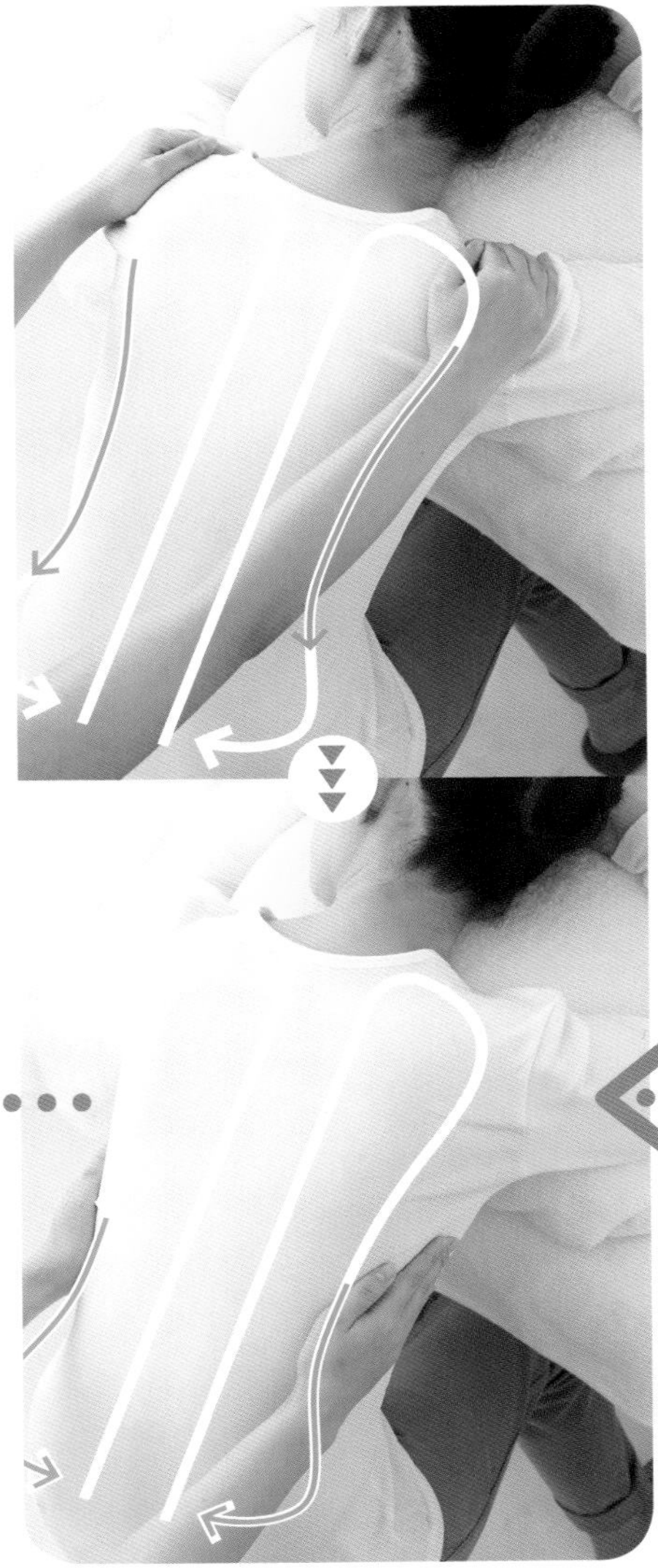

左右の肩を包み込むようにして手を滑らせ、そのまま背中の外側のラインに沿って触れていきます。

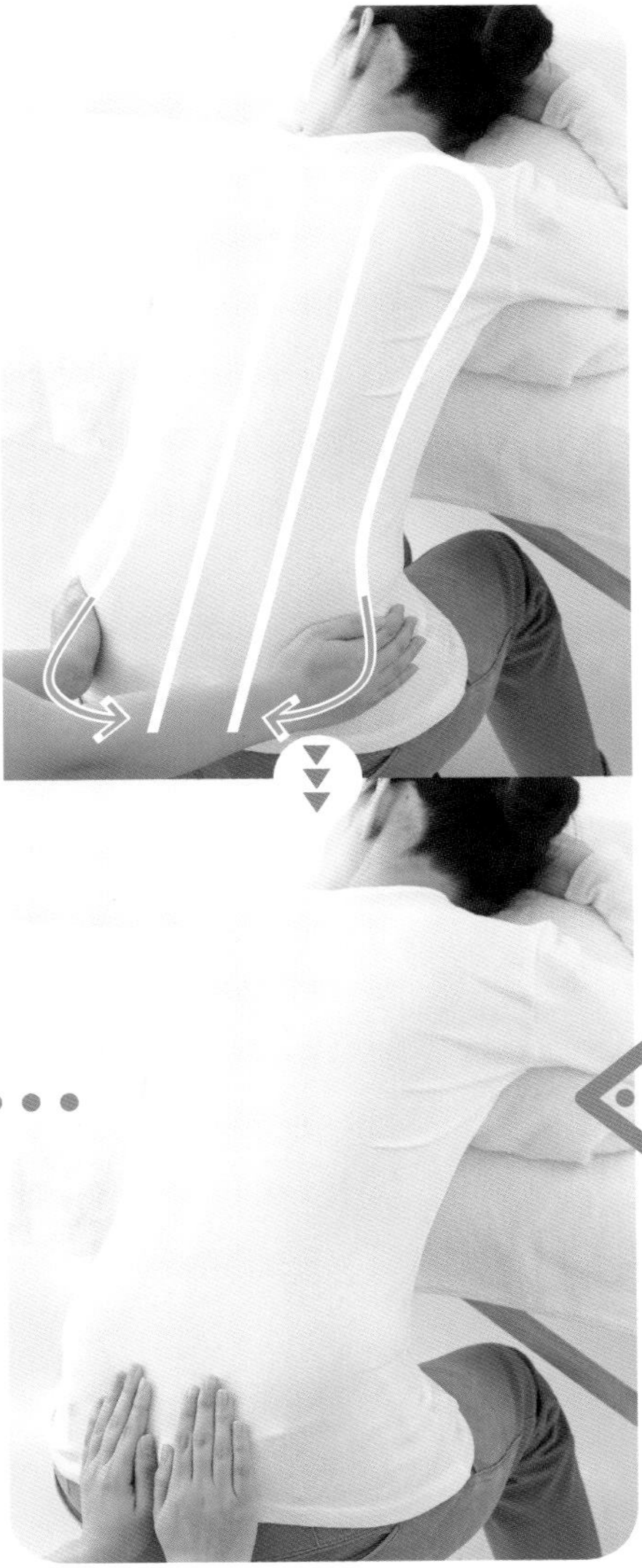

腰の中央の低い位置で両手を揃えて手を止めます。ここまでの動きを数回繰り返します。

5 円を描きながらさする

首のほうまで移動しながら円を描くように手を滑らせていきます。背中の中央から外側までしっかりと手を届かせて、背中を包み込むように触っていきます。

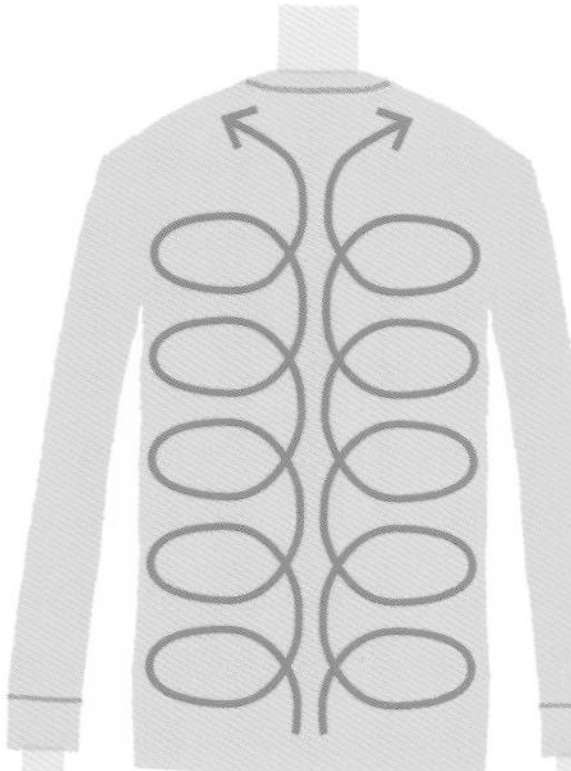

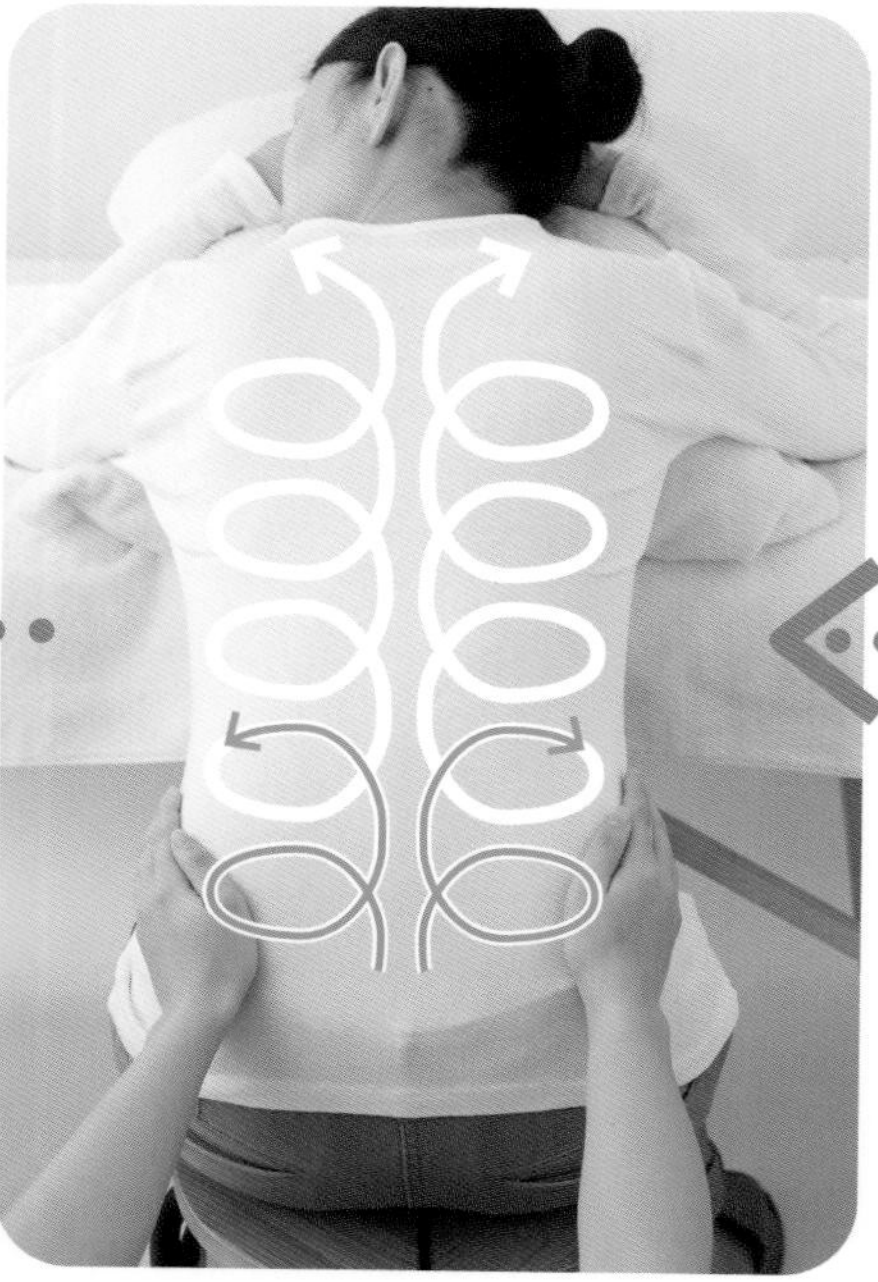

横腹に指がかかるくらいまで、横長の円を描いていきます。

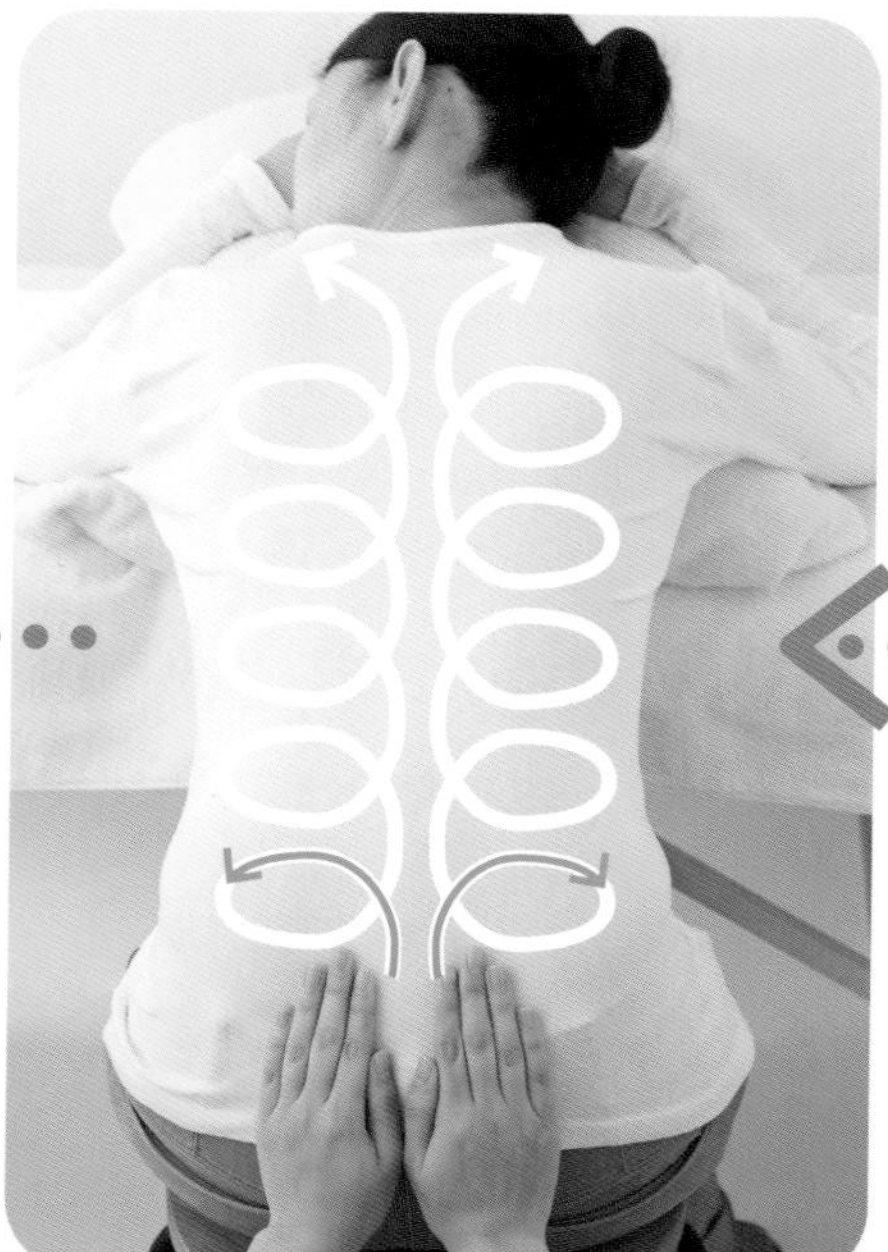

一度深呼吸をします。手で円を描くように滑らせていきます。

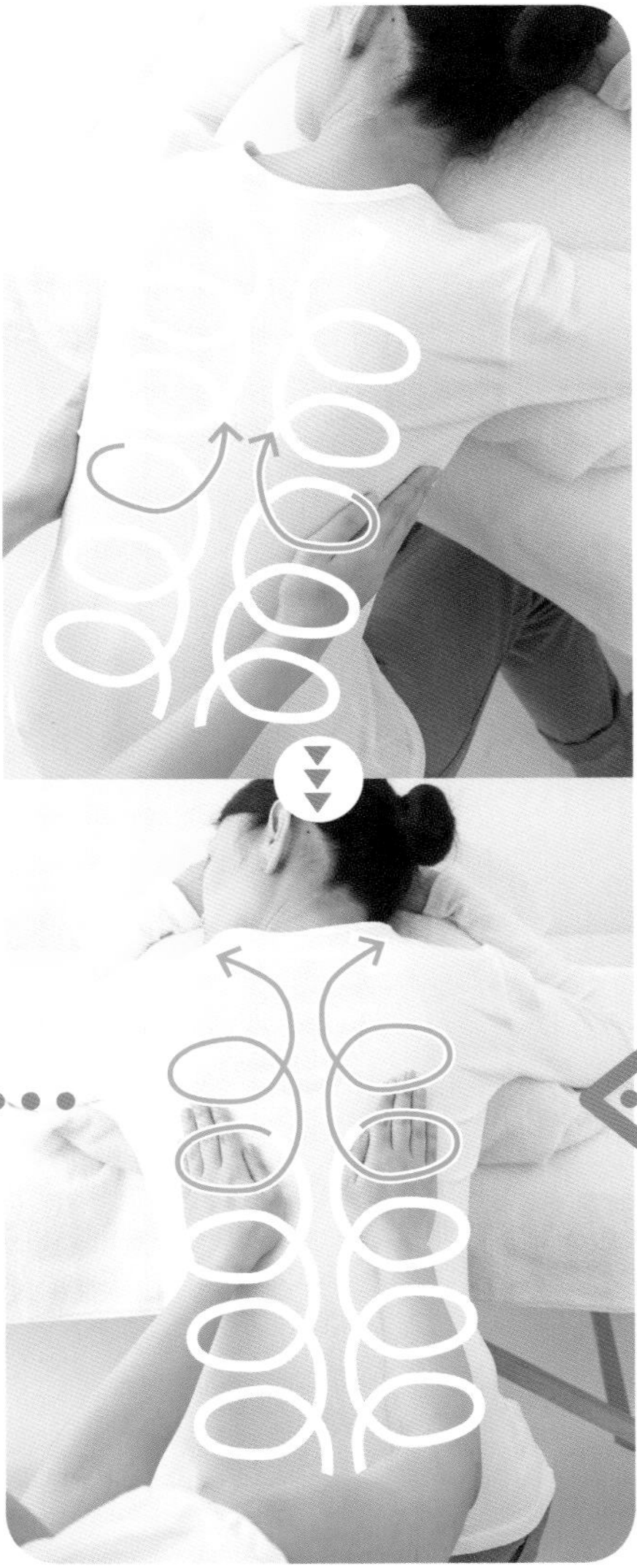

背中全体をカバーするつもりで、
肩まで円を描いていきます。

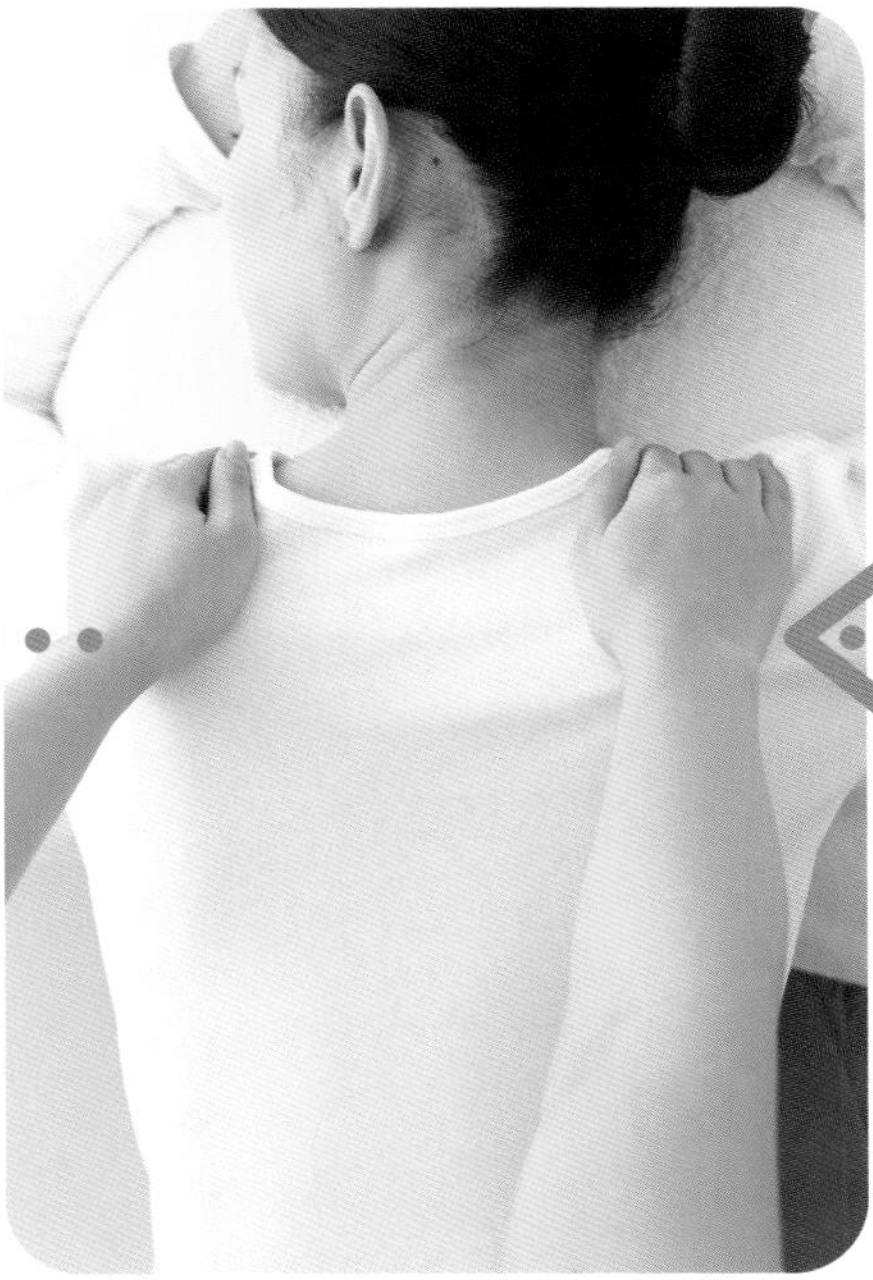

手を両肩に滑らせたら、手を止
めます。

6 左右を往復しながらさする

背中の右から左へ、左から右へ、流れるように手を滑らせていきます。

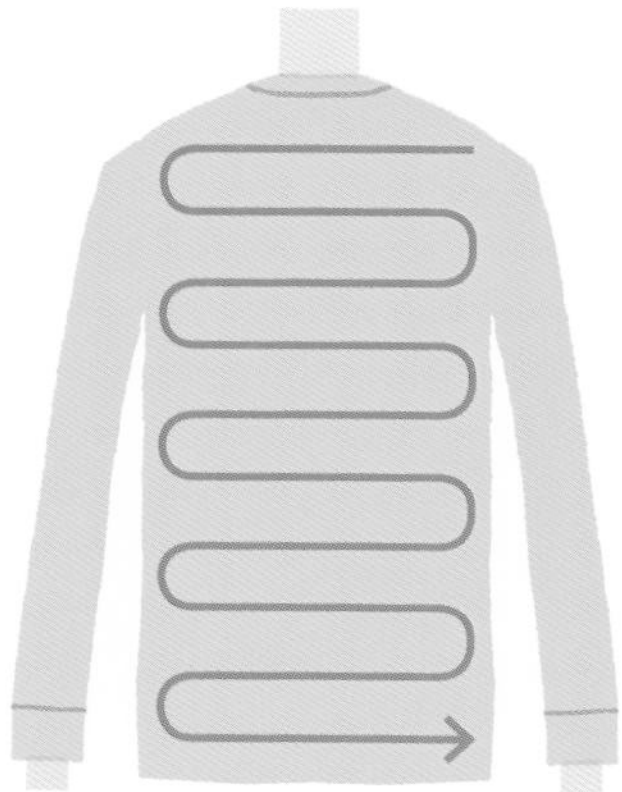

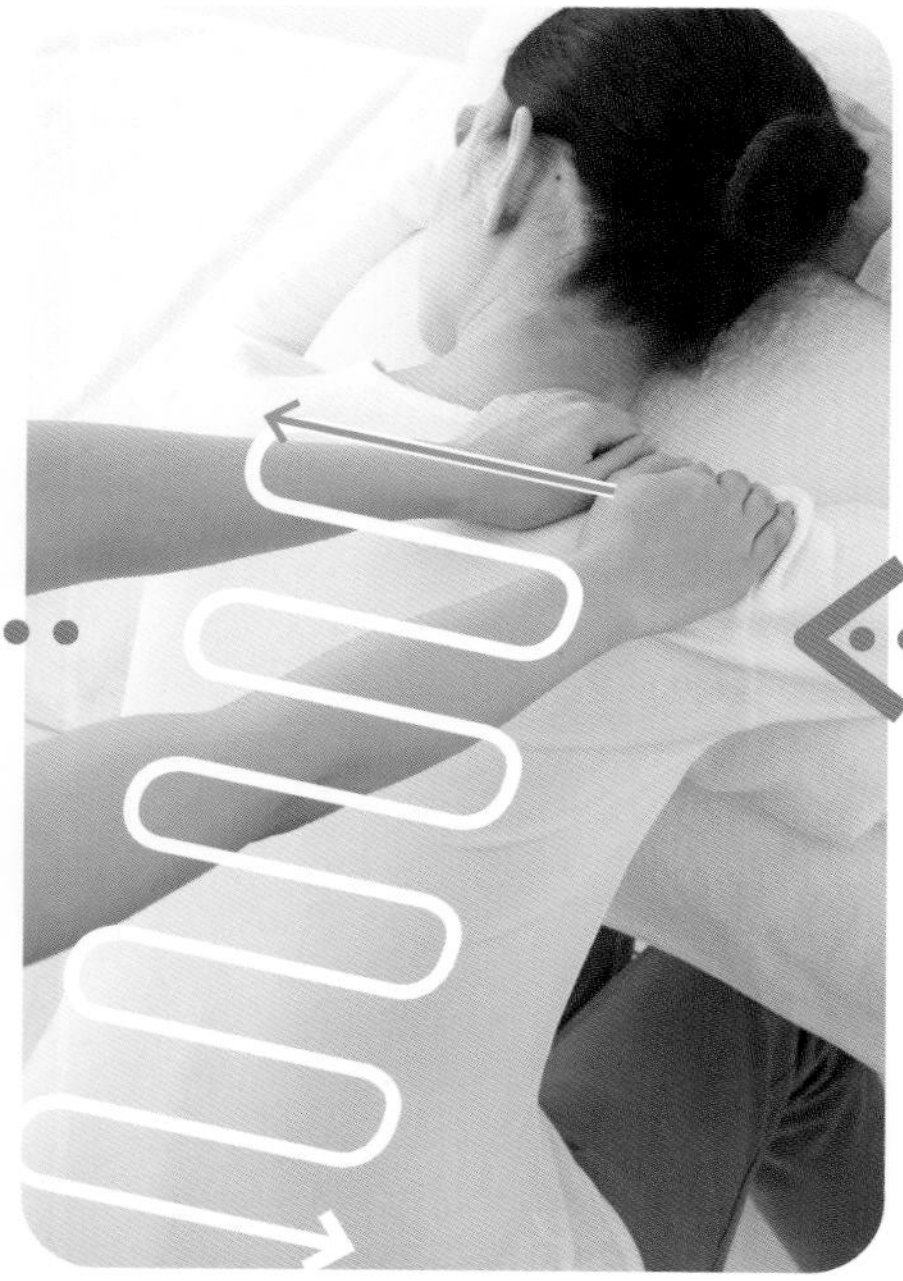

体から手を離さず、そのまま左手を右手に添えたあと、左肩まで手を滑らせます。

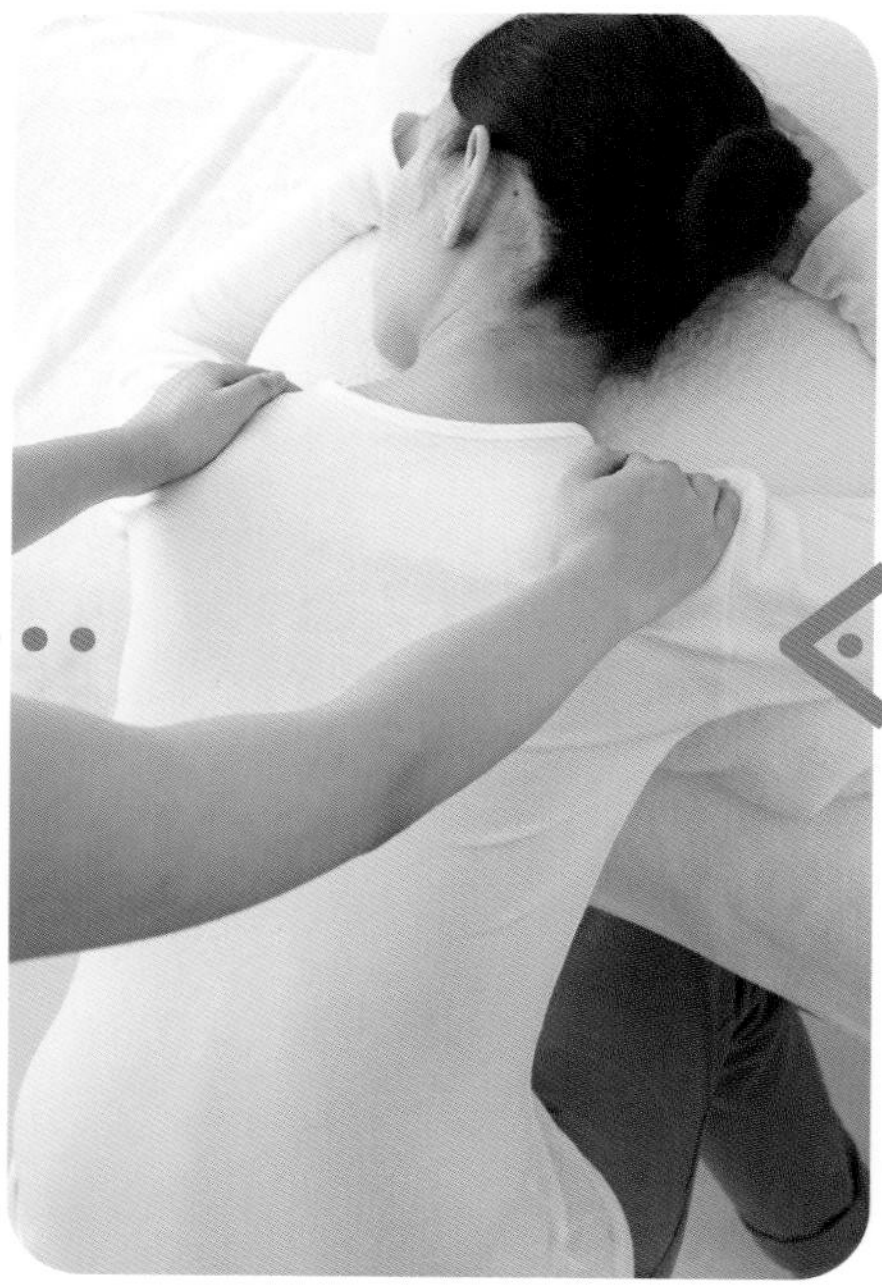

手を肩にのせたまま、一度深呼吸をします。

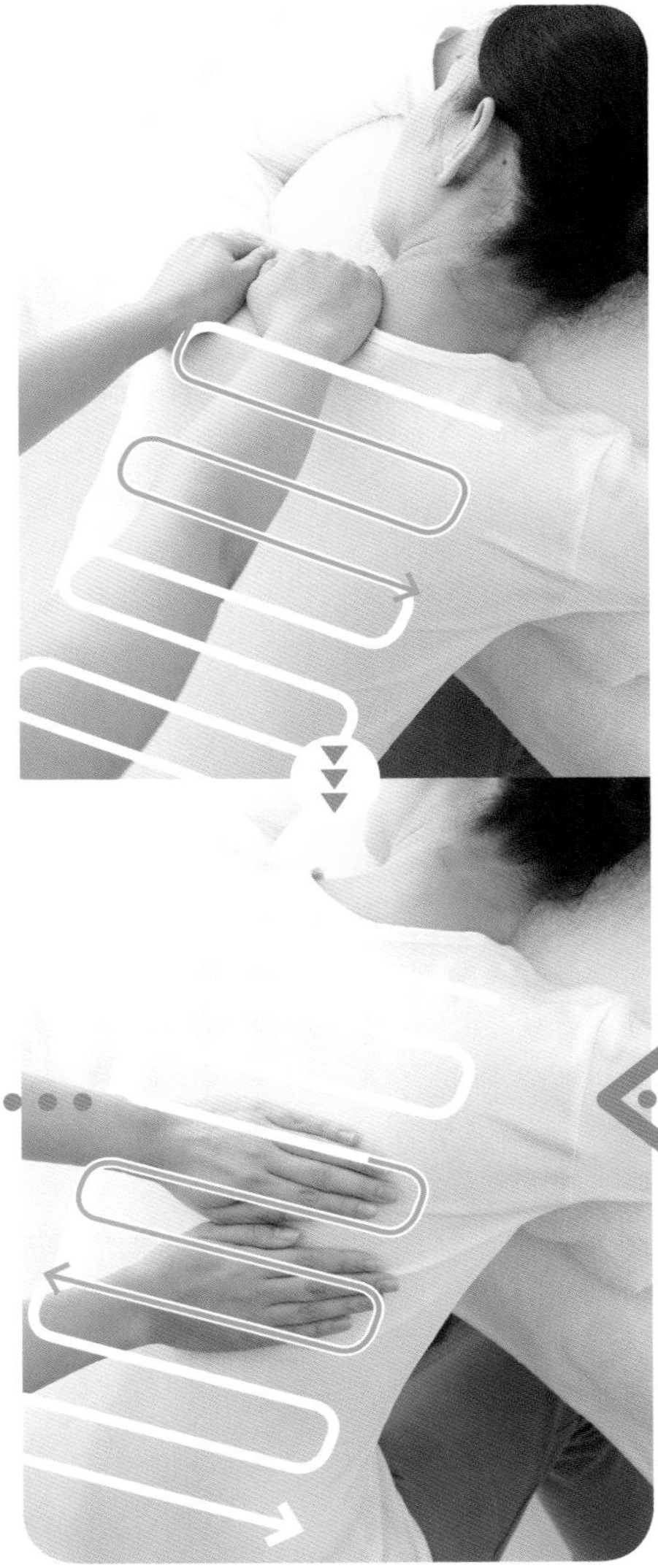

両手を左から右へ、右から左へ、腰のほうへ向かって滑らせていきます。

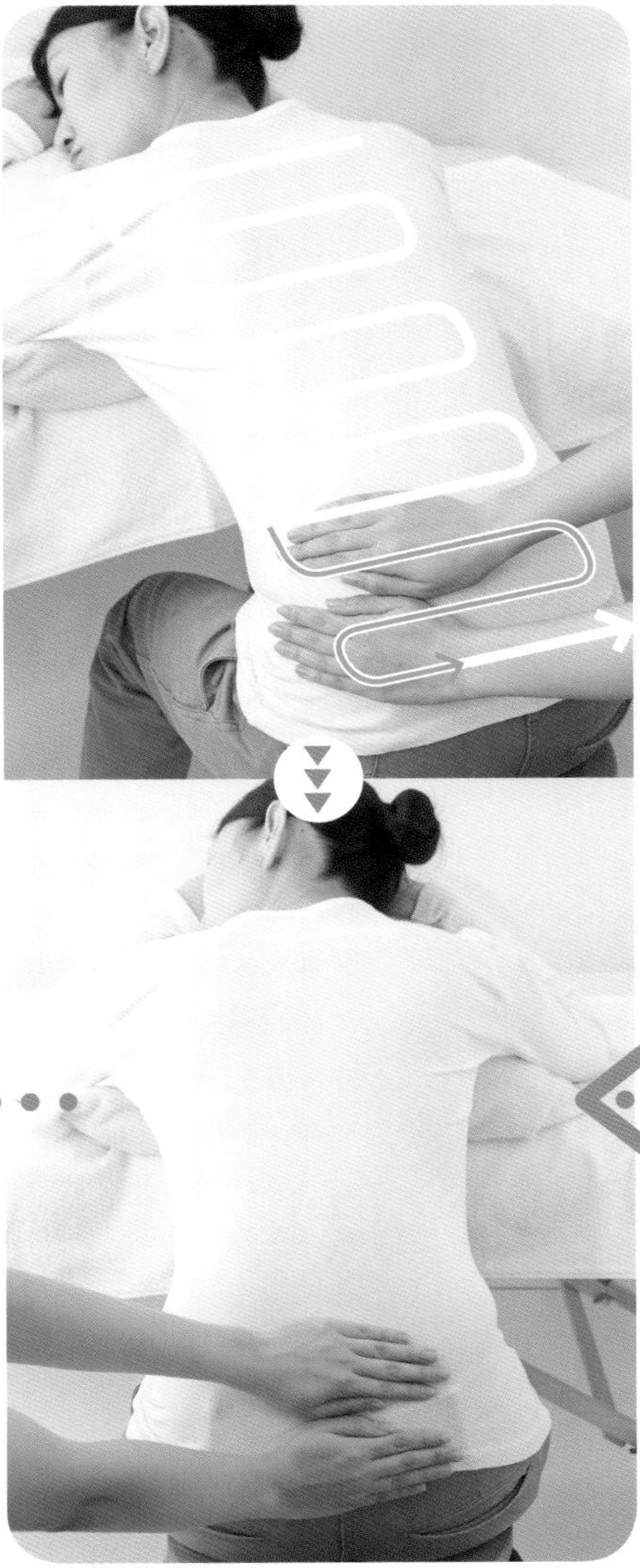

背中の外側までしっかり触っていきます。腰の中央の低い位置で両手を揃えて手を止めます。

7 中央と外側のラインをさする

腰に手を当てたら、背中の中央の脊柱に沿って上から下へ手を滑らせます。次に、首から体の外側のラインを通って、腰に戻ります。

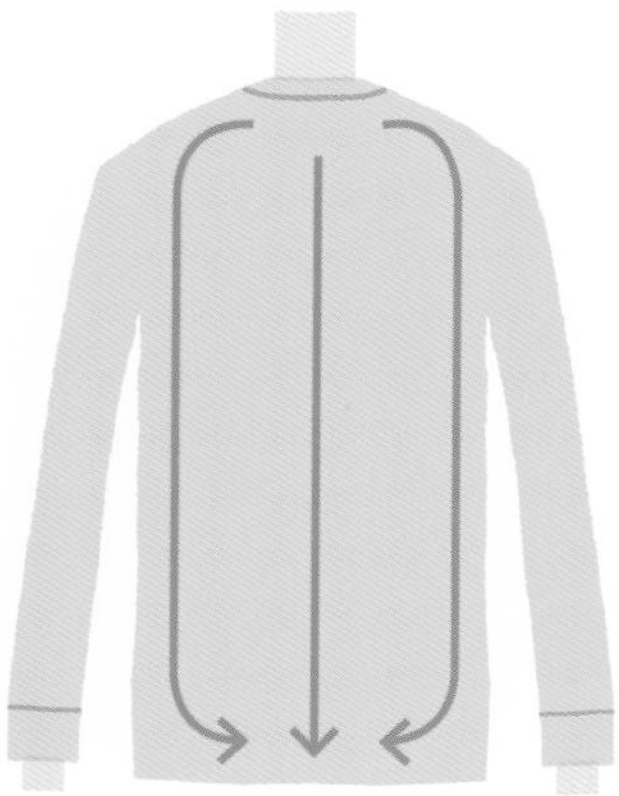

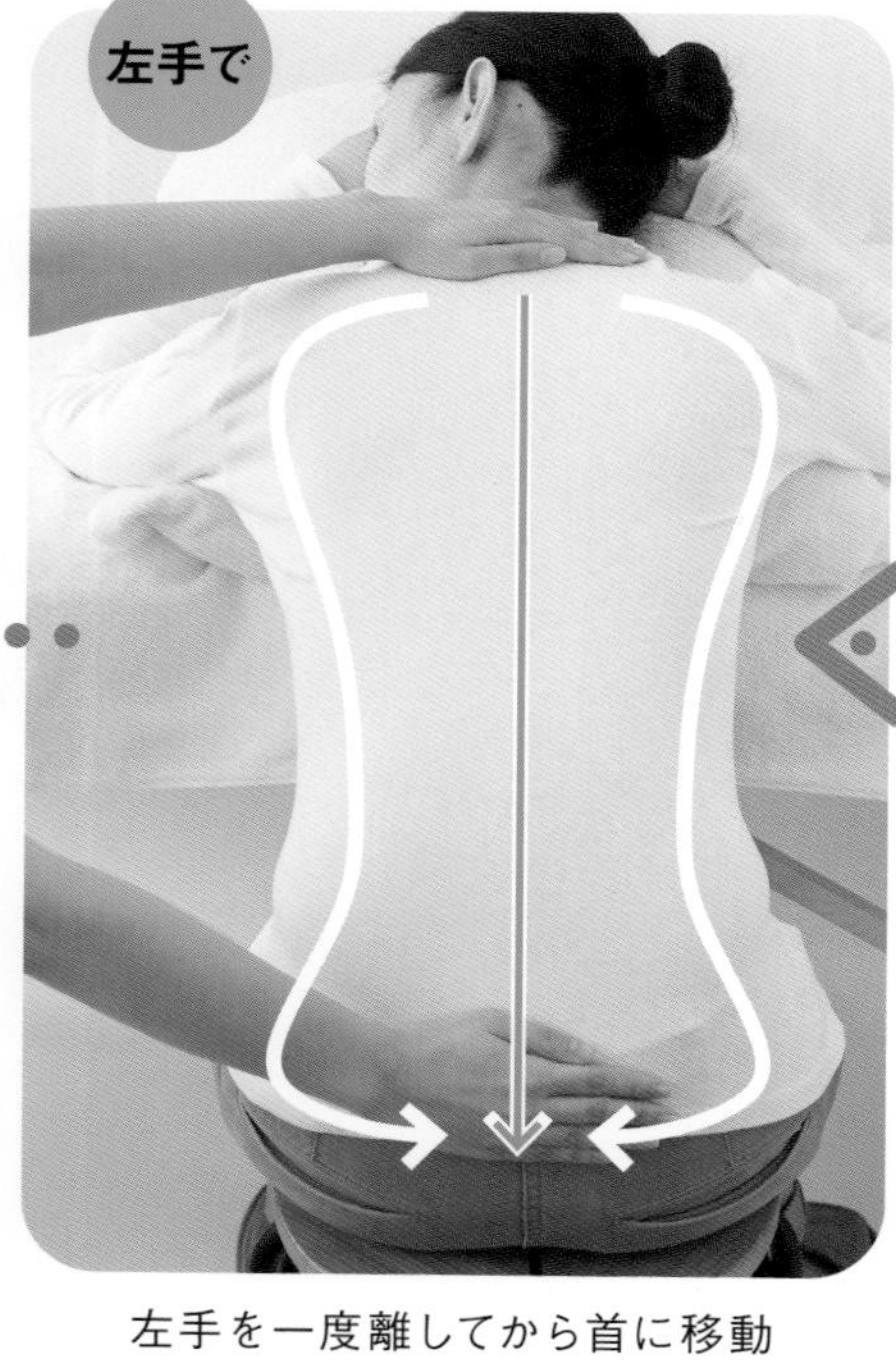

左手を一度離してから首に移動し、首から腰まで、背中の中央を滑らせます。

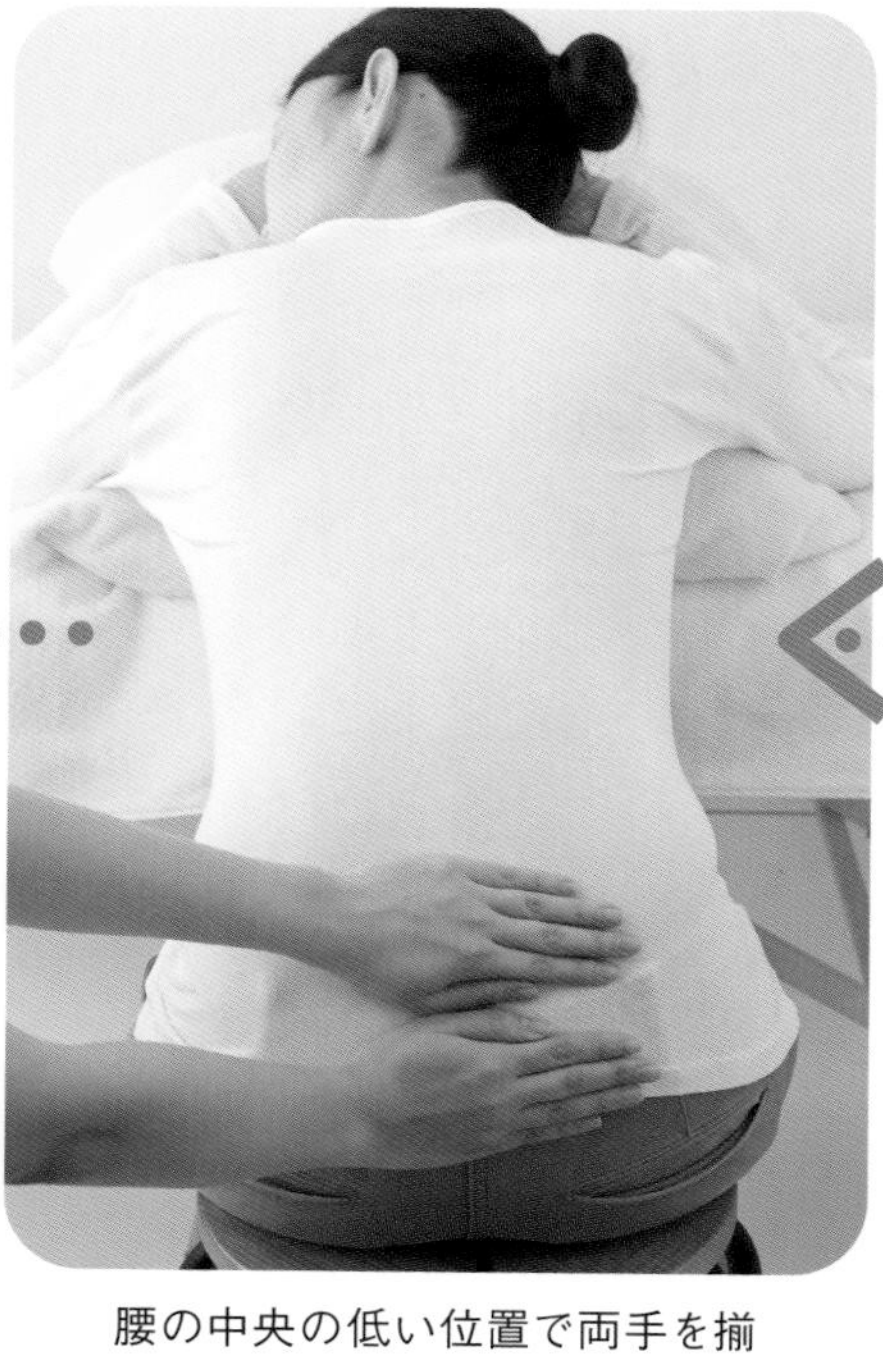

腰の中央の低い位置で両手を揃えたまま、一度深呼吸をします。

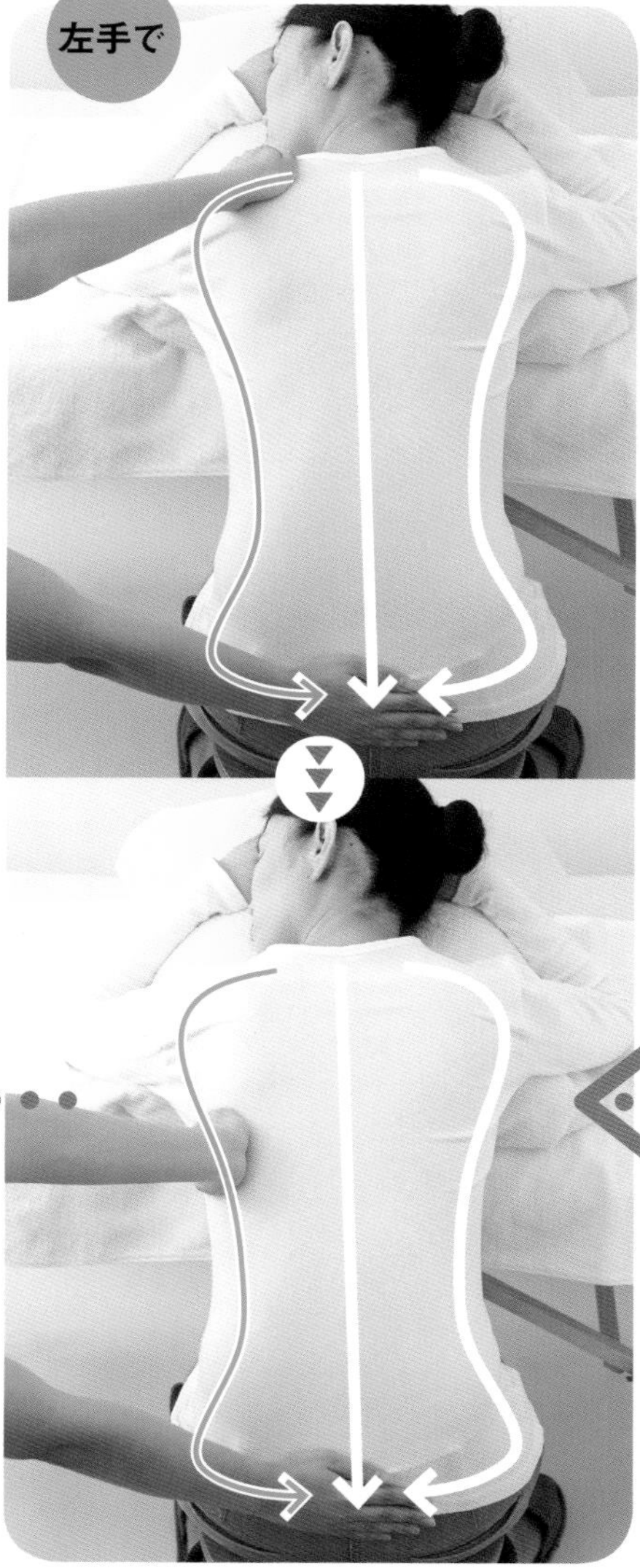

右手が腰まできたら、そのまま置いておきます。左手を一度離してから首へ移動し、背中の外側のラインに沿って腰まで滑らせ、両手を揃えます。

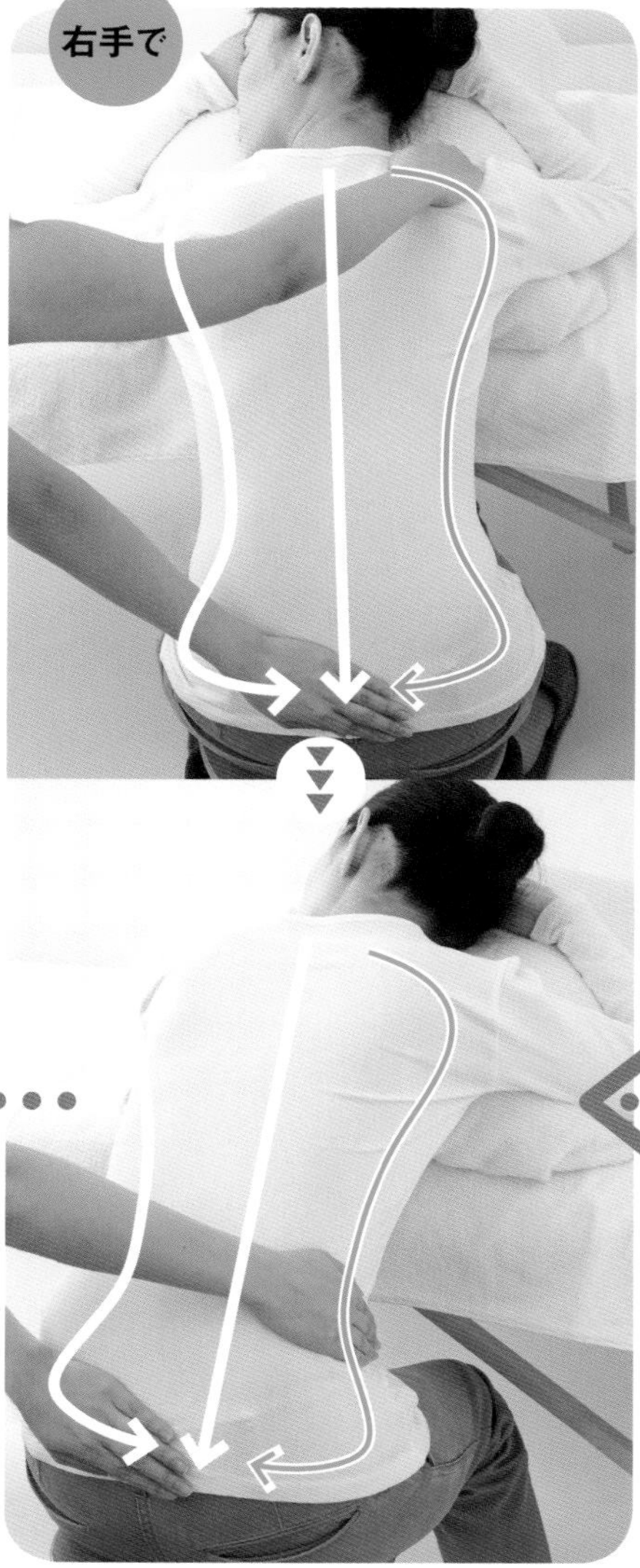

左手が腰まできたら、そのまま置いておきます。右手を一度離してから首へ移動し、背中の外側のラインに沿って腰まで滑らせます。

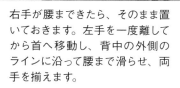

8 うず巻きを描くようにさする

2と同じ動きです。両手で背中にうず巻きを描くように、中央から外側に向かって、時計回りにゆっくり円を描いていきます。余すところなく背中に触れていきましょう。途中で止まることなく、アイロンを軽く滑らせるようなイメージで。

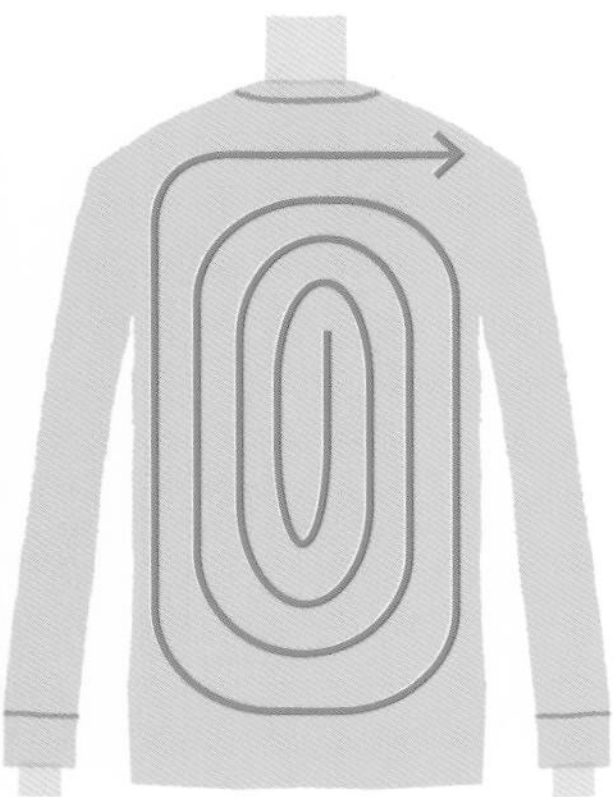

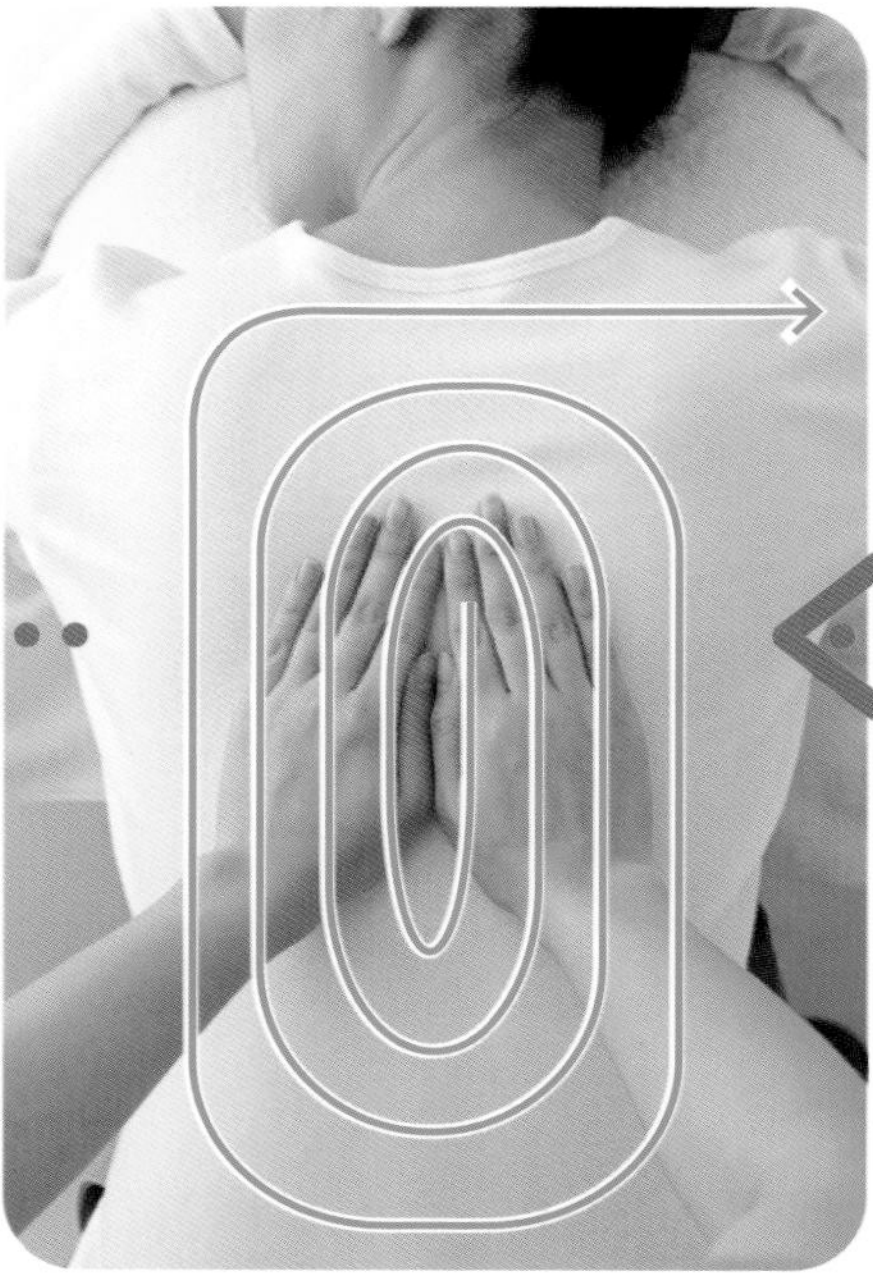

背中の中央まで両手を移動し、一度深呼吸をします。両手を揃えたまま、外側へ向かって時計回りに滑らせます。

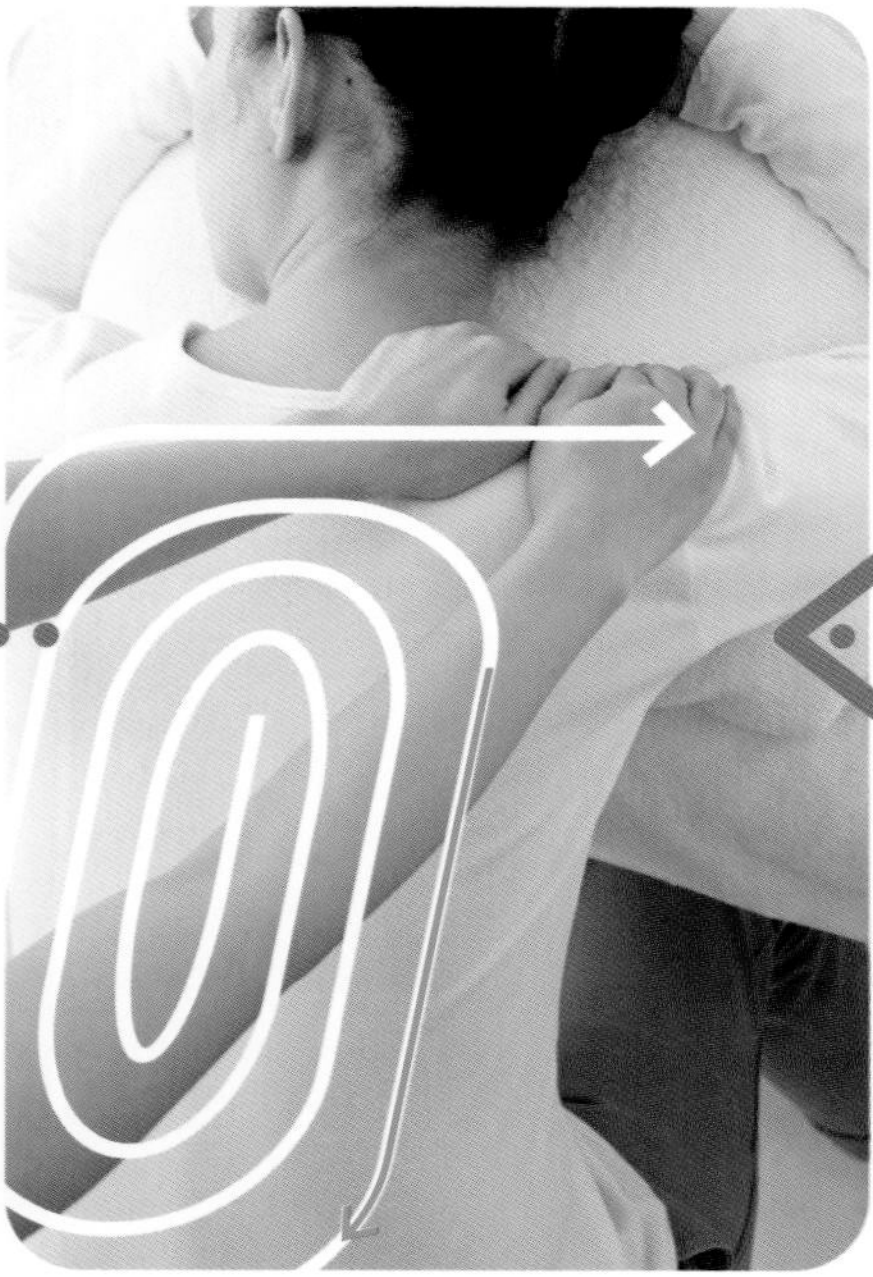

両手が右肩まできたら、外まわりをあと1周です。背中の外側のラインに沿って、両手を滑らせます。

9 肩に手を置く

両手が肩までできたら、やさしく肩を包み込むようにして、少しだけ時間をおきます。

10 終わりのあいさつをする

終わったことを伝えると同時に、触れさせてもらったお礼を言います。

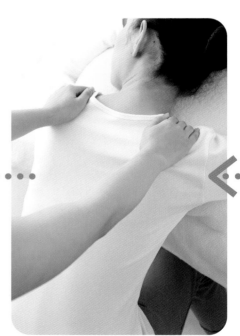

数秒両肩に手を軽く置きます。体重をかけないように気をつけましょう。手を離すときは、ゆっくりと離します。さっと離すと驚かせてしまうので、注意を。

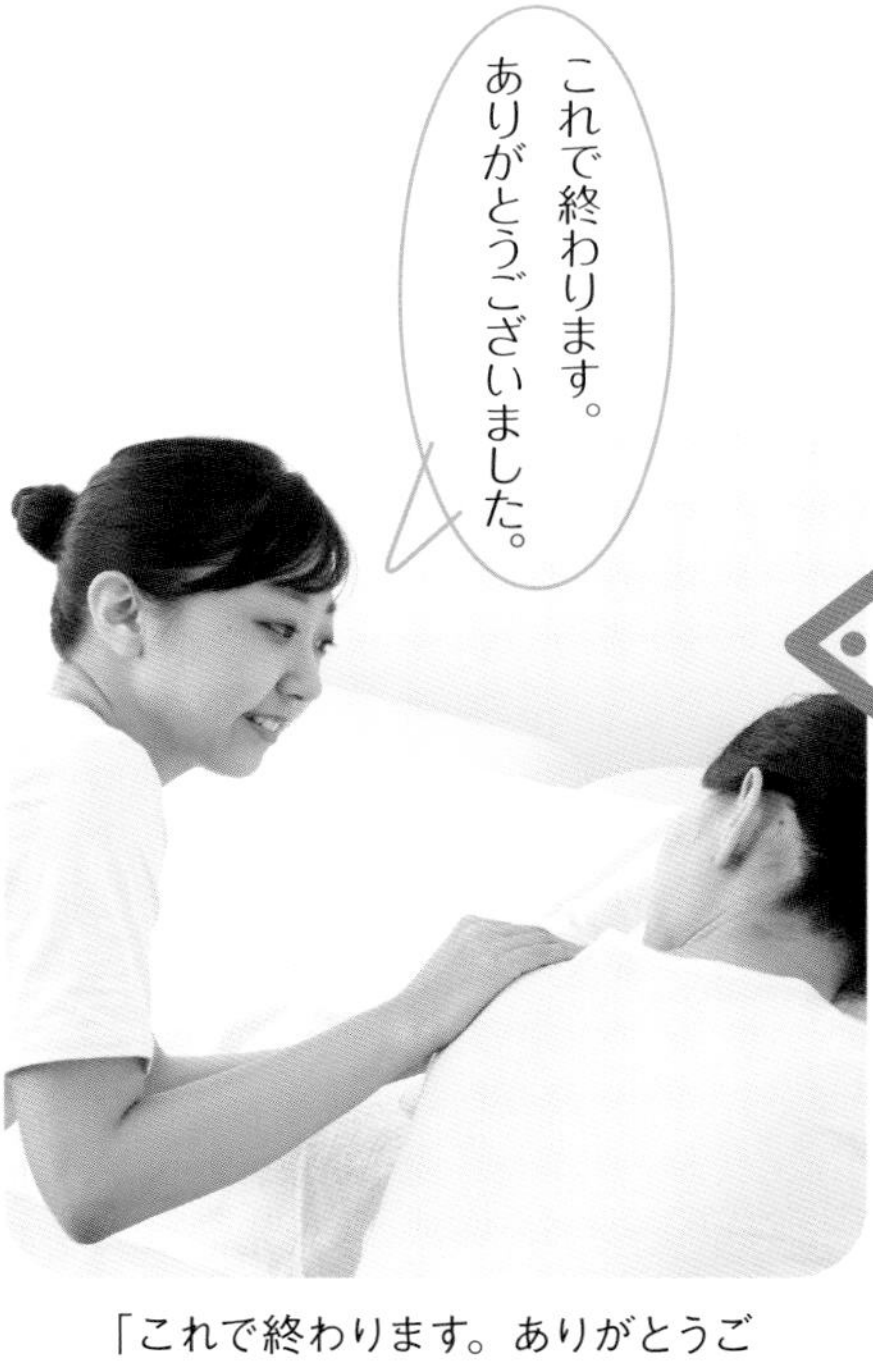

「これで終わります。ありがとうございました」とあいさつをします。眠ってしまう人もいるので、やさしく語りかけましょう。

手のハンドセラピー

手の甲とひら、手首までていねいに触れていきます

オイルを使って手全体を余すところなく触れていきます。

一度触れたら終わりまで、必ずどこかに自分の手が触れている状態にします。途中で離すことなく触れ続けることで、相手に安心感を与えます。

目安として片方の手を10分で行いましょう。

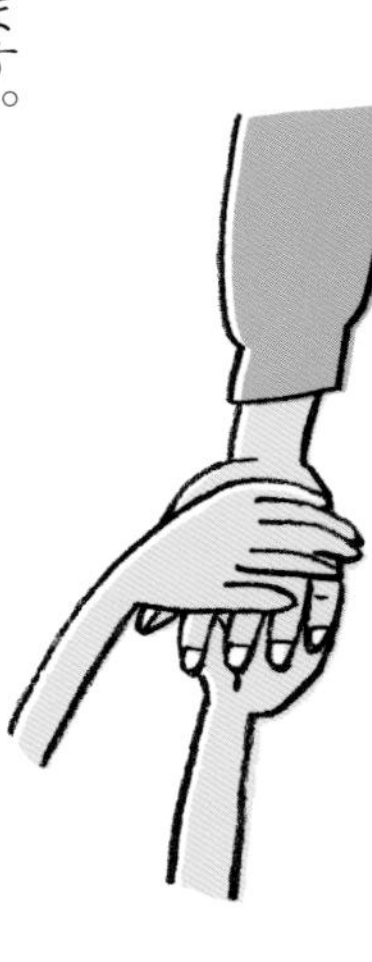

準備と姿勢

向かい合って座り、相手の膝と自分の膝がぶつかるくらいの距離にします。

お互いの膝の上にクッションを置きます。その上にタオルを敷き、両手をのせ、タオルで手を包みます。足が長くて、距離が離れすぎてしまう場合は、相手の膝を自分の膝で軽く挟みます。

ベッドで寝ている人の場合は、あお向けに寝たまま手を伸ばしてもらい、その手の指先側に座って行います。

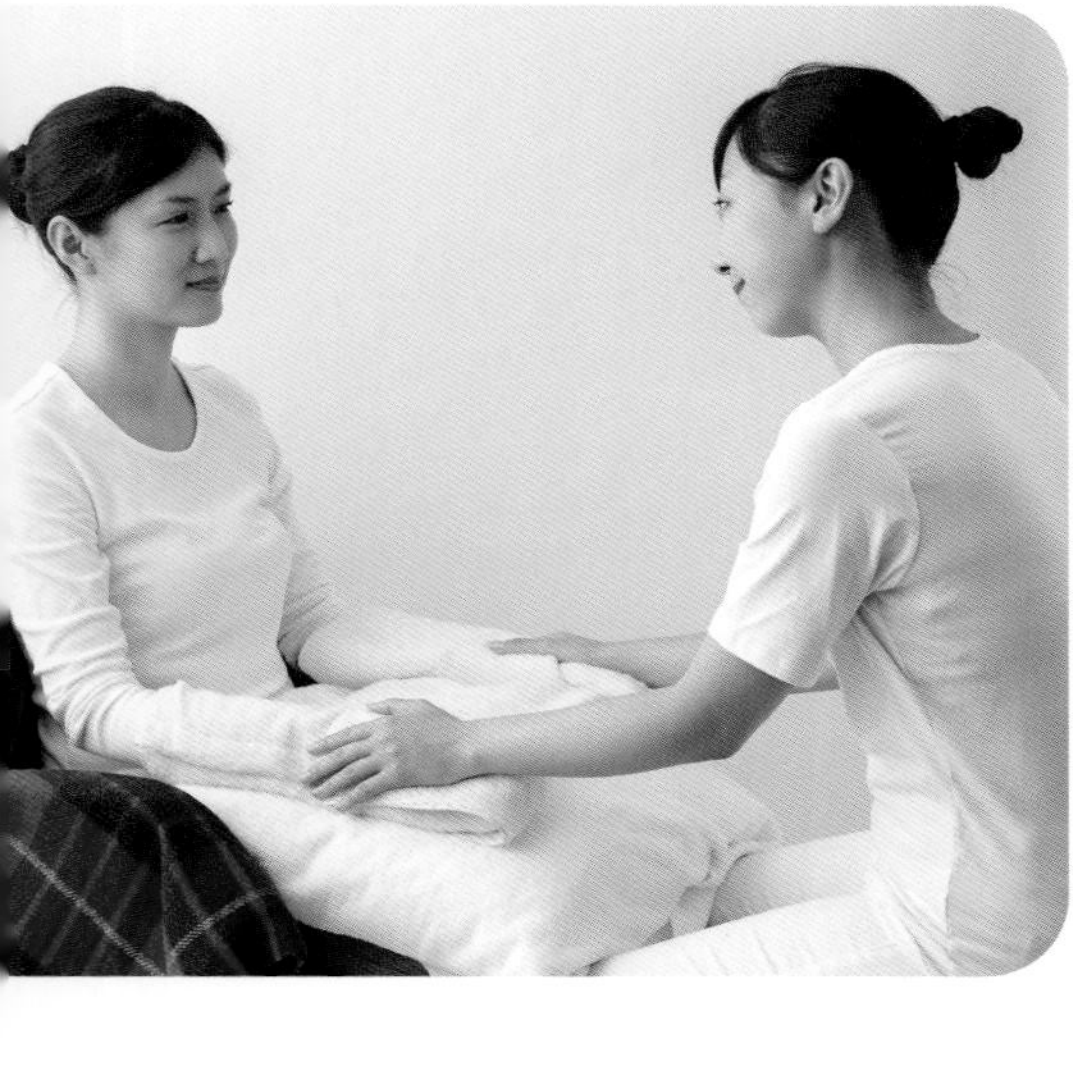

1 タオルで包み始まりのあいさつをする

手を温める目的と安心感を与えるために、手をタオルで包み込みます。

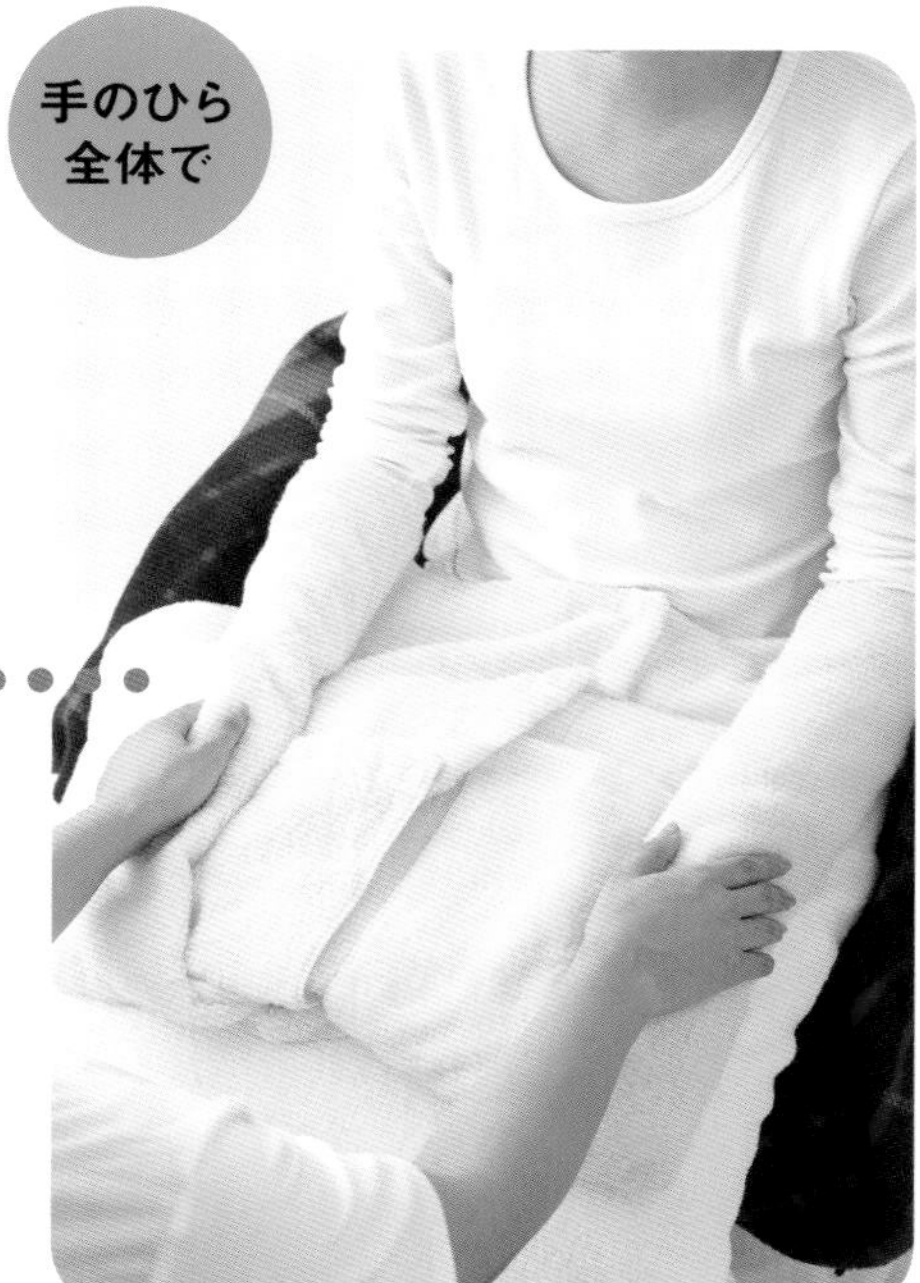

クッションの上にタオルを敷き、両手をのせてからタオルで包みます。包まれない部分がないように注意を。両手を手の上に軽くのせて「これから始めます」とあいさつをします。

2 オイルを手に取る

手の滑りをよくするために、オイルを使います。

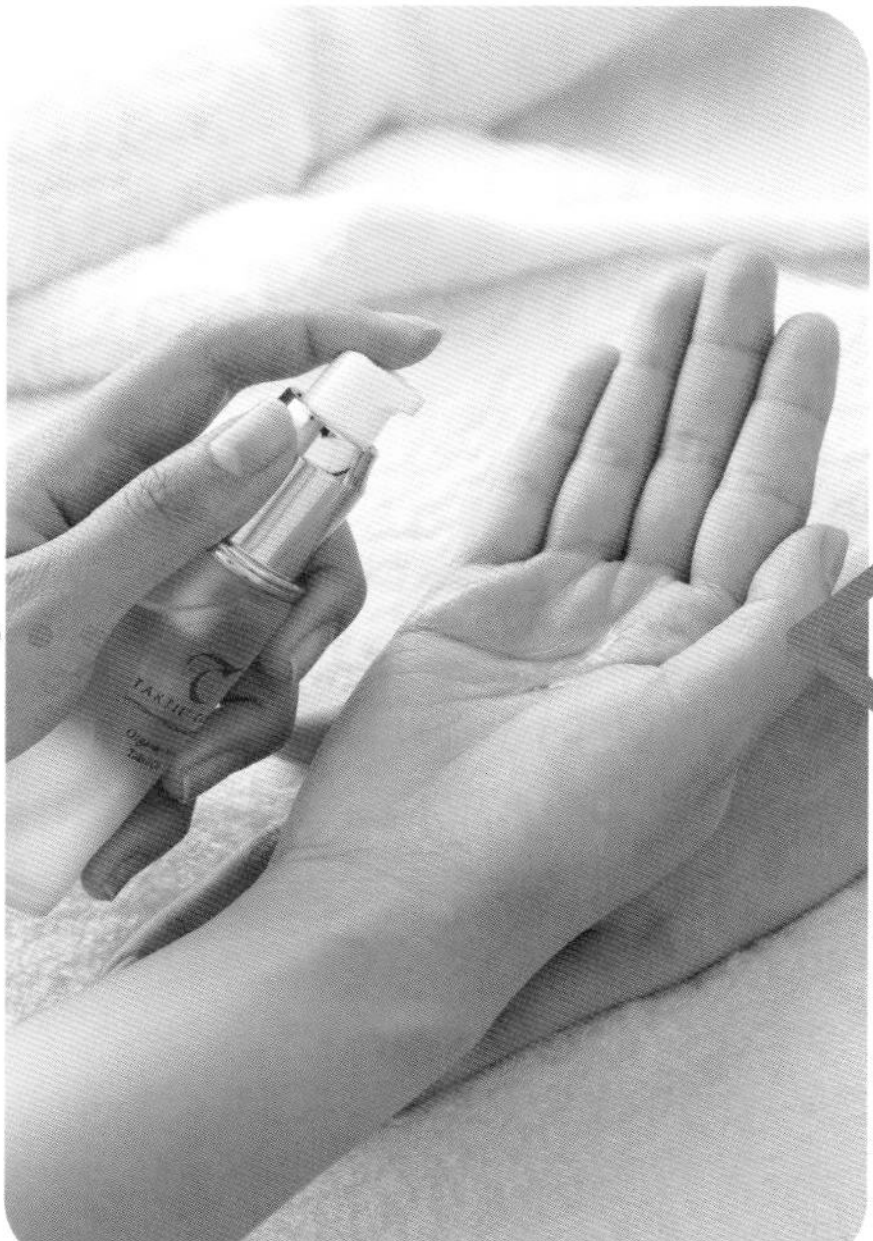

片方の手のタオルを外します。その手の上に自分の手をのせ、手のひらにオイルをたらします。のせている手を離すことなく自分の手のひらどうしを合わせてオイルを伸ばします。

3 オイルをなじませる

手全体にオイルをなじませていきます。

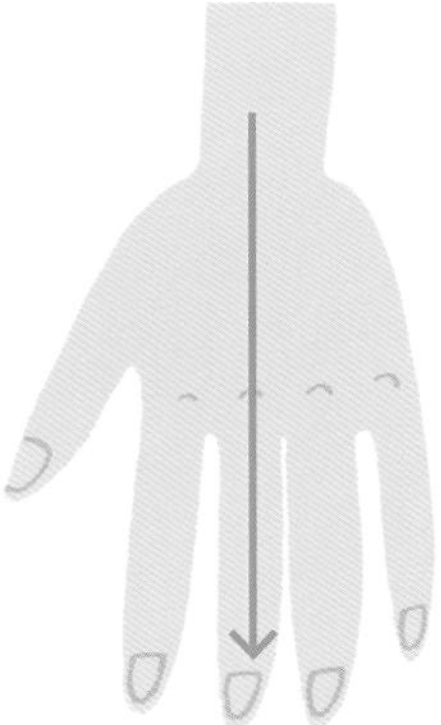

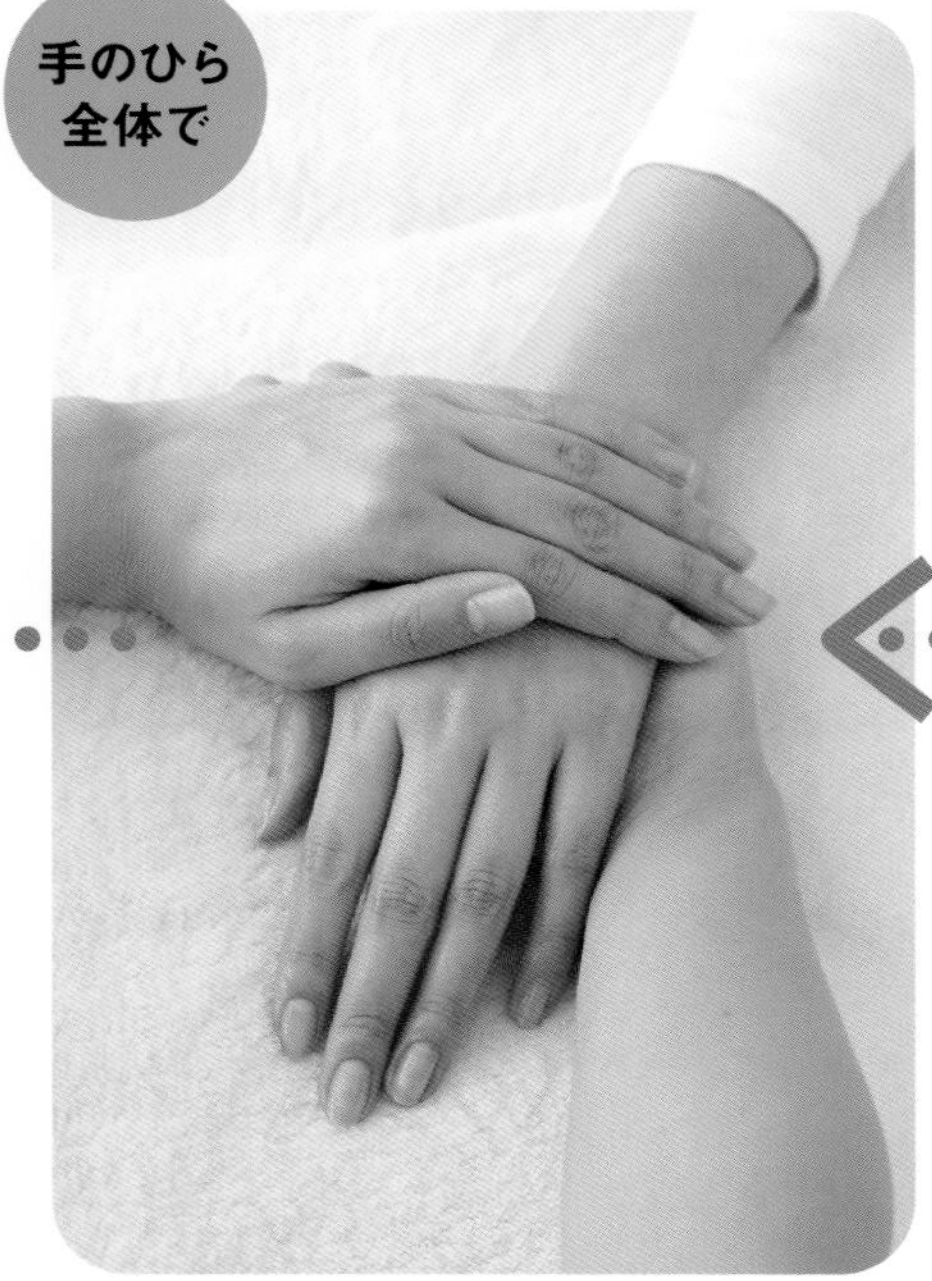

お互いの手が離れないように気をつけながら、両手で手首近くを軽く挟みます。

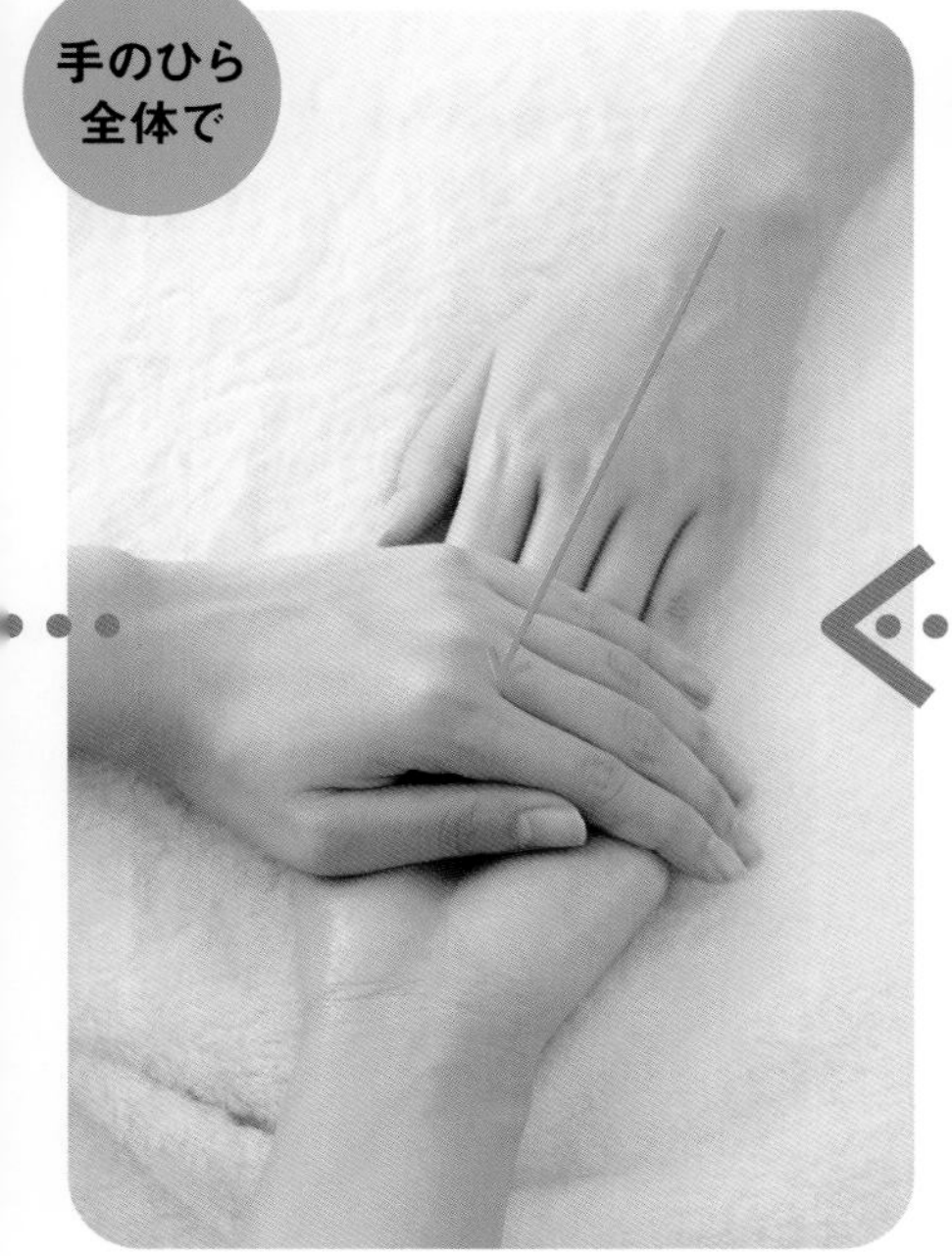

そのまま指先に向かって両手を同時にゆっくりと滑らせます。これを3回繰り返して、手全体にオイルを行き渡らせます。

4 手の甲を親指でさする

手の甲を中央から外側（左右）へ向けてさすっていきます。①から③の順にさすりましょう。

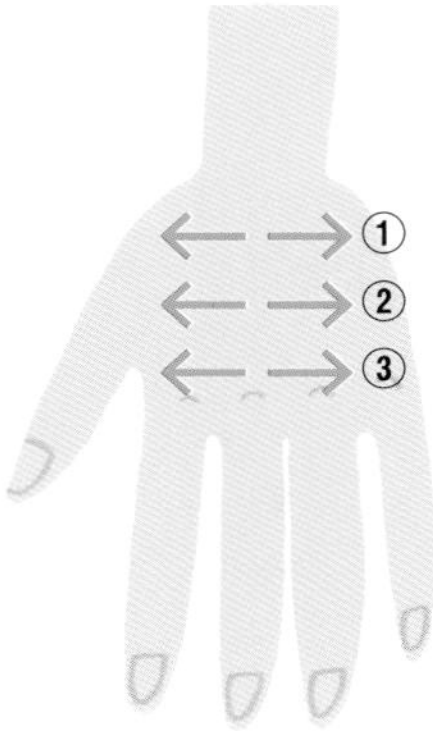

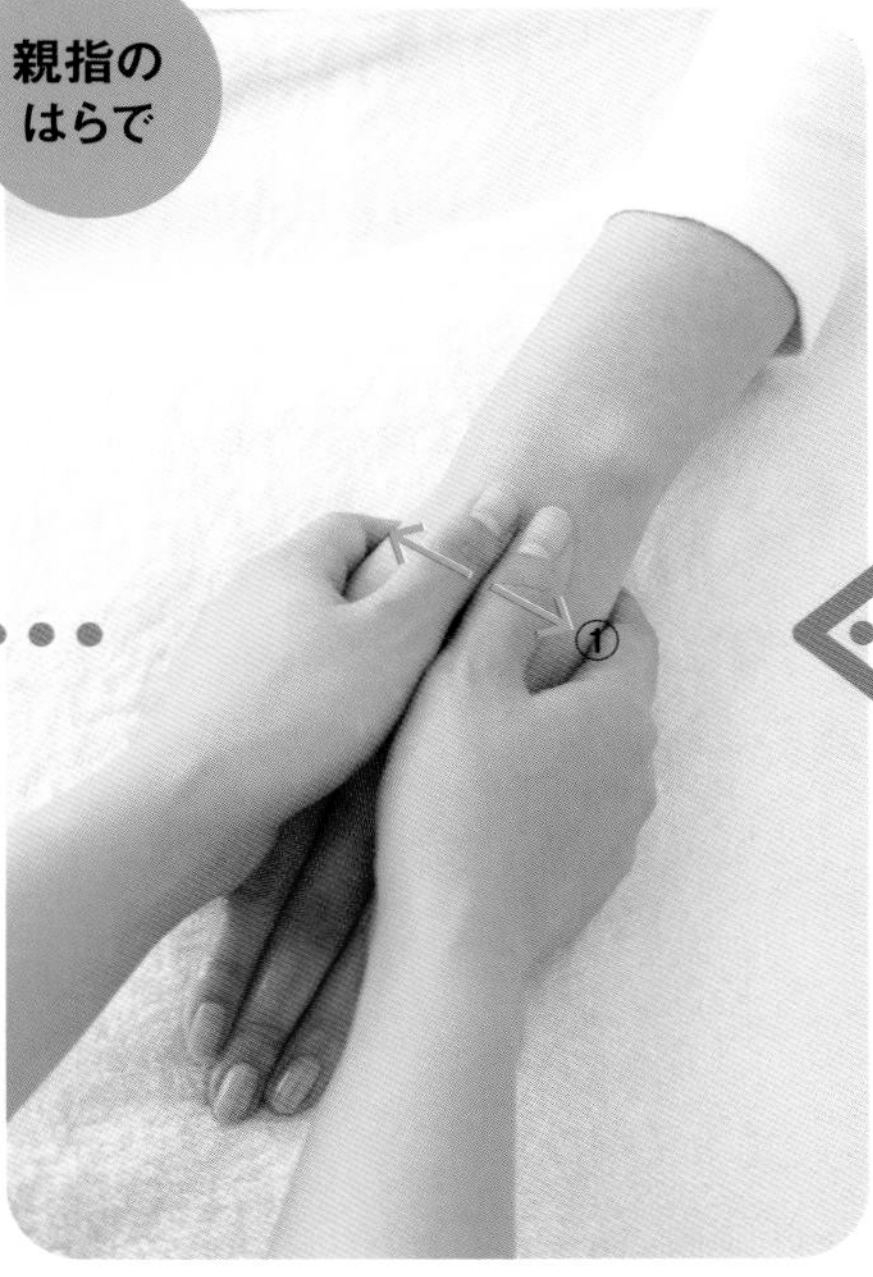

左右から手を包み込み、親指のはらを手の甲の真ん中に密着させます。そのまま手のカーブに沿って親指を外側（左右）へ滑らせます（①）。

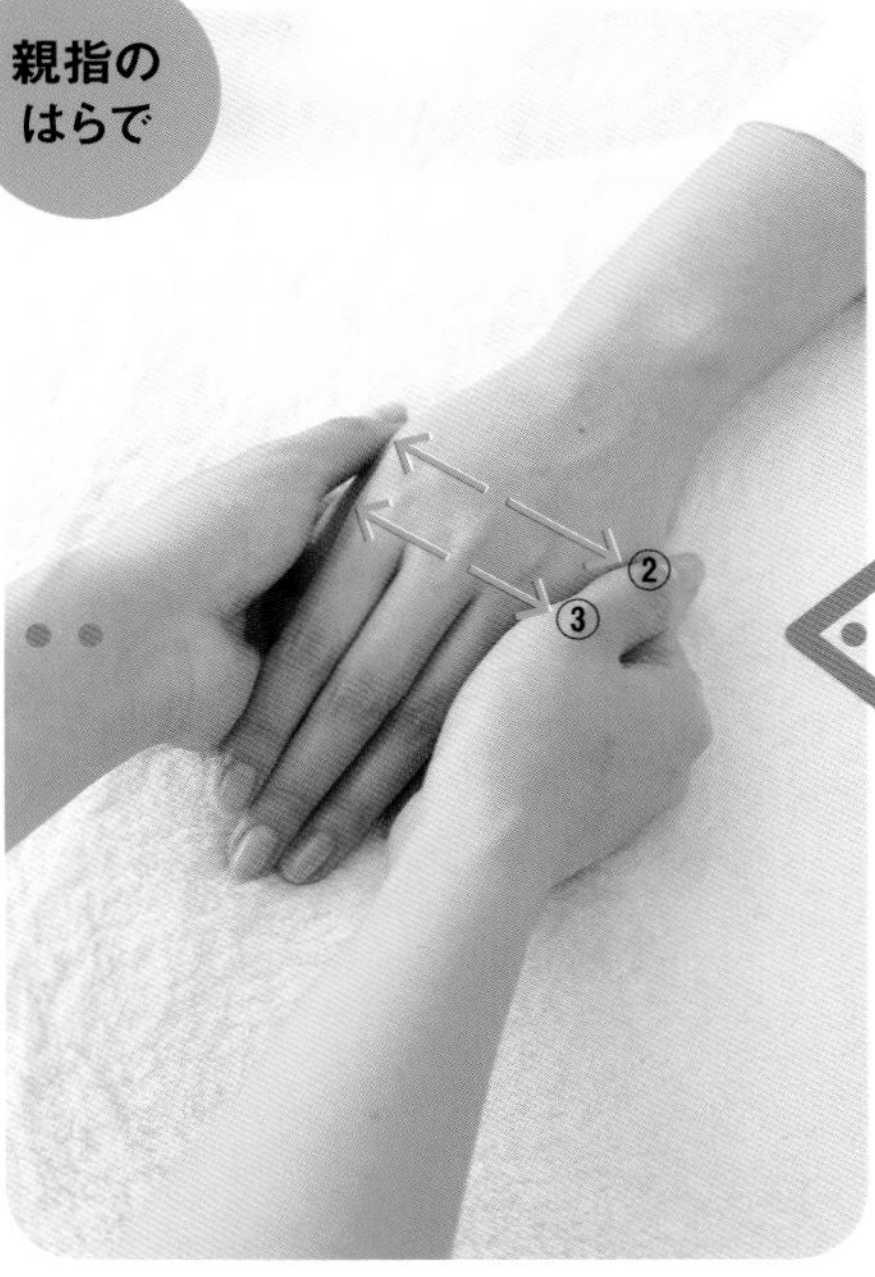

親指の位置を指先側へずらし、位置を変えて同じ動きを行います（②）。さらに親指の位置をずらし、同じ動きを行います（③）。

5 骨と骨の間をさする

手の甲にある骨と骨の間を、手首側から指先側へ向けてさすっていきます。

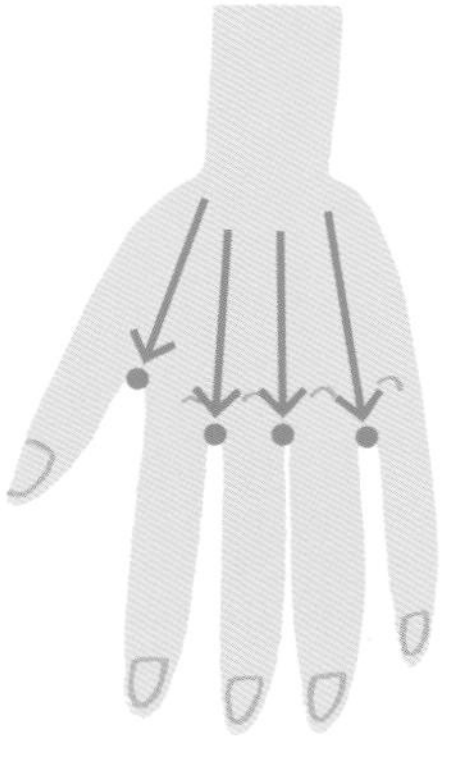

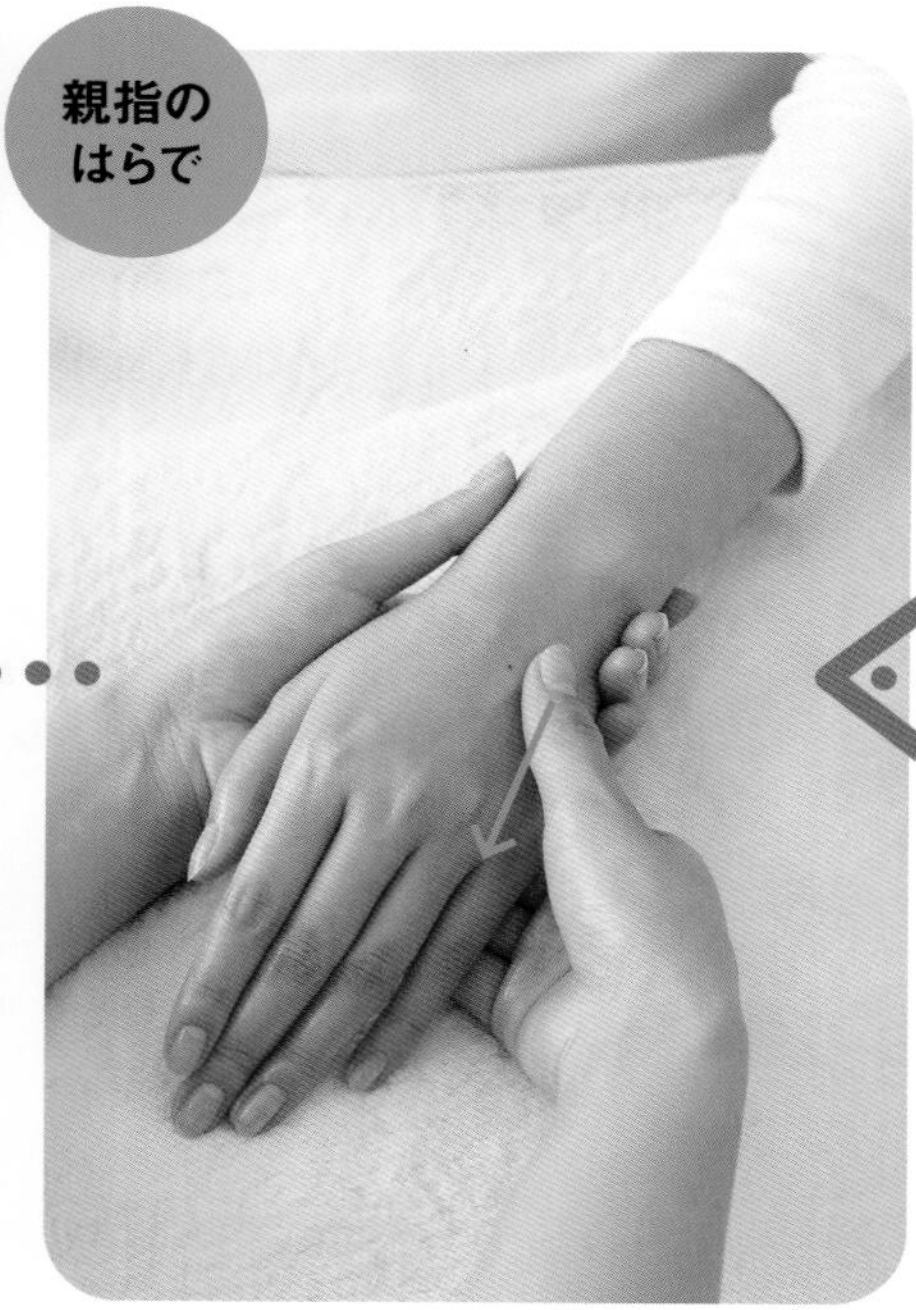

親指のはらを使って、骨と骨の間を滑らせます。

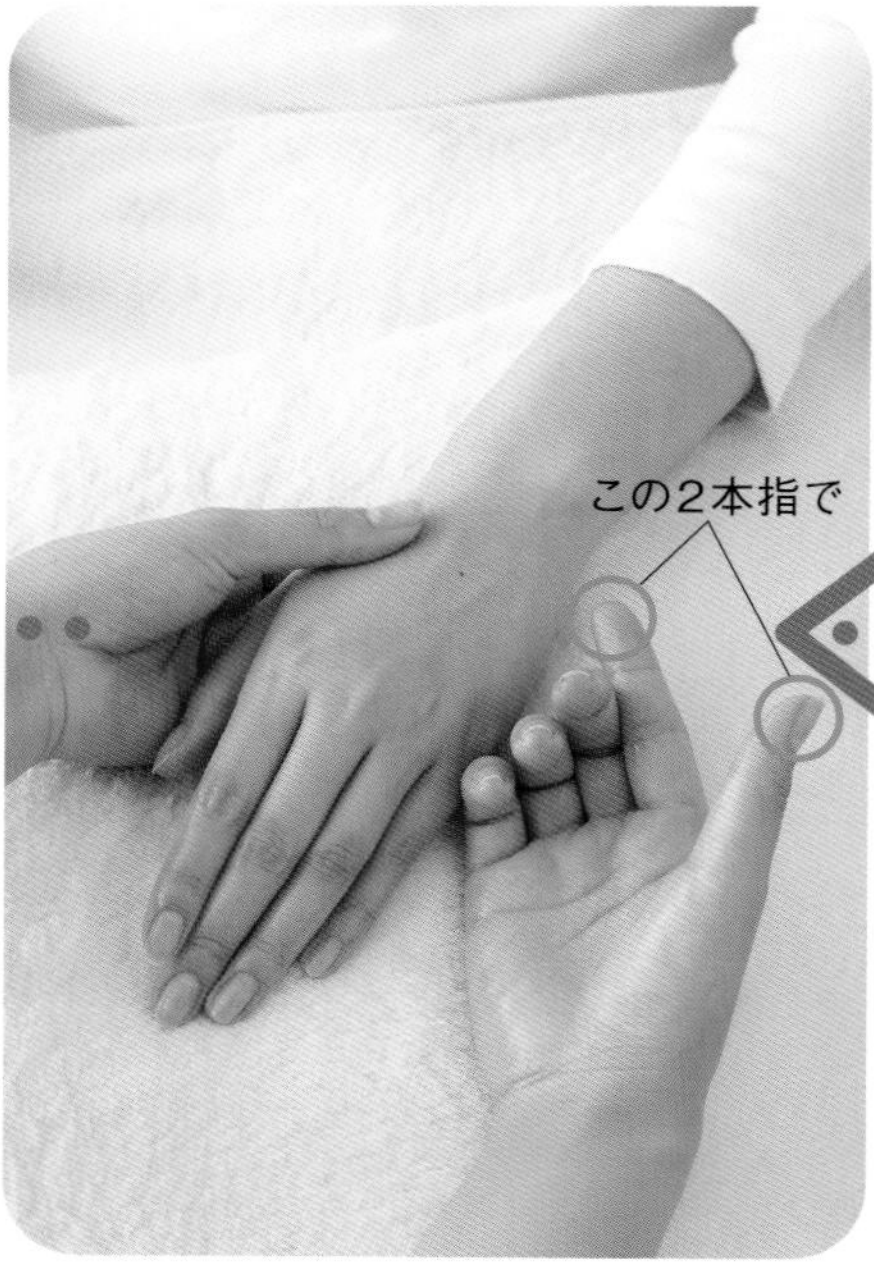

親指と人差し指で相手の手を上下から挟みます。

COLUMN

手が冷たいときこそ

認知症をもつ人の手が冷たいときや手の動きが悪いときこそ、ハンドセラピーを取り入れてみましょう。手が温まり、手の固さが取れてくるでしょう。

ハンドセラピーが終わったあと、一緒に手を洗いに洗面所まで行ってみましょう。いつもよりも上手に手を洗うことができるかもしれません。

認知症になると自分の手のことも忘れてしまうことがあります。「あなたの手はここにあります」という思いを込めて手のハンドセラピーを行いましょう。

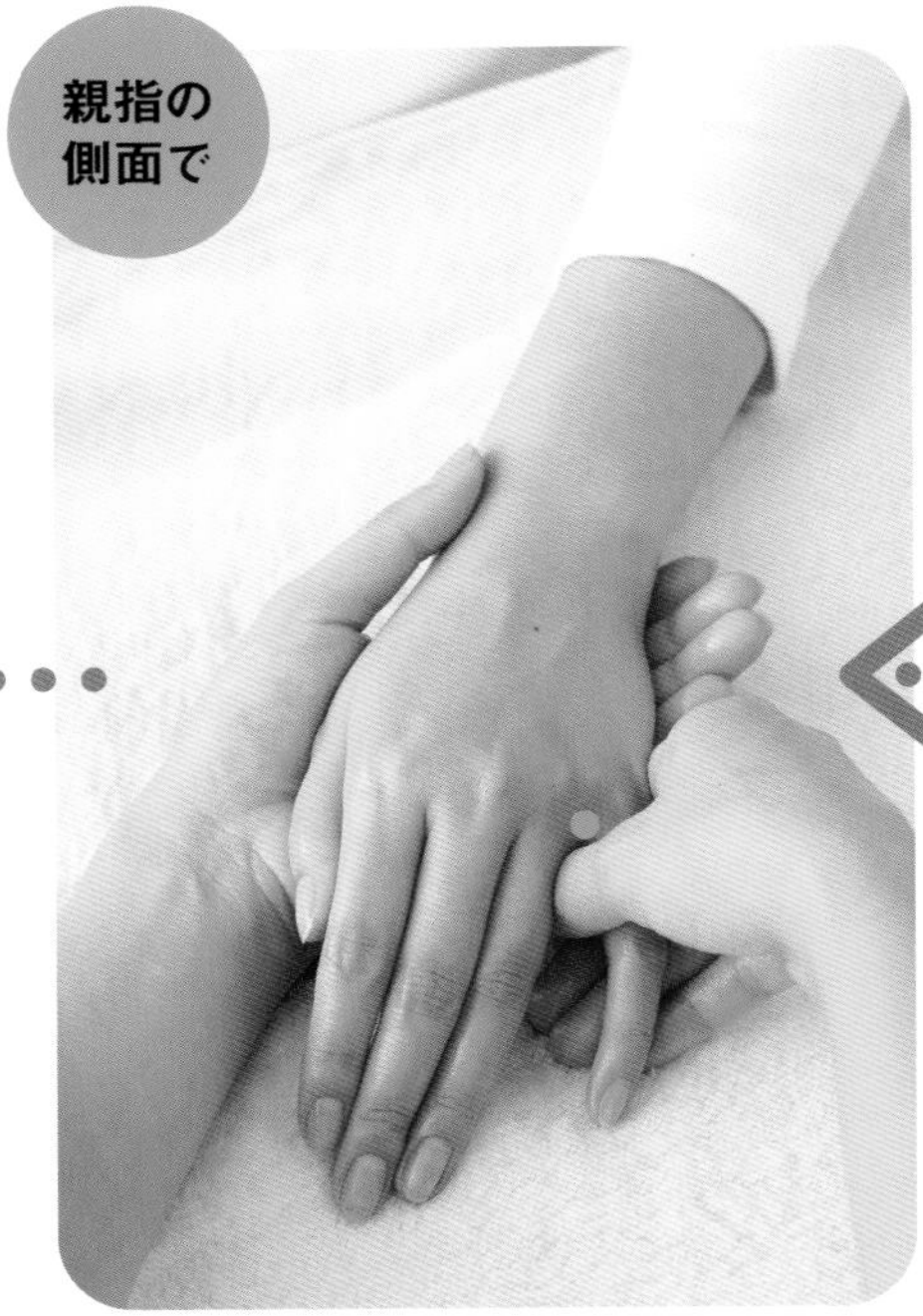

終点となる指と指の間は親指の側面で押します。これを３回繰り返します。すべての骨と骨の間に３回ずつ行いましょう。

6 指の側面と表裏をさする

指の側面、表裏、指全体の順に、指を1本ずつていねいにさすっていきます。

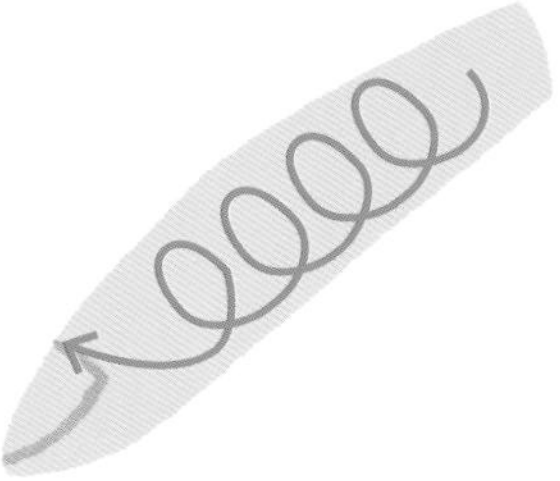

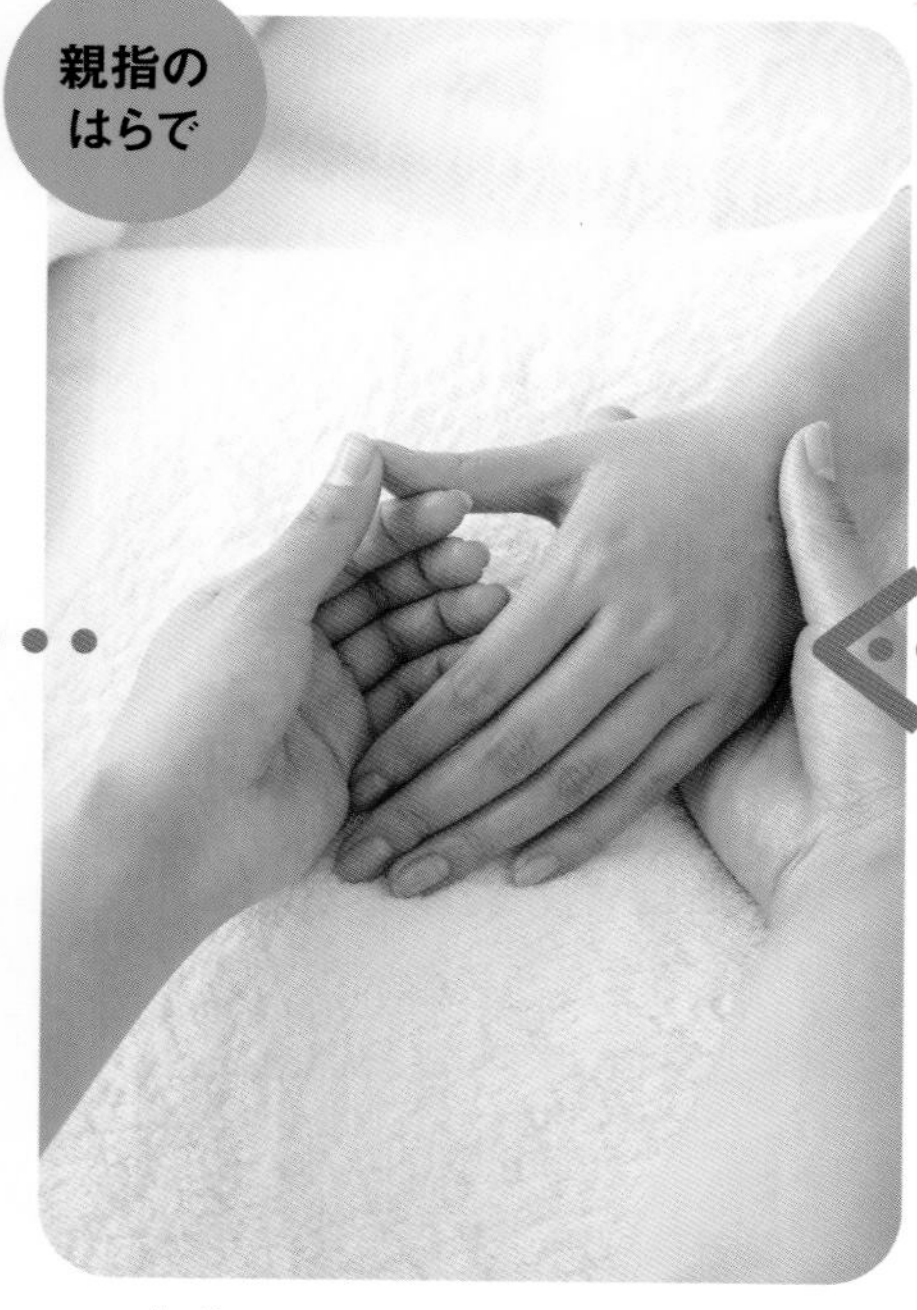

指先まできたら親指のはらでやさしく止めます。

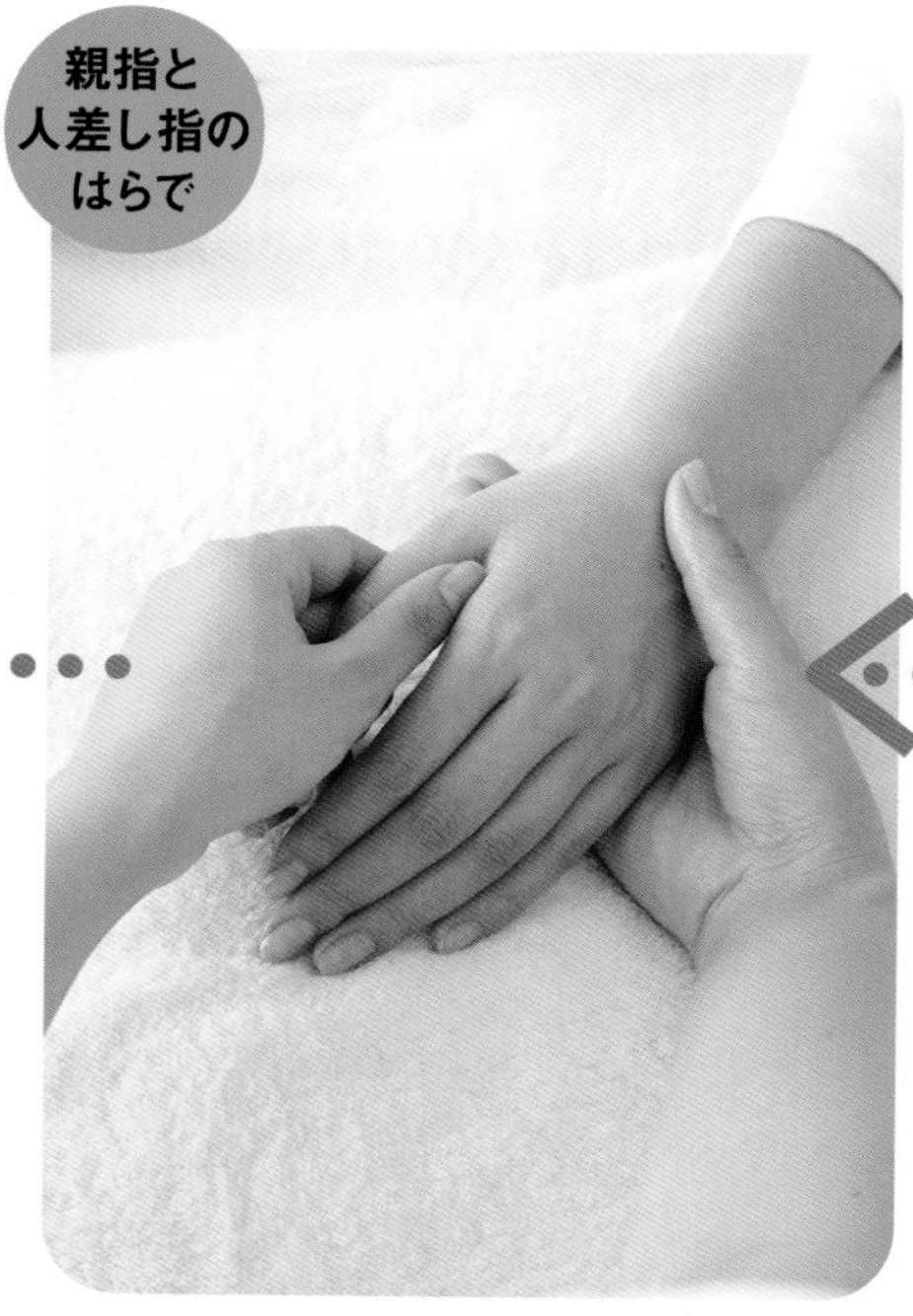

触れている手を離すことなく近くにある指（親指または小指）へと移ります。指の側面の付け根から指先まで、親指と人差し指で円を描くようにしながら滑らせます。

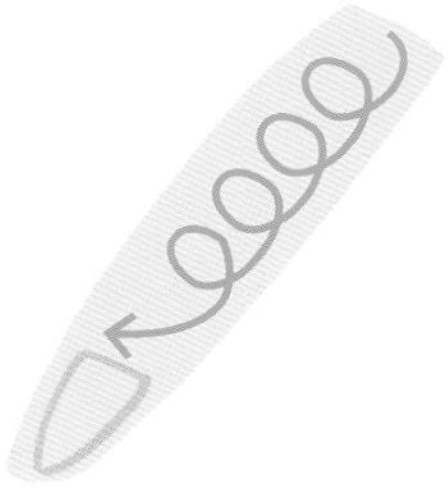

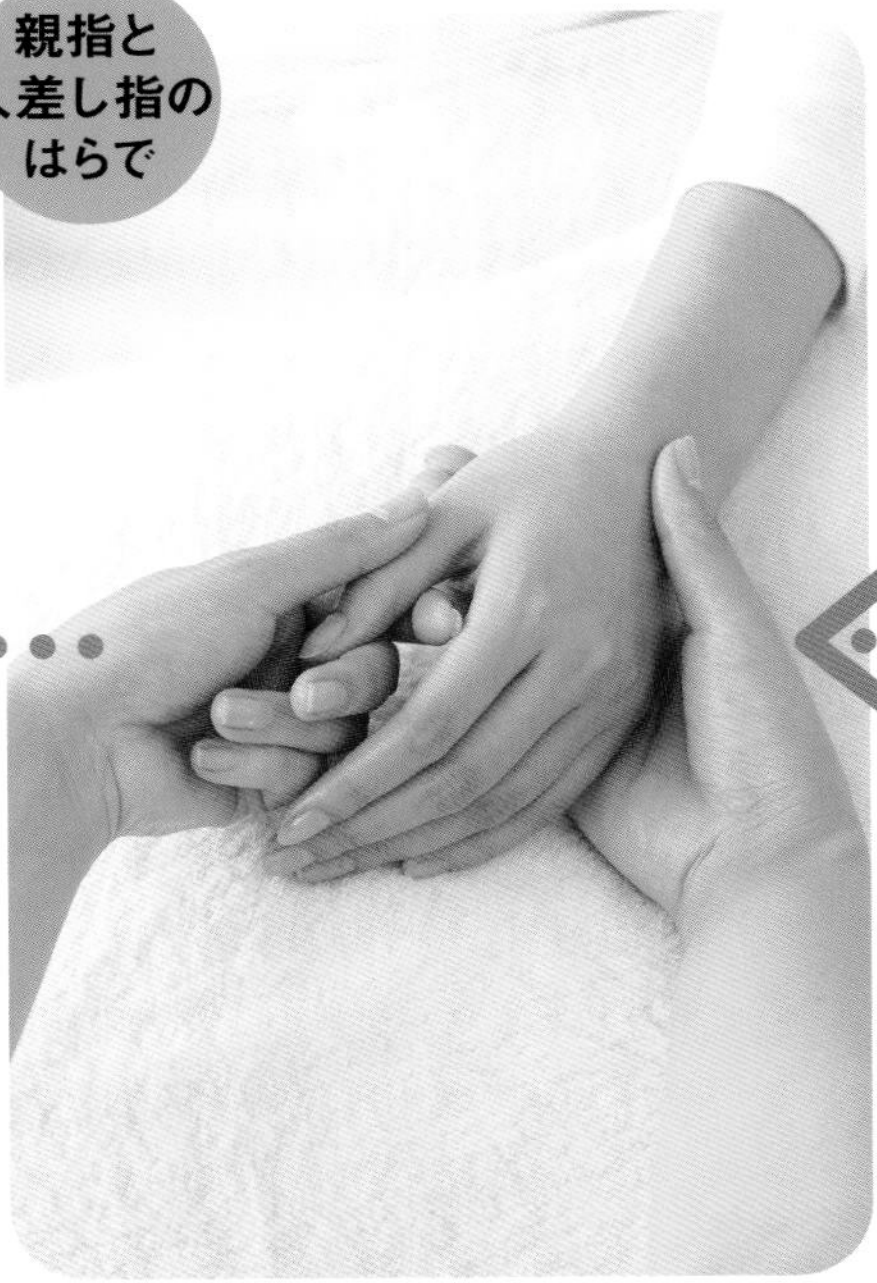

指の表と裏を、親指と人差し指で円を描くようにしながら滑らせます。

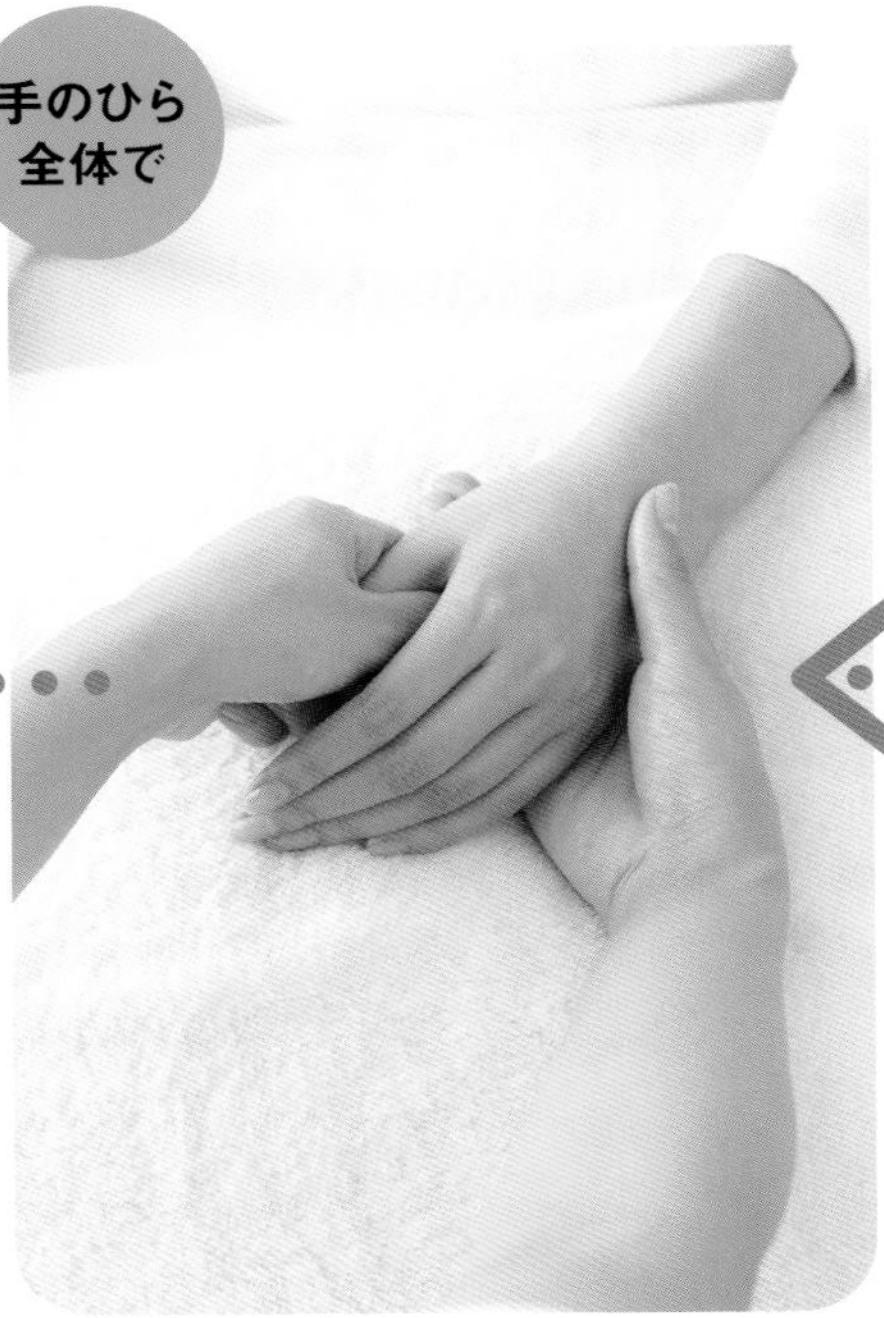

最後に、指全体を軽く包みます。ここまでの動きを、すべての指に行います。

7 手の甲をさする

手の甲へのケアの仕上げに、手の甲全体をさすります。

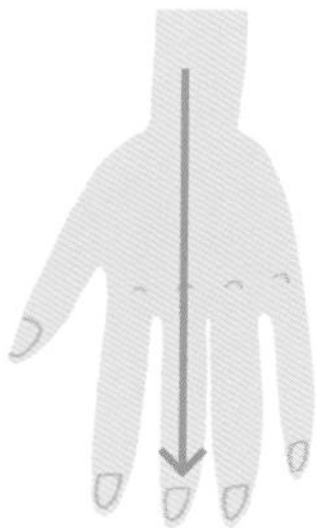

8 手を裏返す

次に手のひらのケアに移ります。手を裏返すときも、ゆっくりとやさしく。

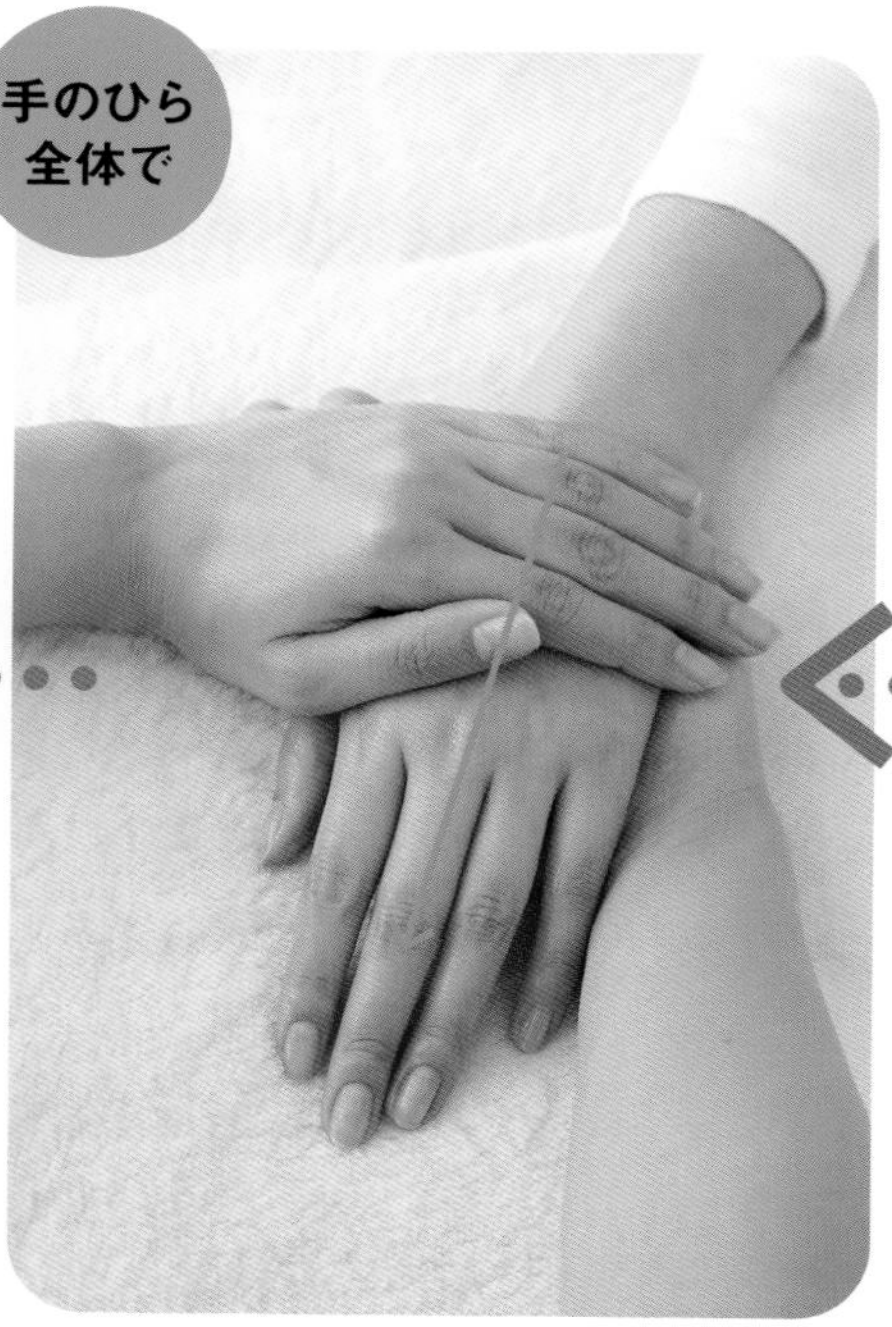

お互いの手が離れないように気をつけながら両手で手首近くを軽く挟みます。そのまま指先に向かって両手を同時にゆっくりと滑らせます。これを3回繰り返します。

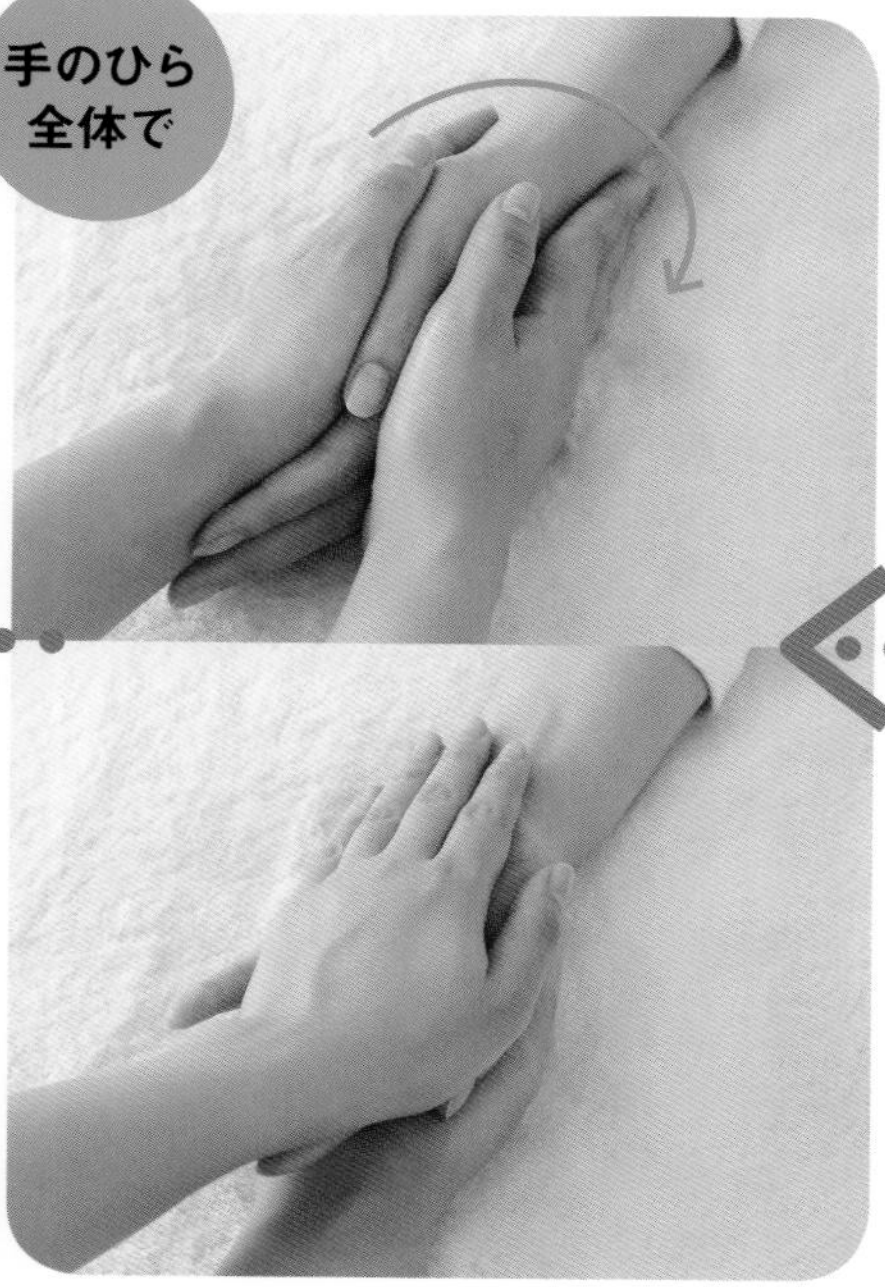

両手で手を包み込みます。ゆっくりと回転させて、手を裏返します。

9 手のひらを親指でさする

手のひらを中央から外側（左右）に向けてさすっていきます。①から③の順にさすりましょう。

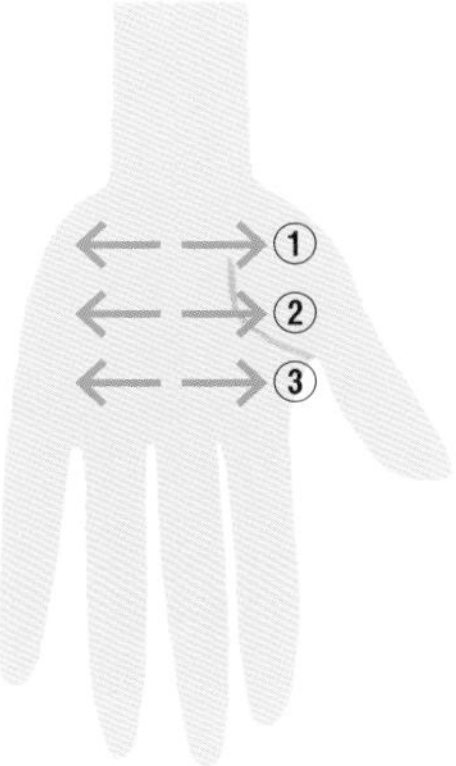

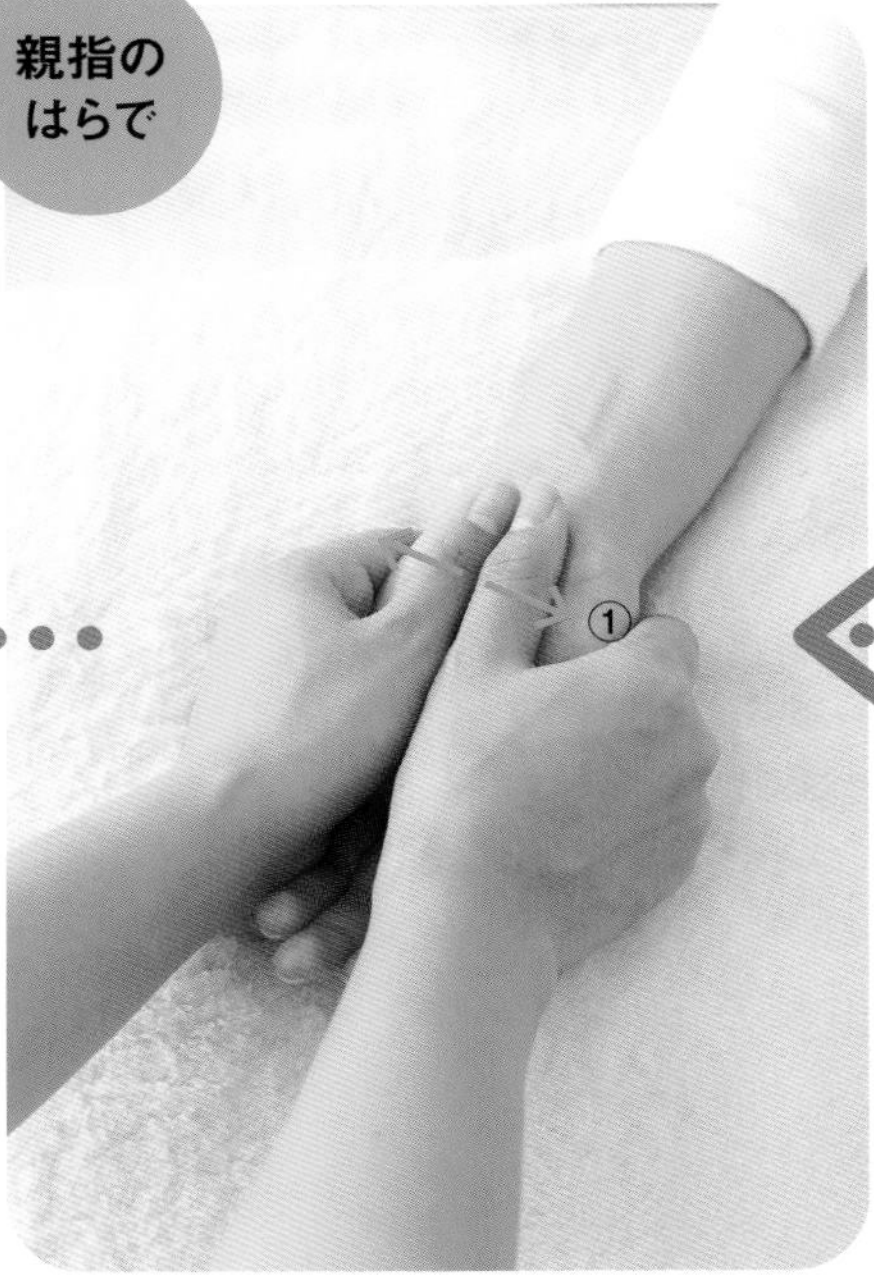

左右から手を包み込み、親指のはらを手のひらの真ん中に密着させます。そのまま手のカーブに沿って親指を外側（左右）へ滑らせます（①）。

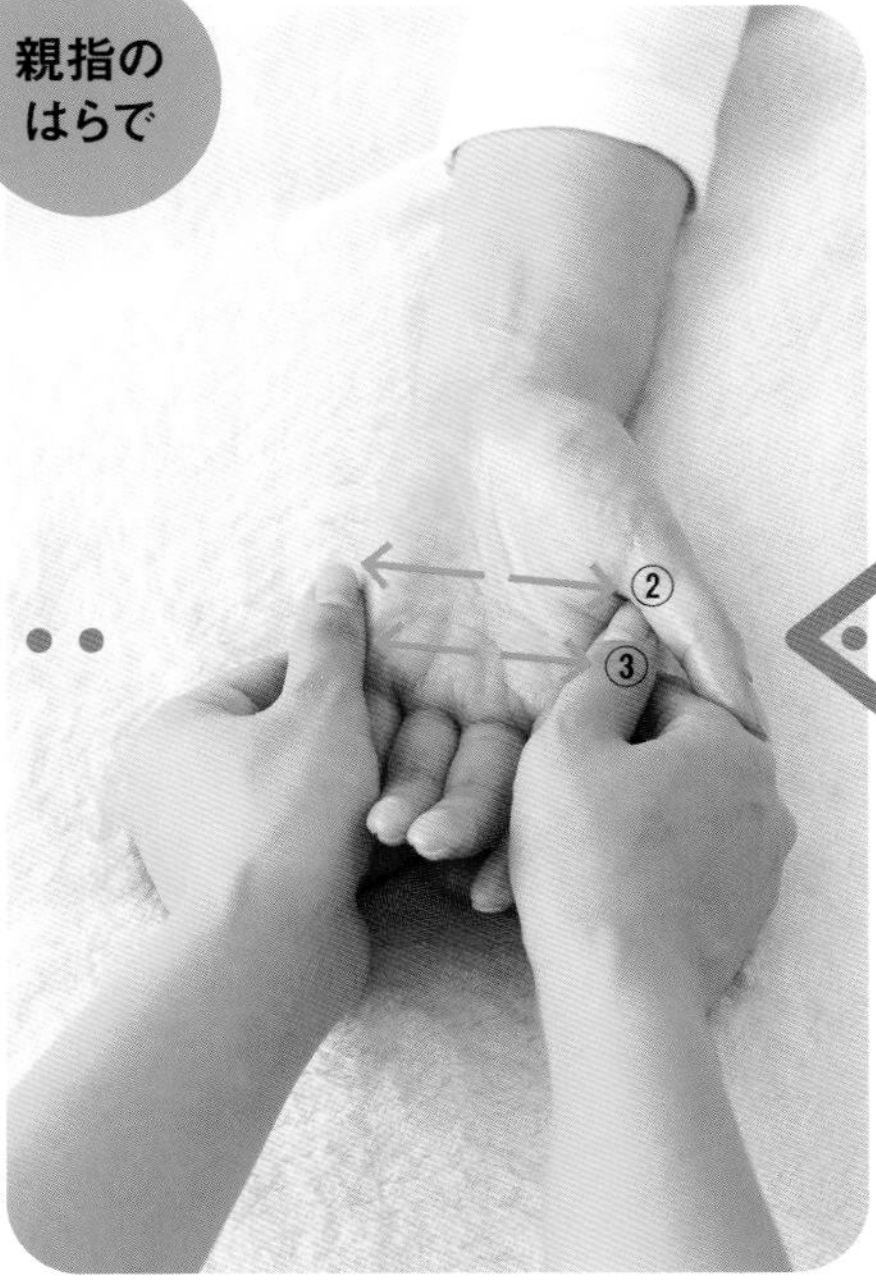

親指の位置を指先側へずらし、位置を変えて同じ動きを行います（②）。さらに親指の位置をずらし、同じ動きを行います（③）。

10 手のひらを3本の指でさする

手のひらに円を描くように、くるくると指を動かしていきます。

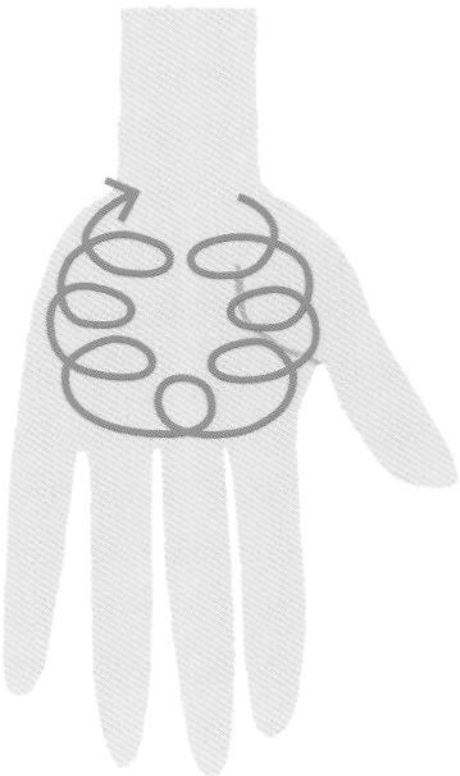

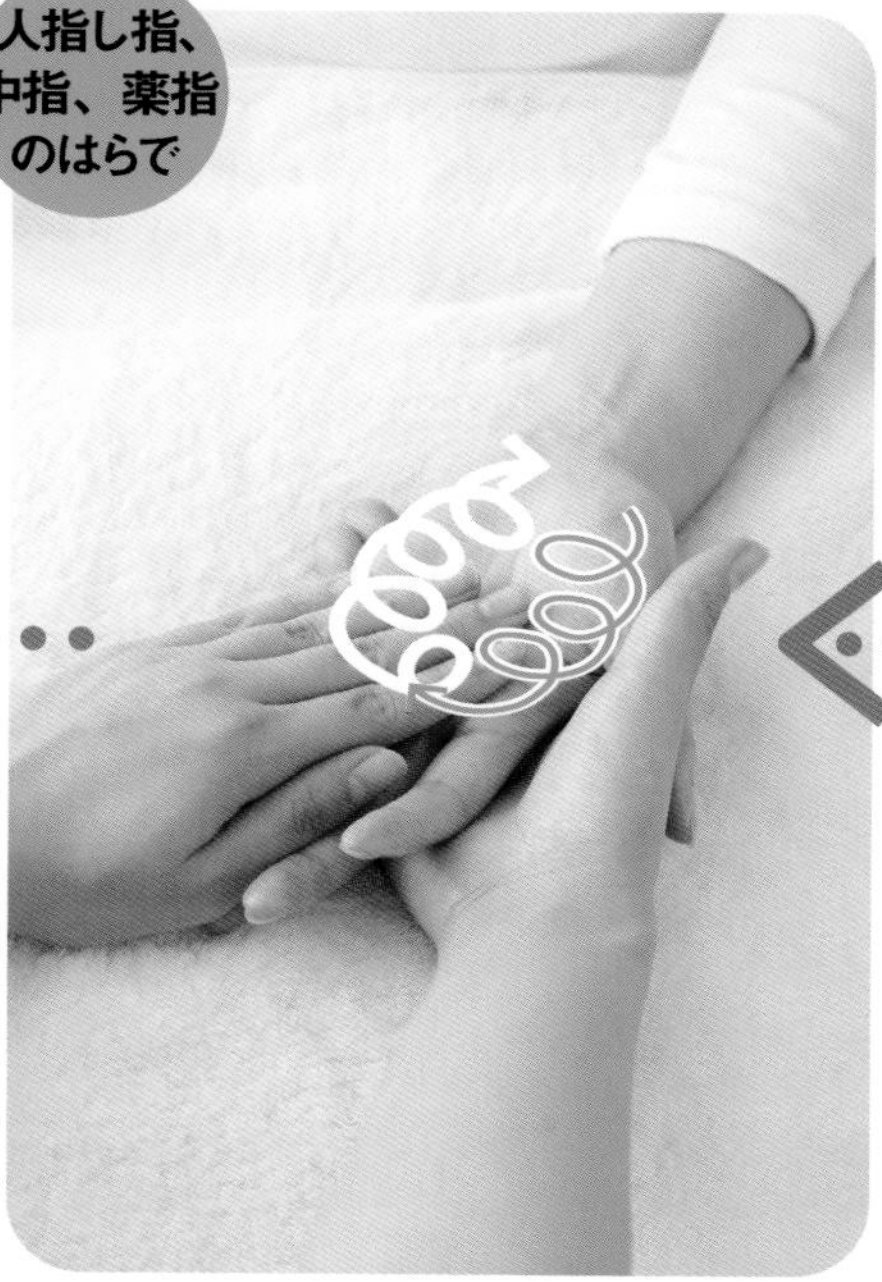

人差し指、中指、薬指を使って、手のひらに円を描きながら滑らせていきます。親指の付け根からスタート。

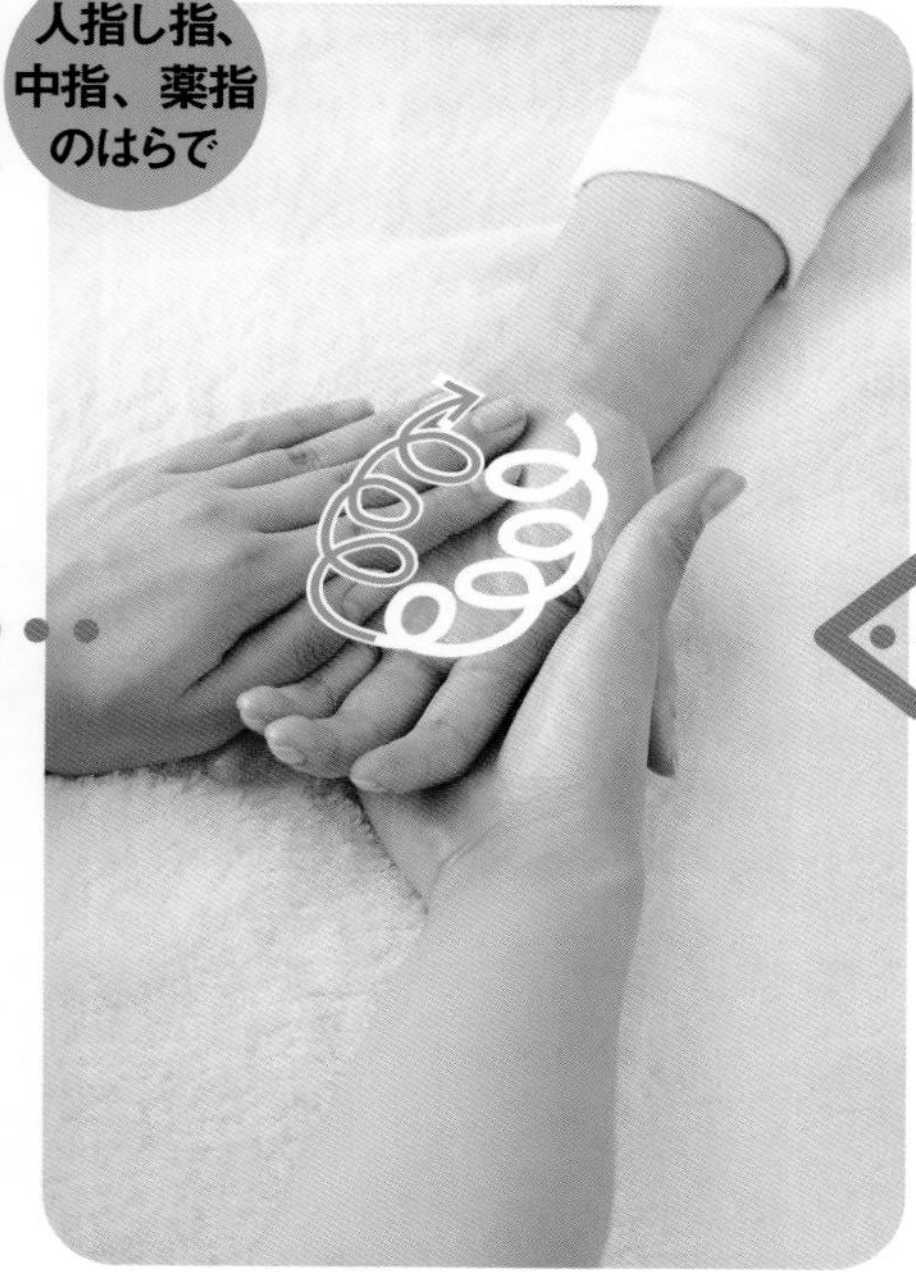

くるくると円を描きながら、手のひらを時計回りにさすっていきます。これを2回繰り返します。

11 手のひらを手のひらでさする

手首から指先まで、手のひらでゆっくりとていねいにさすっていきます。

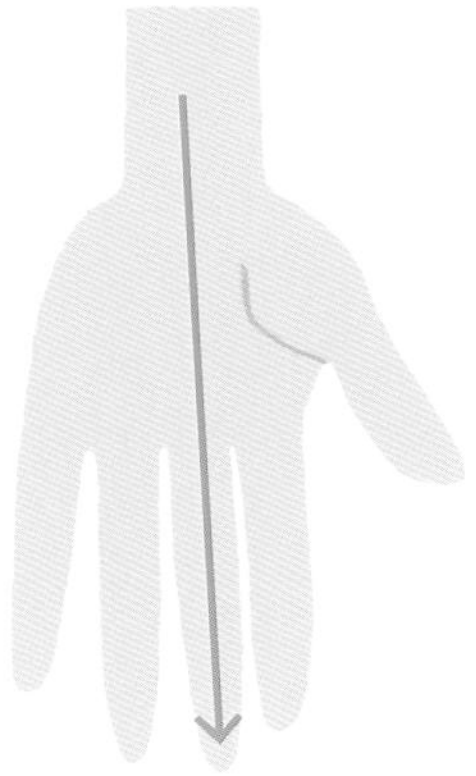

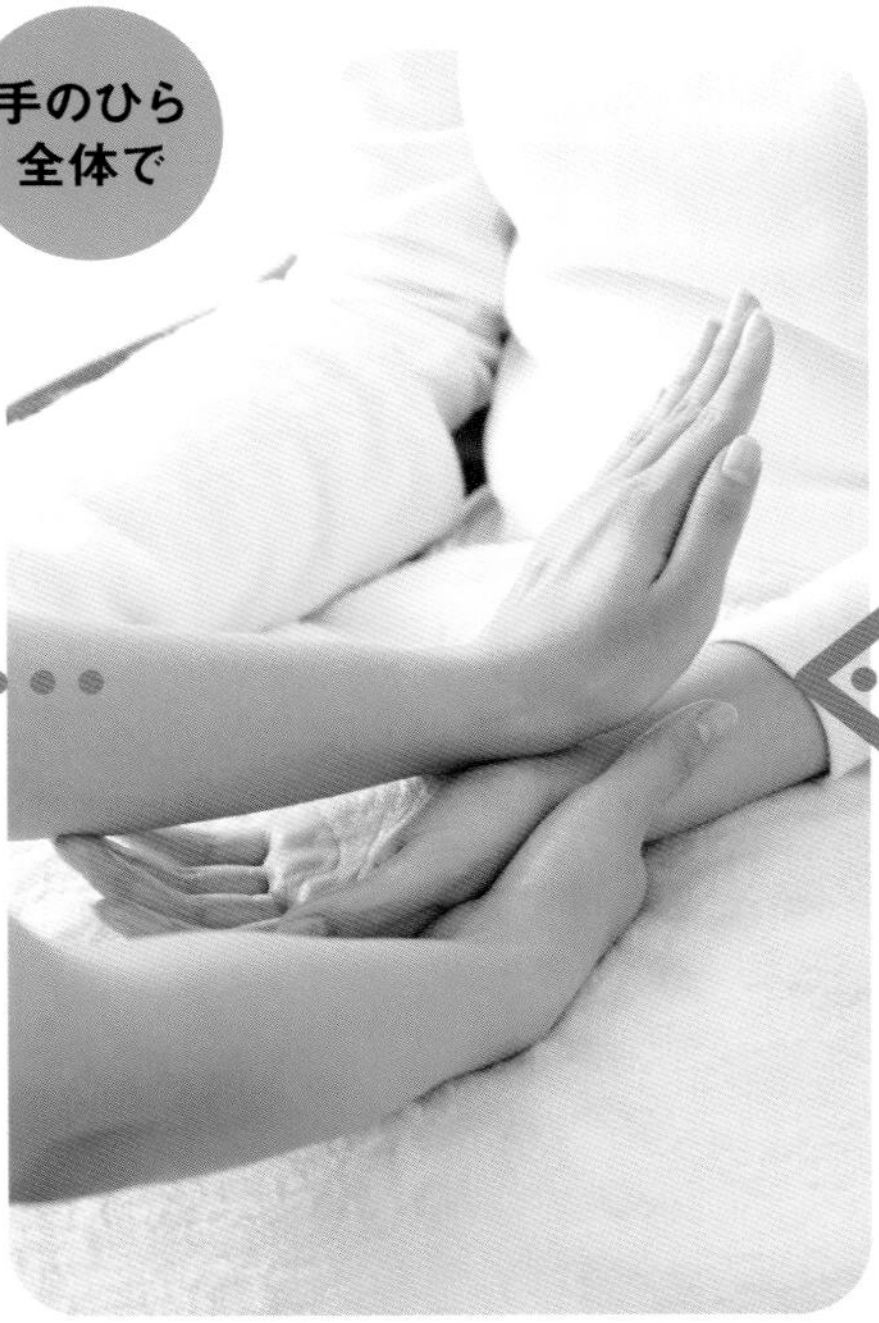

手首と手首を密着させます。

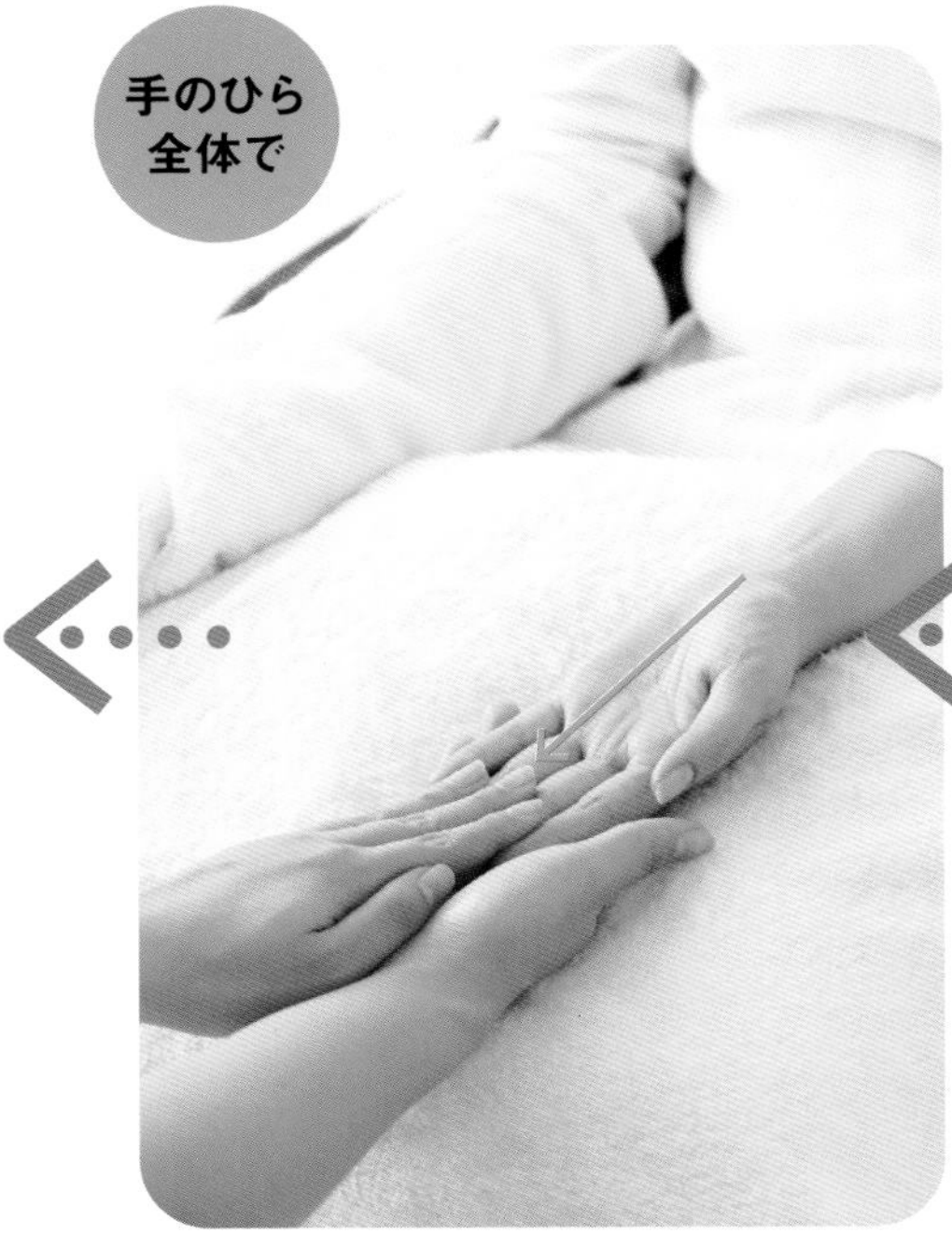

そのままを指先に向かって手のひらを滑らせます。これを3回繰り返します。

12 手を裏返す

手のひら側が終わり、次に手首へと移る前に手を裏返します。ゆっくりとていねいに。

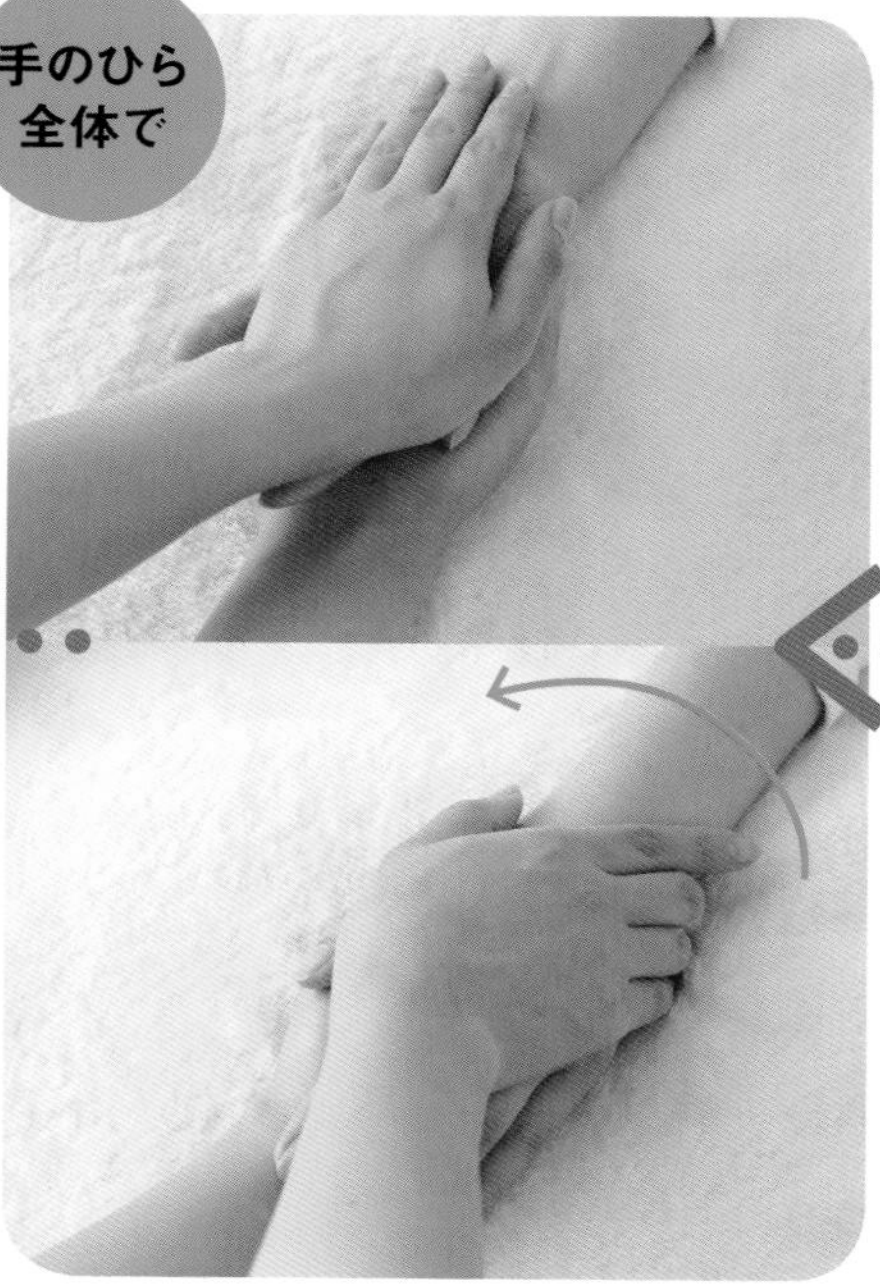

両手で手を包みます。ゆっくりと回転させて、手を裏返します。

13 手首をさする

手の甲側の手首を中央から外側（左右）へ向けてさすっていきます。①②の順にさすりましょう。

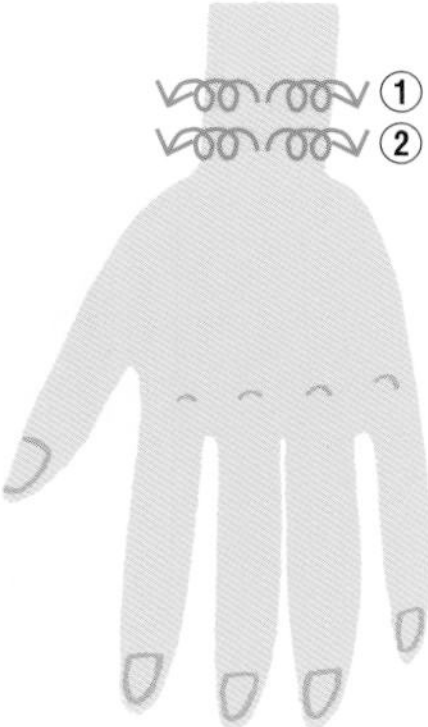

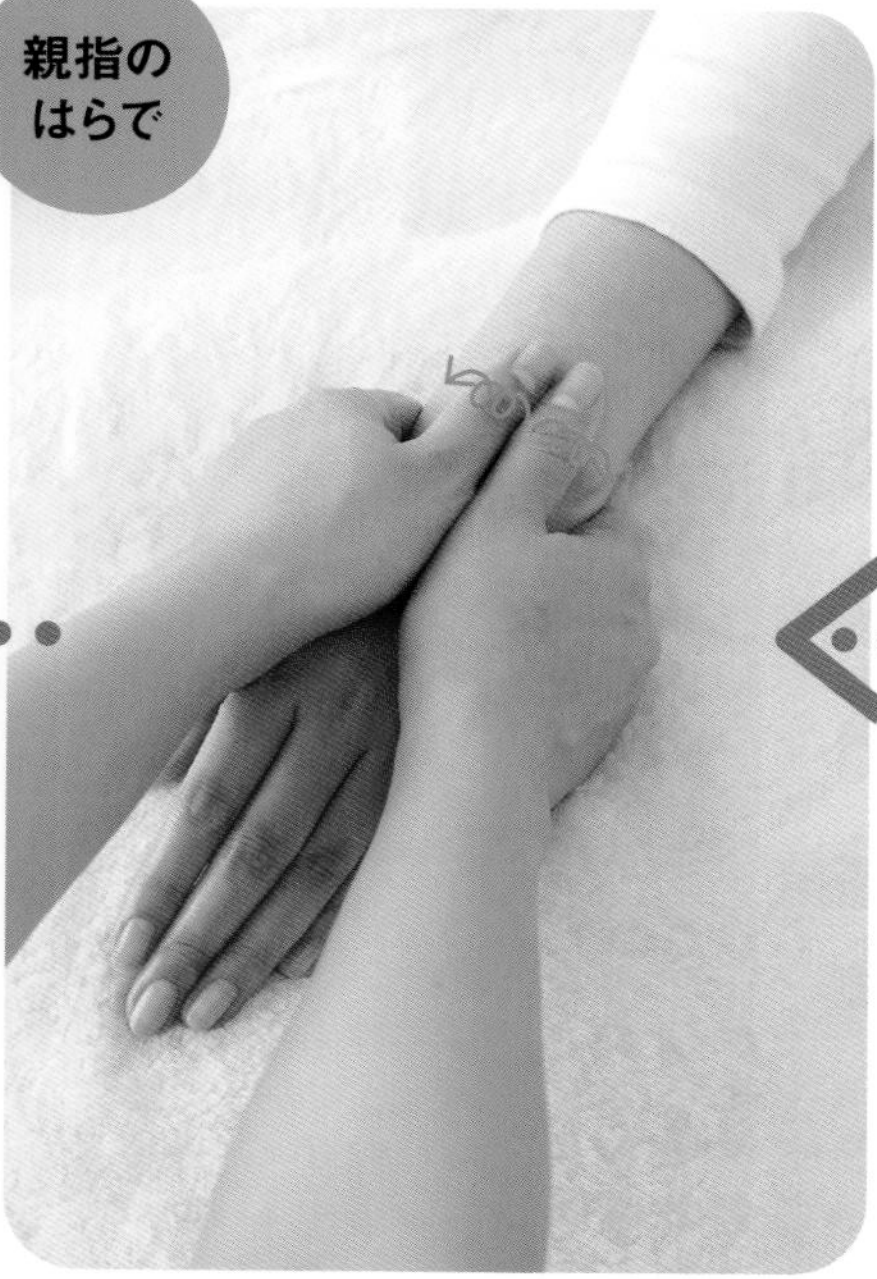

親指で手首に円を描くようにしながら中央から外側（左右）へ滑らせていきます（①）。次に、指の位置を指先側へずらし、同じように行います（②）。

14 両手で包み込む

最後に両手でやさしく包み込んだあと、タオルで包みます。

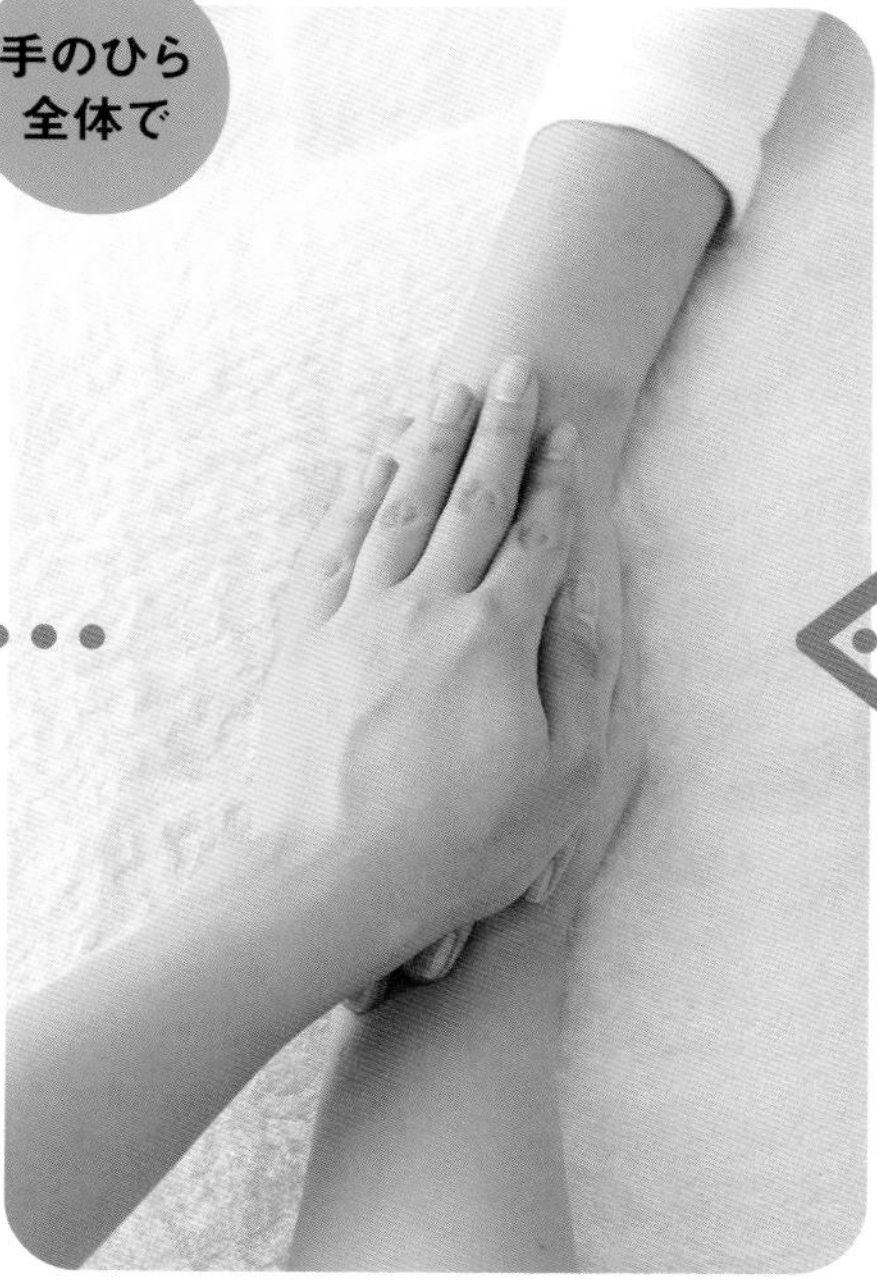
手のひら
全体で

両手でやさしく手を包み込んだら、少し時間をおきます。これで片方の手は終了です。タオルで包み、もう片方の手のタオルを外してから2から14までのケアを行います。

15 終わりのあいさつをする

終わったことを伝えると同時に、触れさせてもらったお礼を言いましょう。

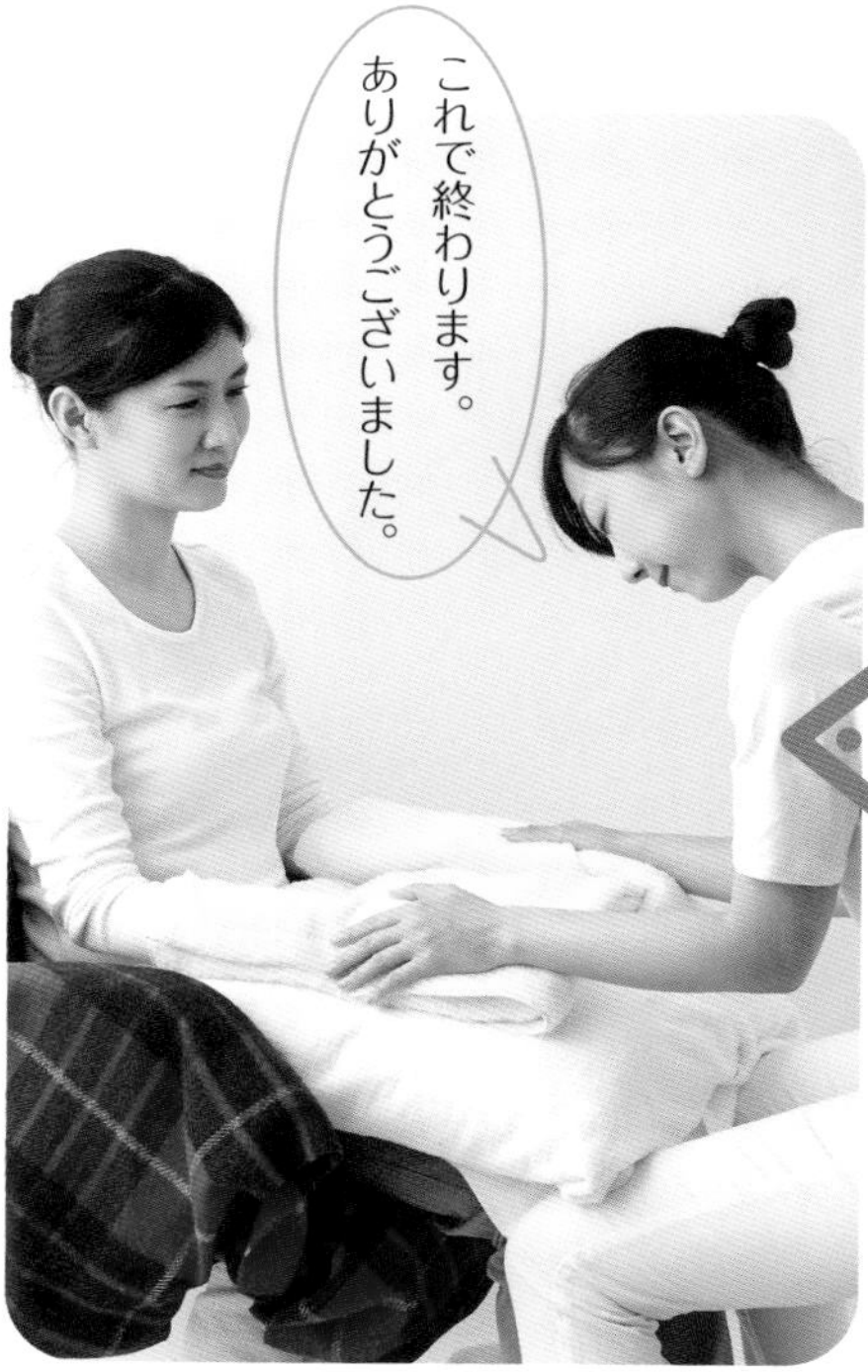
これで終わります。
ありがとうございました。

もう片方の手をタオルで包み、両手の上に手を重ねて「これで終わります。ありがとうございました」とあいさつをします。

足のハンドセラピー

普段は触れない指と指の間までやさしく触れていきます

自分では触れることがあまりない足を、オイルを使って余すところなく触れていきます。手と同様、一度触れたら終わりまで、必ずどこかに自分の手が触れている状態にします。目安として片方の足を10分で行いましょう。

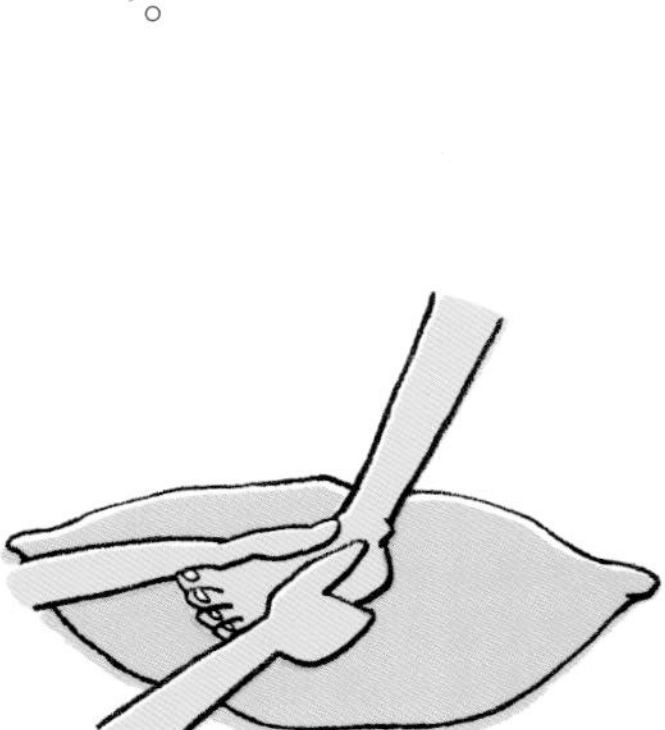

準備と姿勢

相手に椅子に座ってもらい、その足もとにクッションを置きます。その上にタオルを敷き、両足をのせ、タオルで足を包みます。そして足もとに座り、行います。ベッドで寝ている人の場合は、あお向けに寝たまま足を伸ばしてもらい、その足の指先側に座って行います。

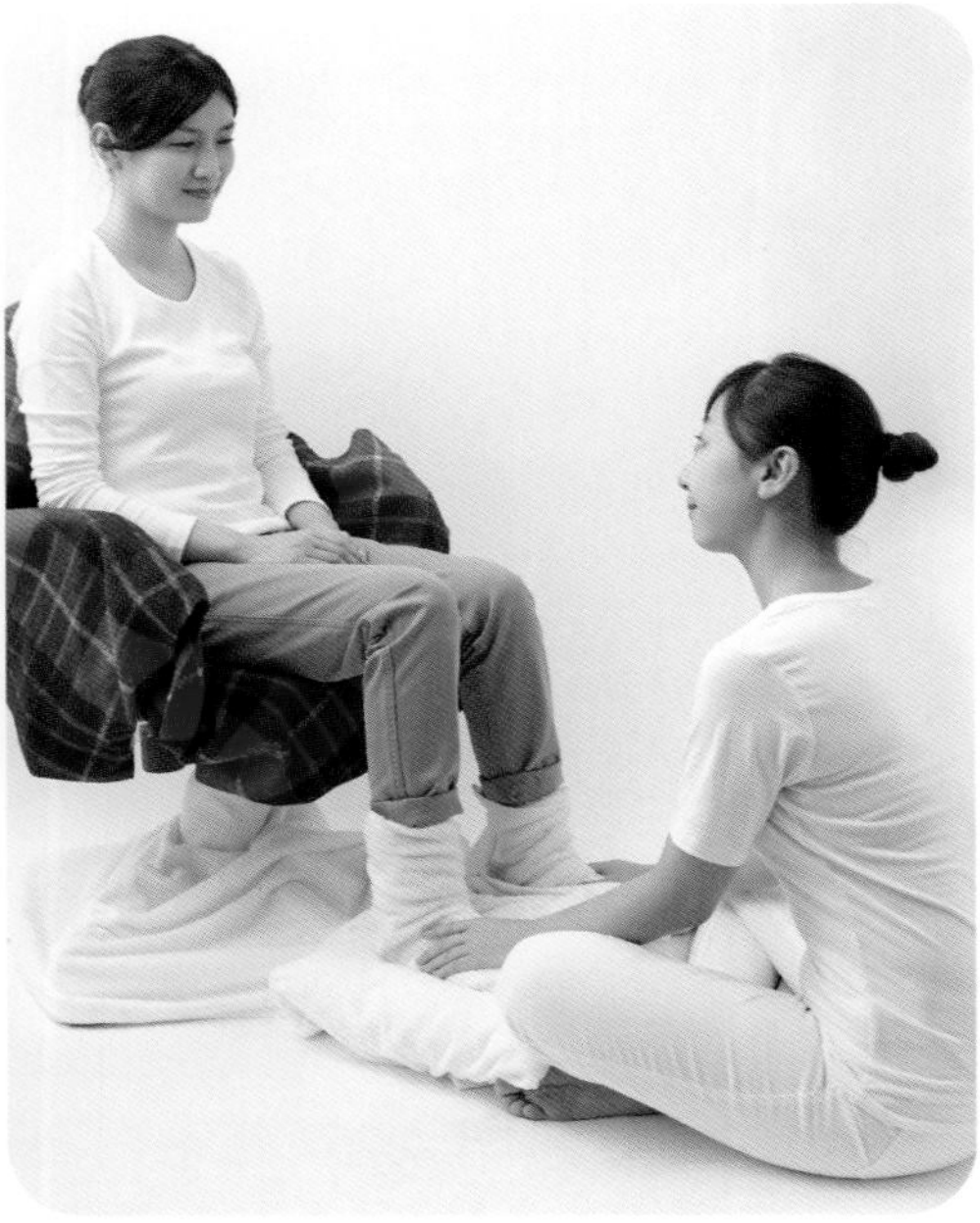

1 タオルで包み始まりのあいさつをする

足を温める目的と安心感を与えるために、足をタオルで包み込みます。

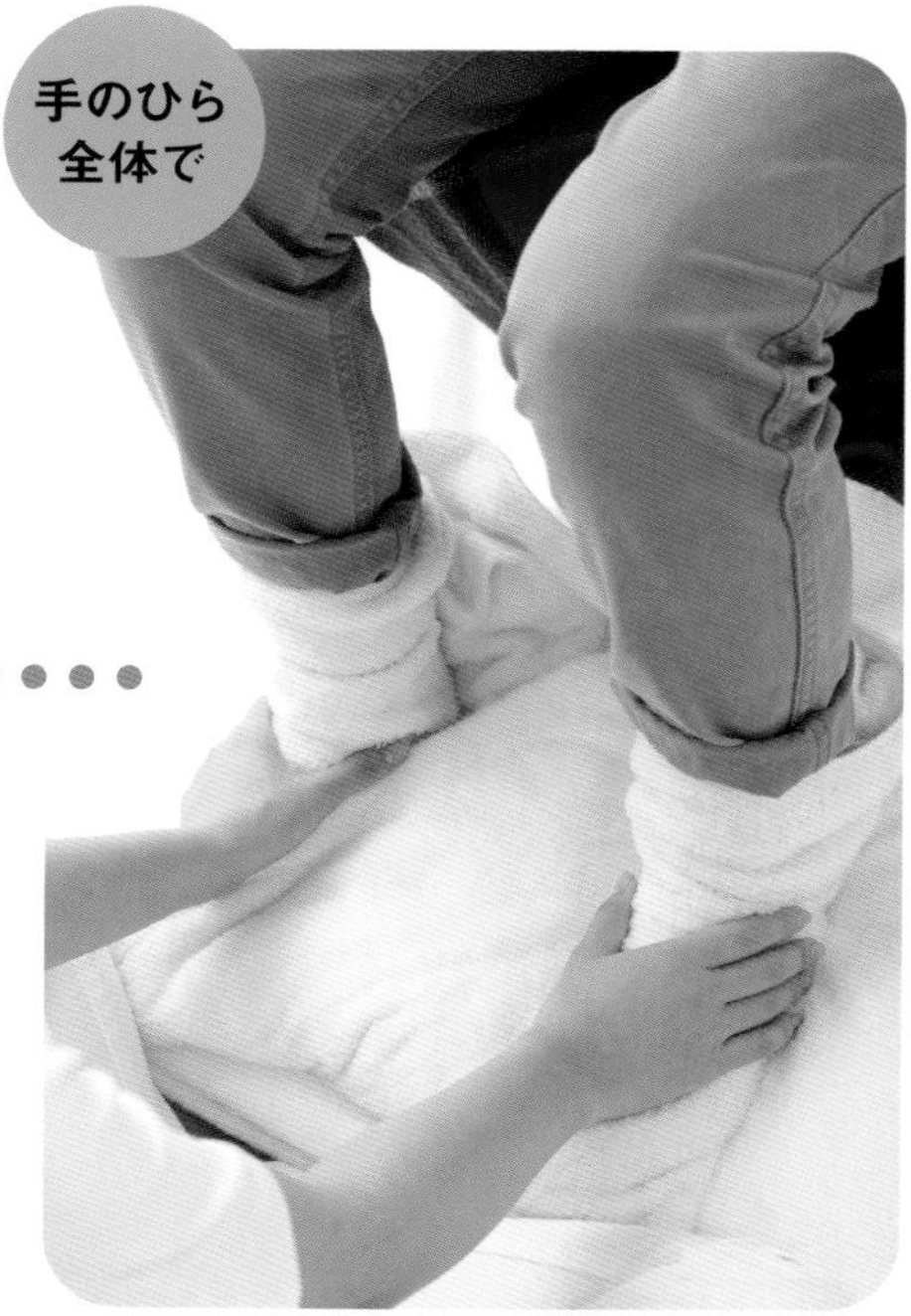

クッションの上にタオルを敷き、両足をのせてから、タオルで包みます。包まれない部分がないように注意を。両手をそれぞれの足に軽くのせて「これから始めます」とあいさつをします。

2 オイルを手に取る

手の滑りをよくするために、オイルを使います。

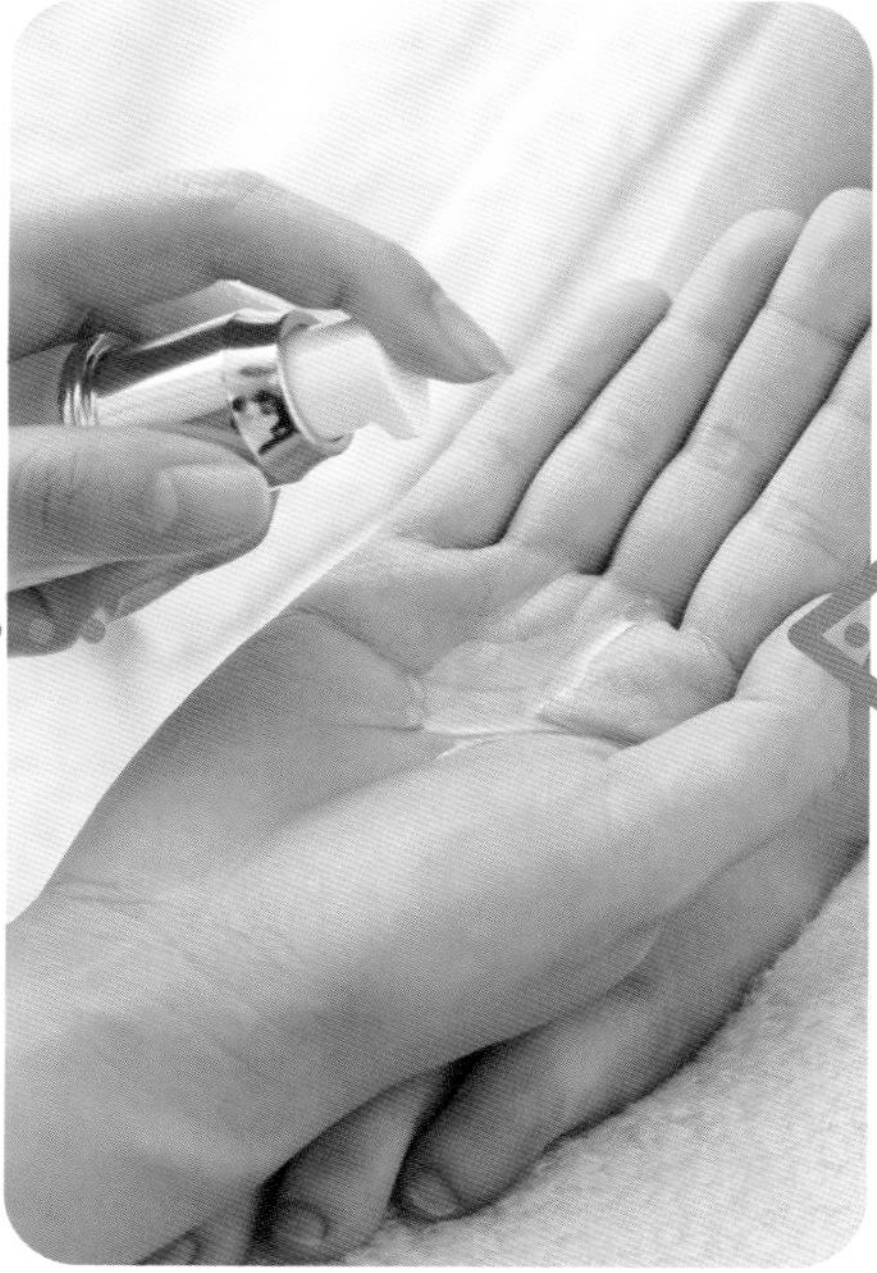

片方の足のタオルを外します。足の甲に自分の手をのせたら、手のひらにオイルをたらします。のせている手を離すことなく自分の手のひらどうしを合わせて、オイルを伸ばします。

3 オイルをなじませる

足全体にオイルをなじませていきます。

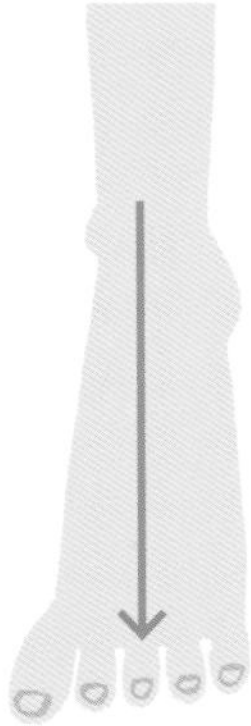

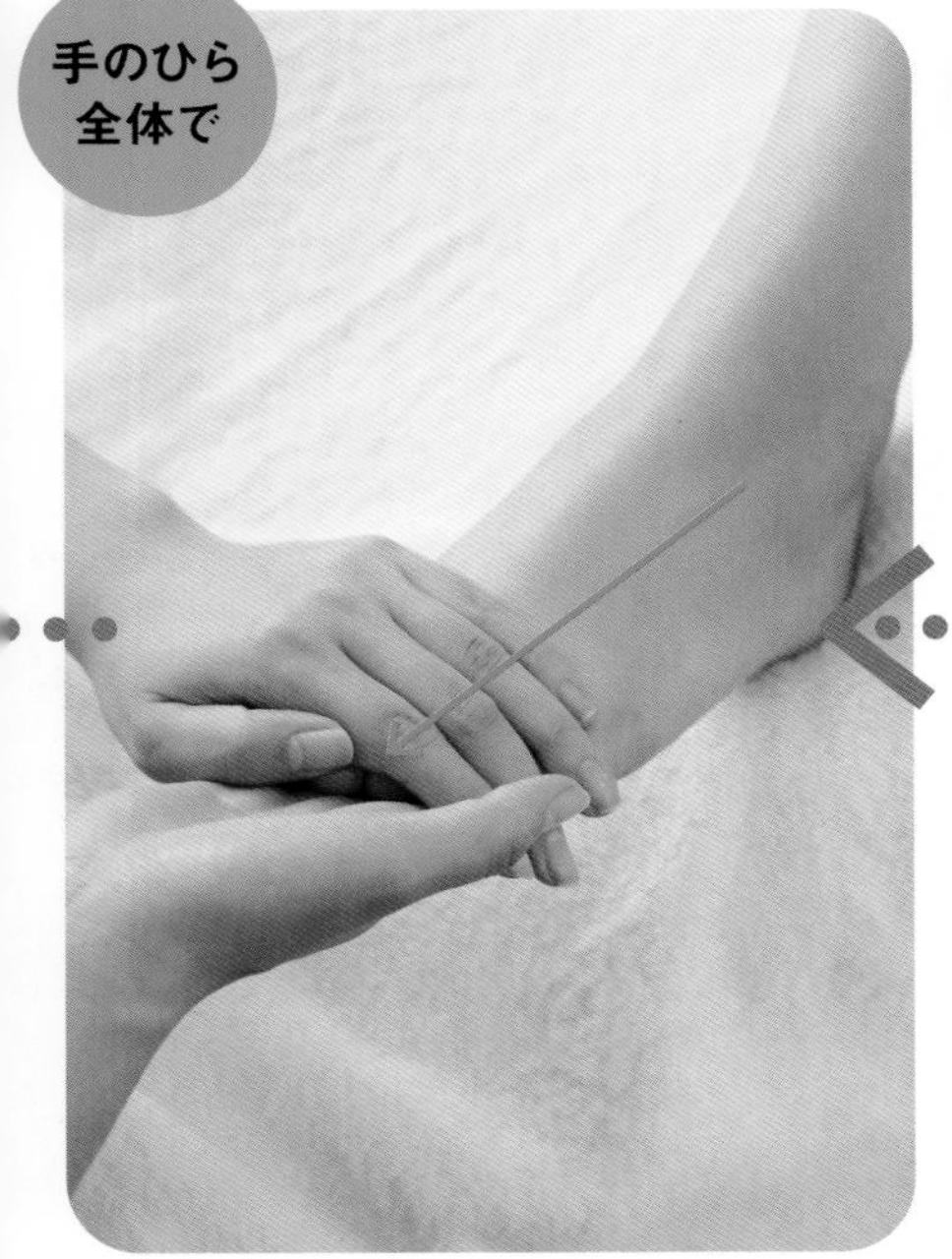

そのまま指先に向かって両手を同時にゆっくりと滑らせます。これを3回繰り返して、足全体にオイルを行き渡らせます。

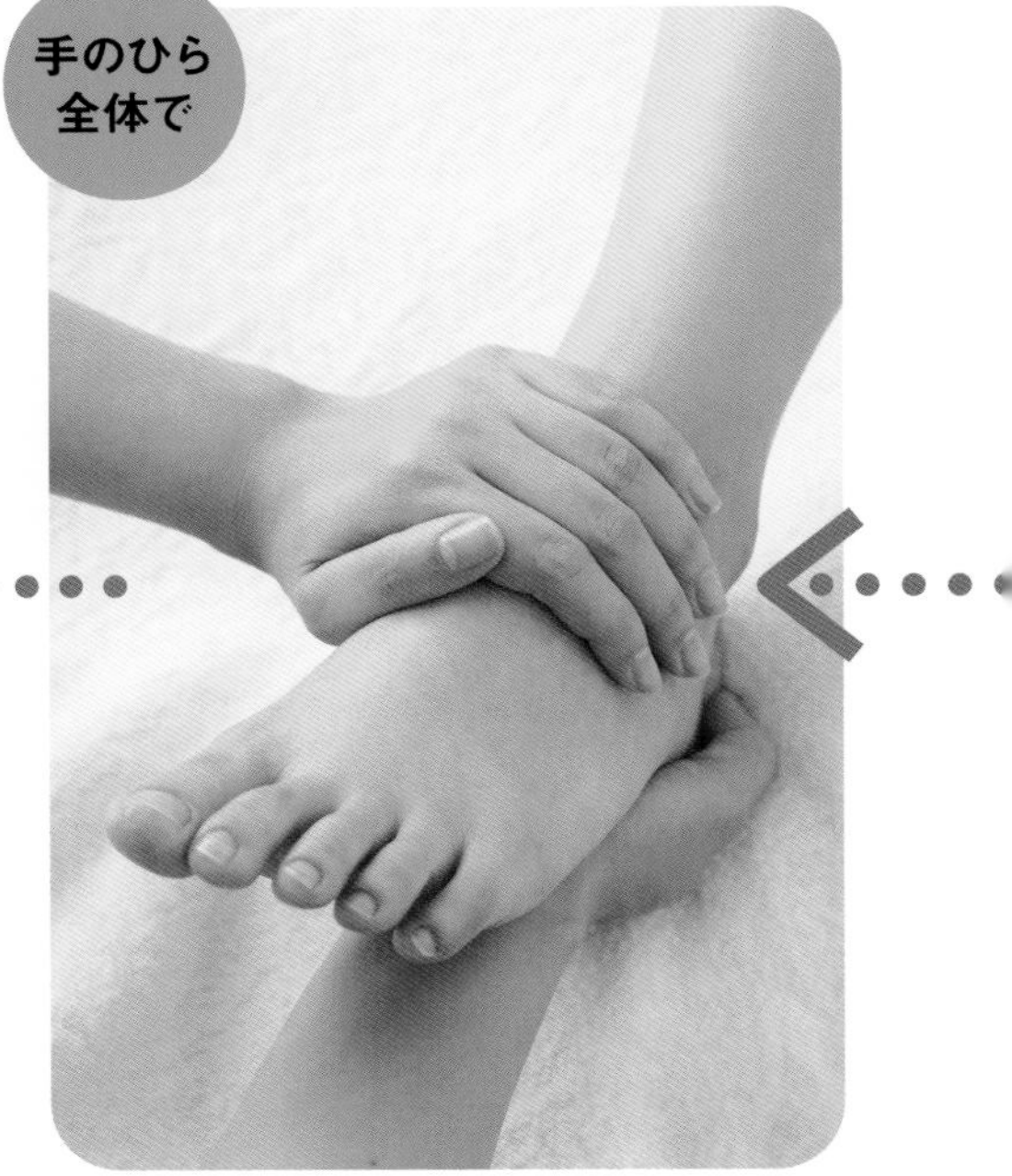

足から手が離れないように気をつけながら、両手で足首を軽く挟みます。

4 足の甲を親指でさする

足を中央から外側（左右）へ向けてさすっていきます。①から③の順にさすりましょう。

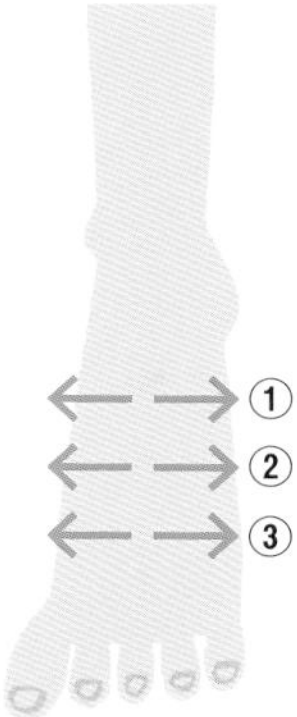

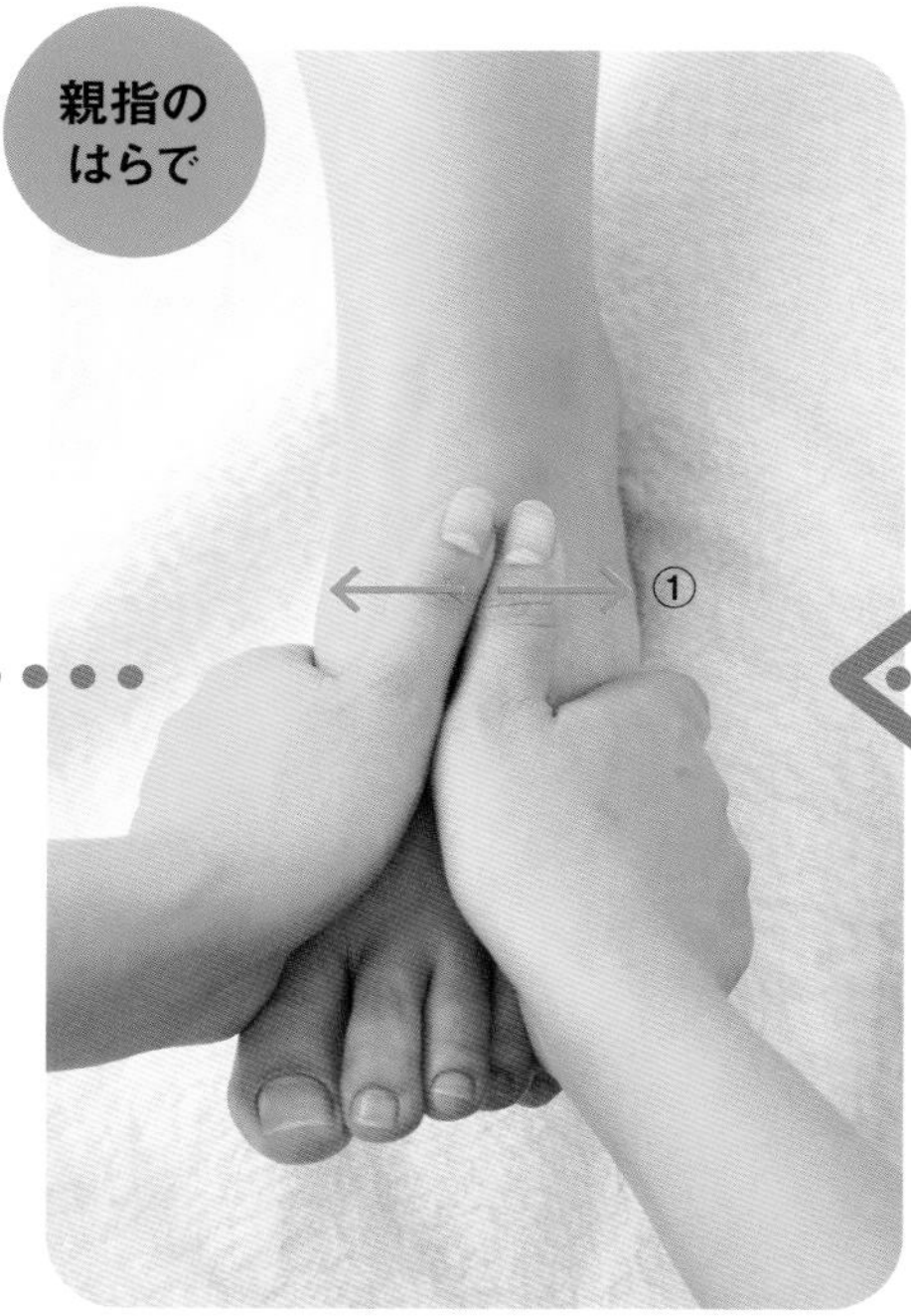

左右から足を包み込み、親指のはらを足の甲の真ん中に密着させます。そのまま足のカーブに沿って親指を外側（左右）へ滑らせます（①）。

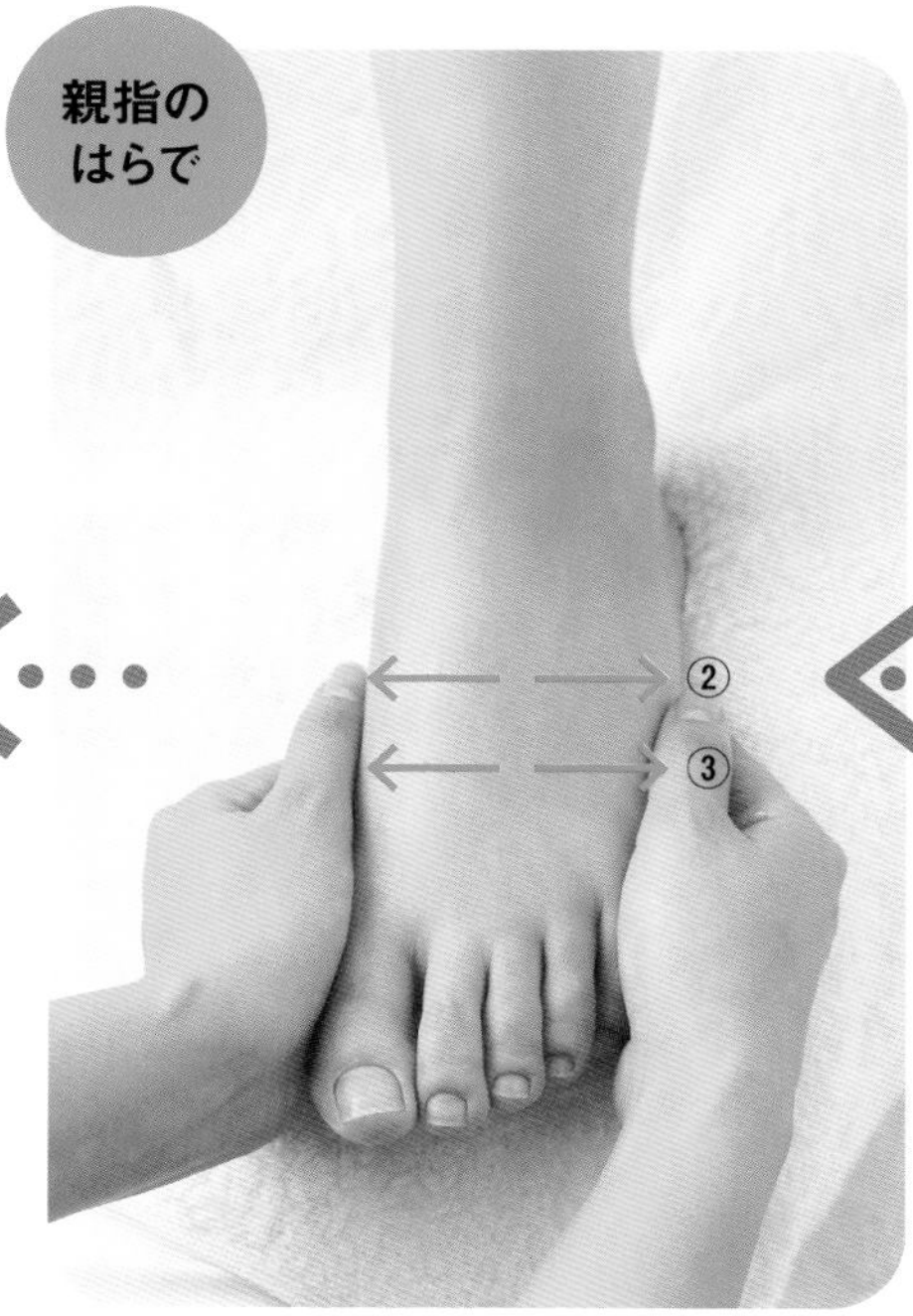

親指の位置を指先側へずらし、位置を変えて同じ動きを行います（②）。さらに親指の位置をずらし、同じ動きを行います（③）。

5 骨と骨の間をさする

足の甲にある骨と骨の間を、足首側から指先側へ向けてさすっていきます。

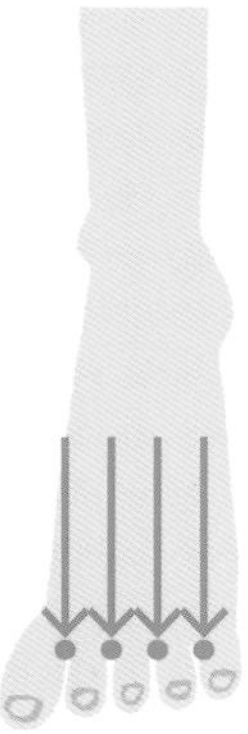

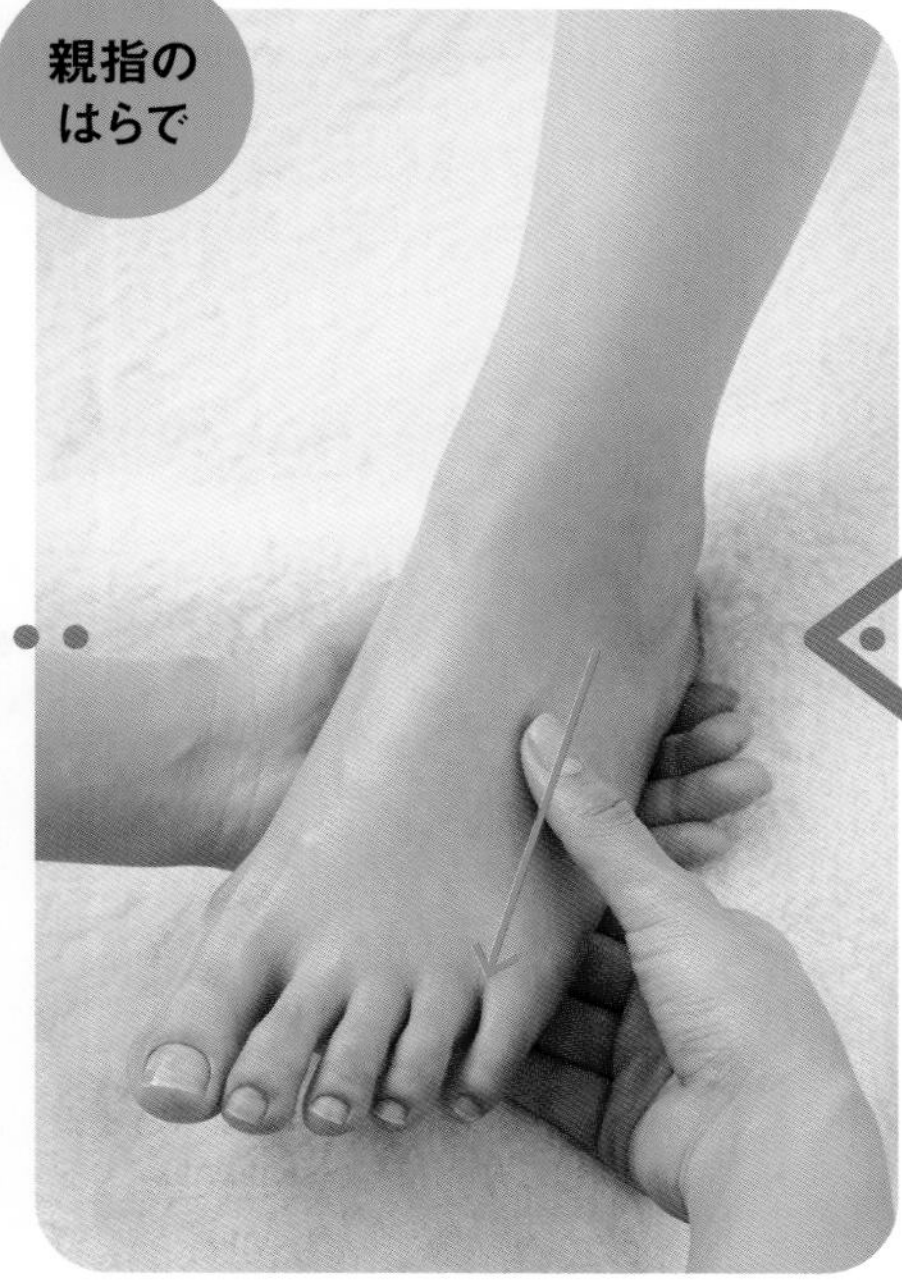

親指のはらを使って、骨と骨の間を滑らせます。

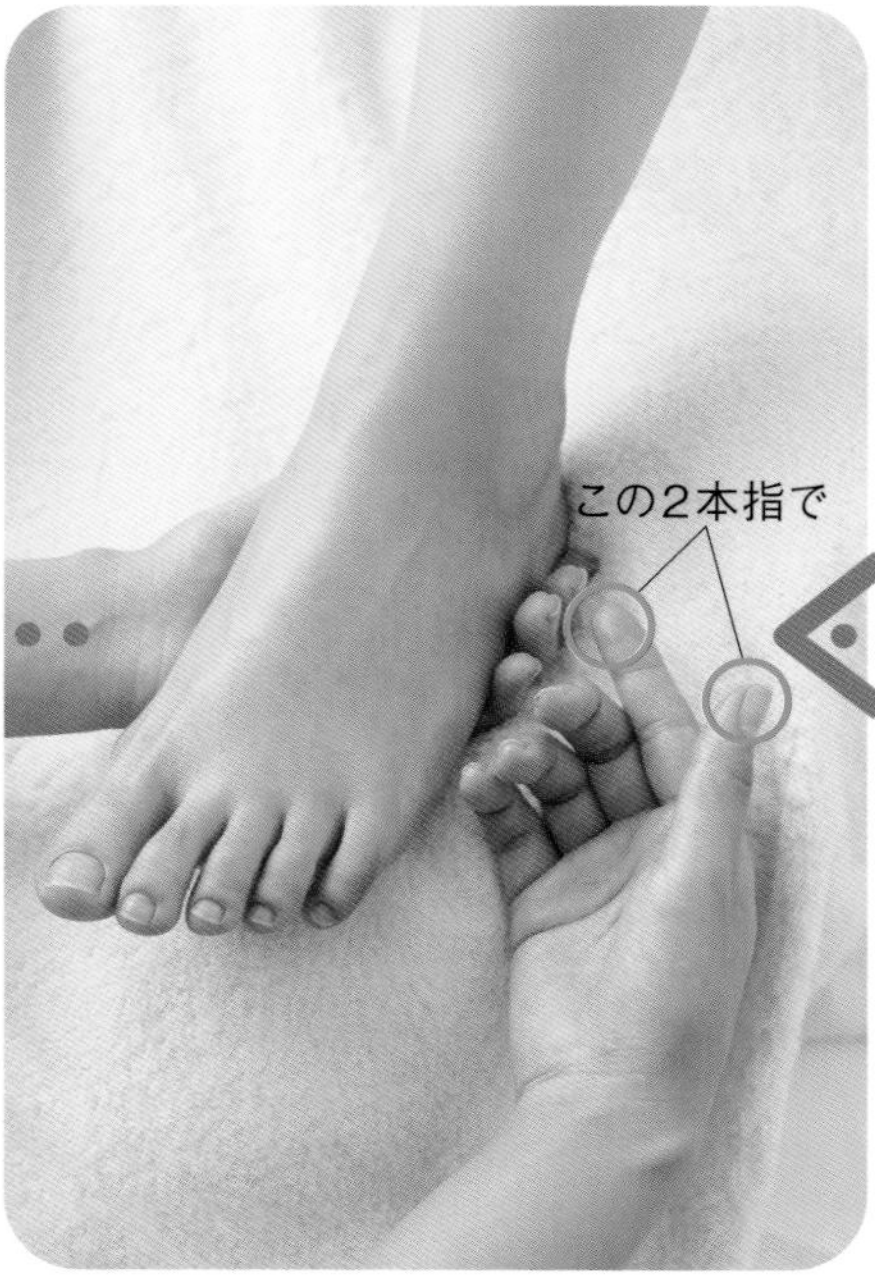

親指と人差し指で相手の足を上下から挟みます。

COLUMN

転ばないでほしいから

「転ばないでね」と言う前に、自分の足に意識が行くことを願ってハンドセラピーをしてみましょう。ハンドセラピーをすることで足が温まり、足の固さが取れてくるでしょう。

足の感覚が鈍くなり、動きが悪くなっていることに気がついているのは認知症をもつご本人です。足のハンドセラピーを行うことで、心地よくやさしい感触を足から伝えましょう。

転びたくて転ぶ人はいません。しっかりとした足取りになることを一番喜ぶのはご本人です。「あなたの足はここにありますよ」という思いを込めて触れてみましょう。

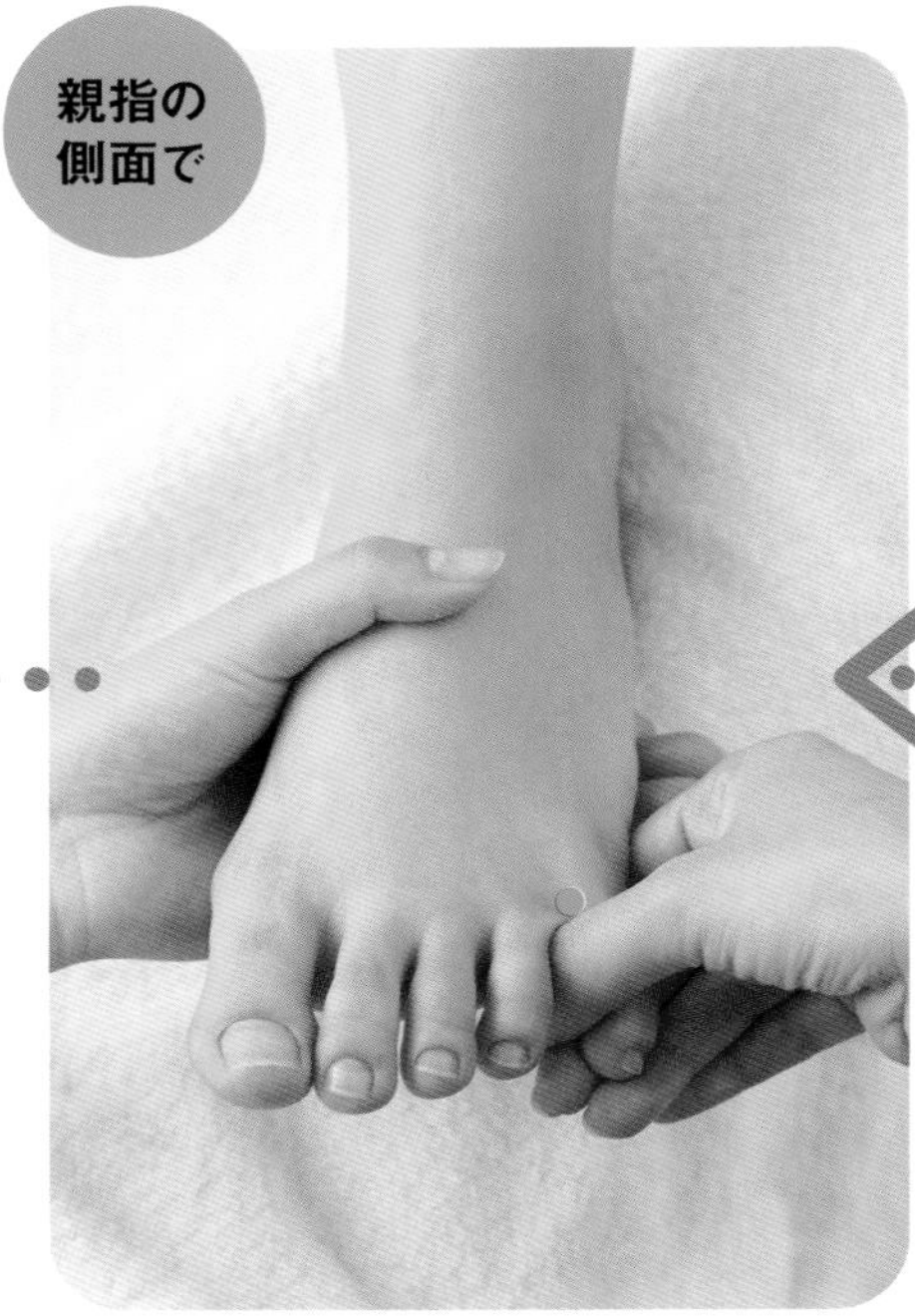

終点となる指と指の間は親指の側面で押します。これを3回繰り返します。すべての骨と骨の間に3回ずつ行いましょう。

6 指の側面と表裏をさする

指の側面、表裏、指全体の順に、指を1本ずつていねいにさすっていきます。

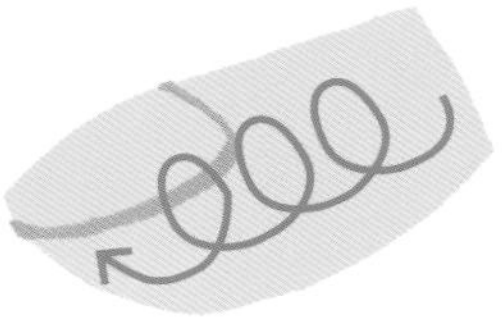

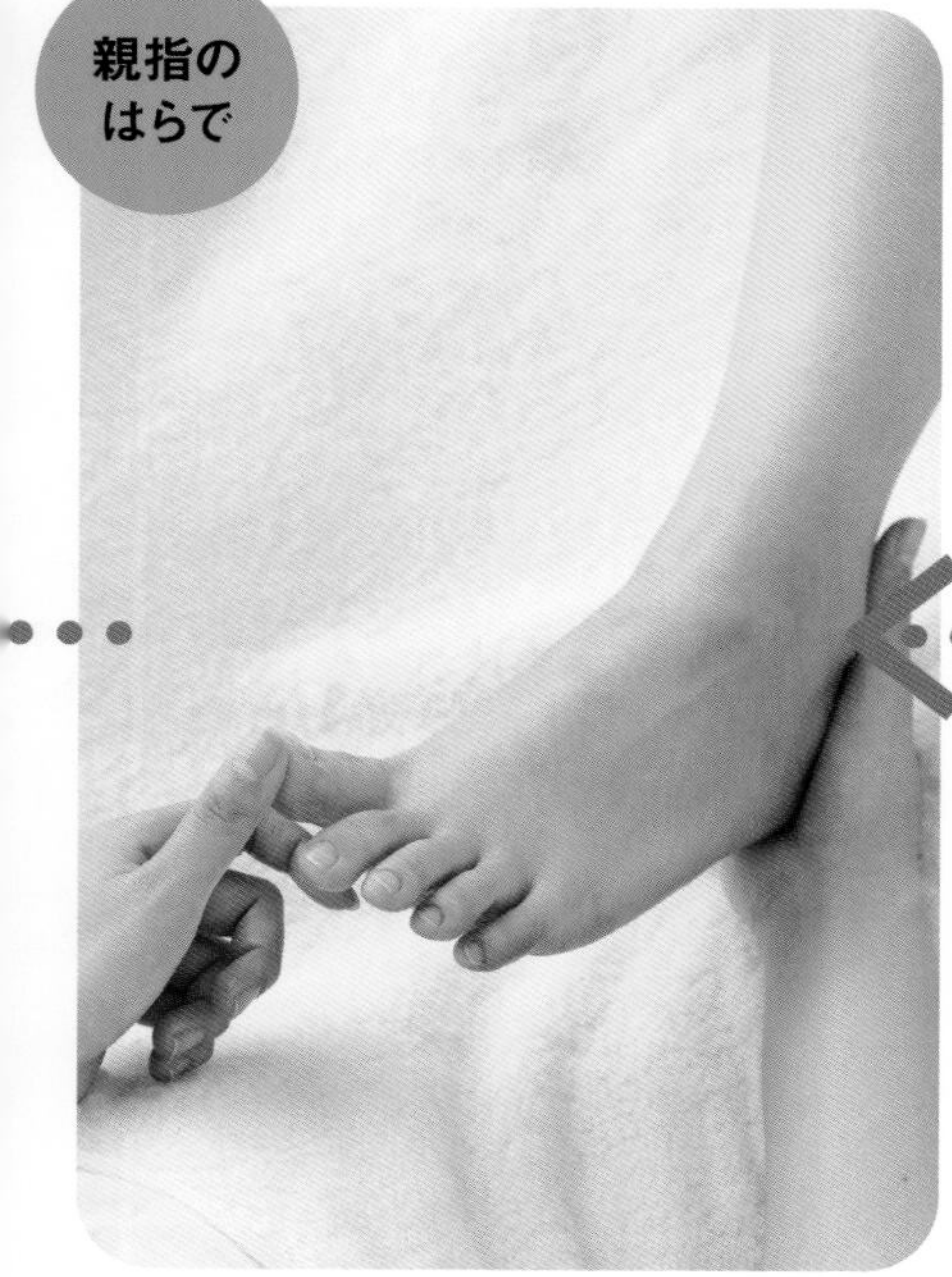

指先まできたら親指のはらでやさしく止めます。

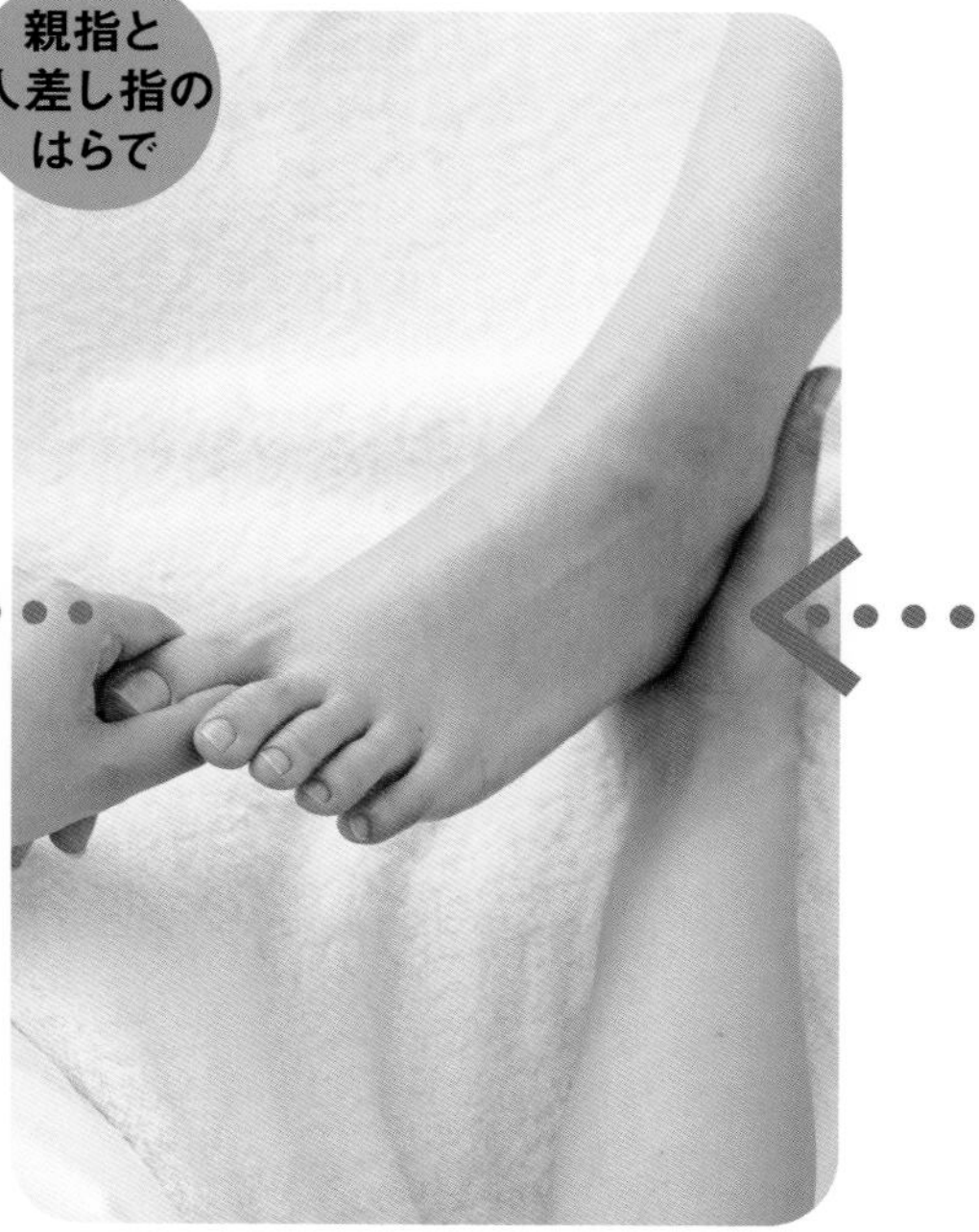

触れている手を離すことなく近くにある指（親指または小指）へと移ります。指の側面の付け根から指先まで、親指と人差し指で円を描くようにしながら滑らせます。

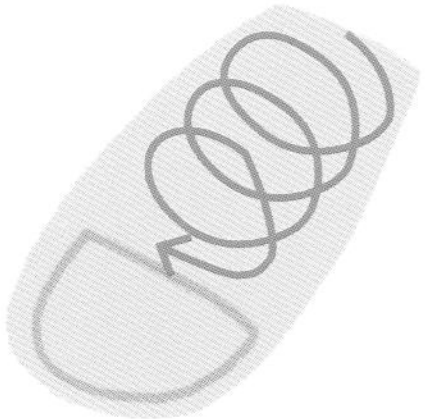

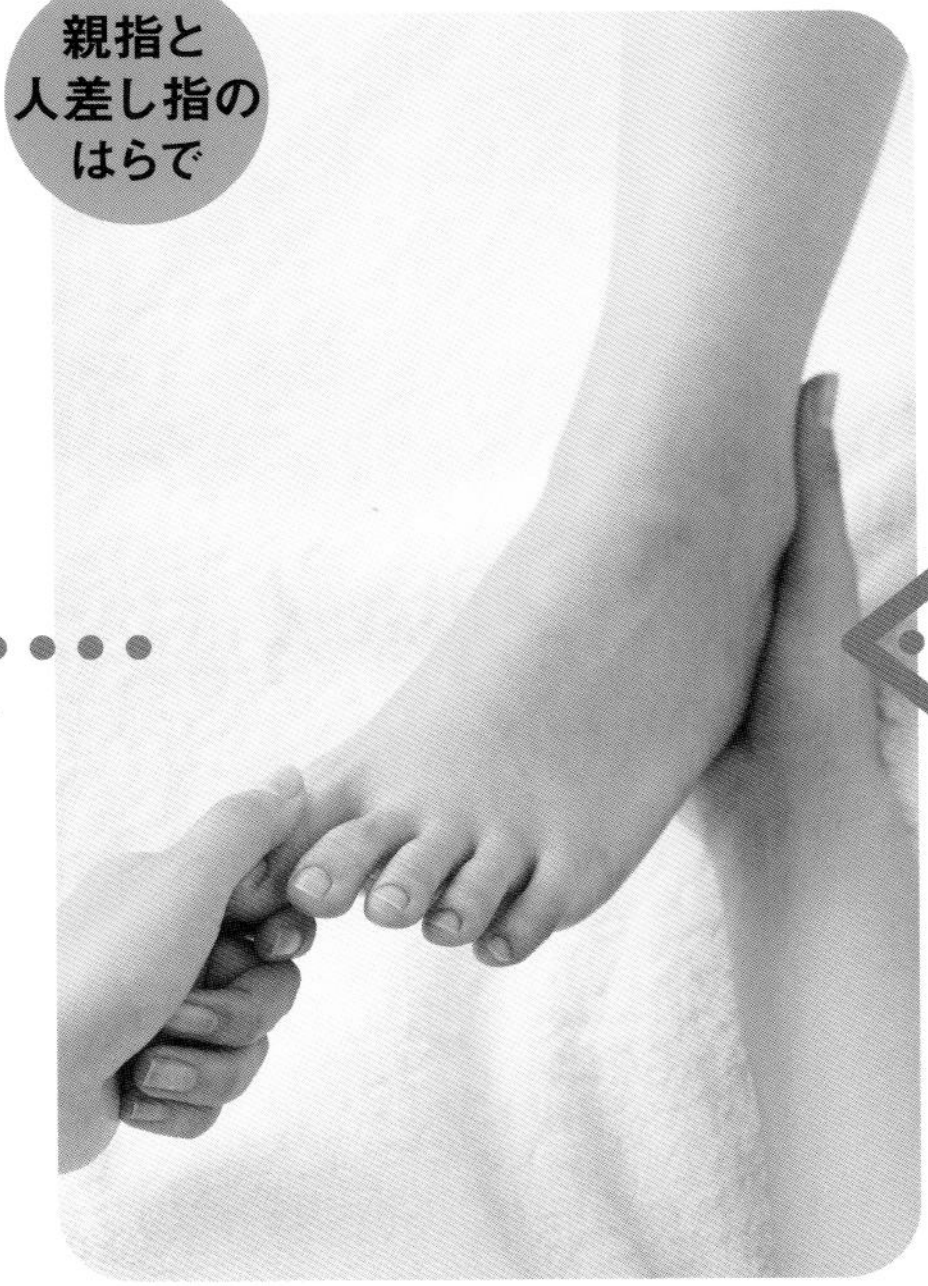

指の表と裏を、親指と人差し指で円を描くようにしながら滑らせます。

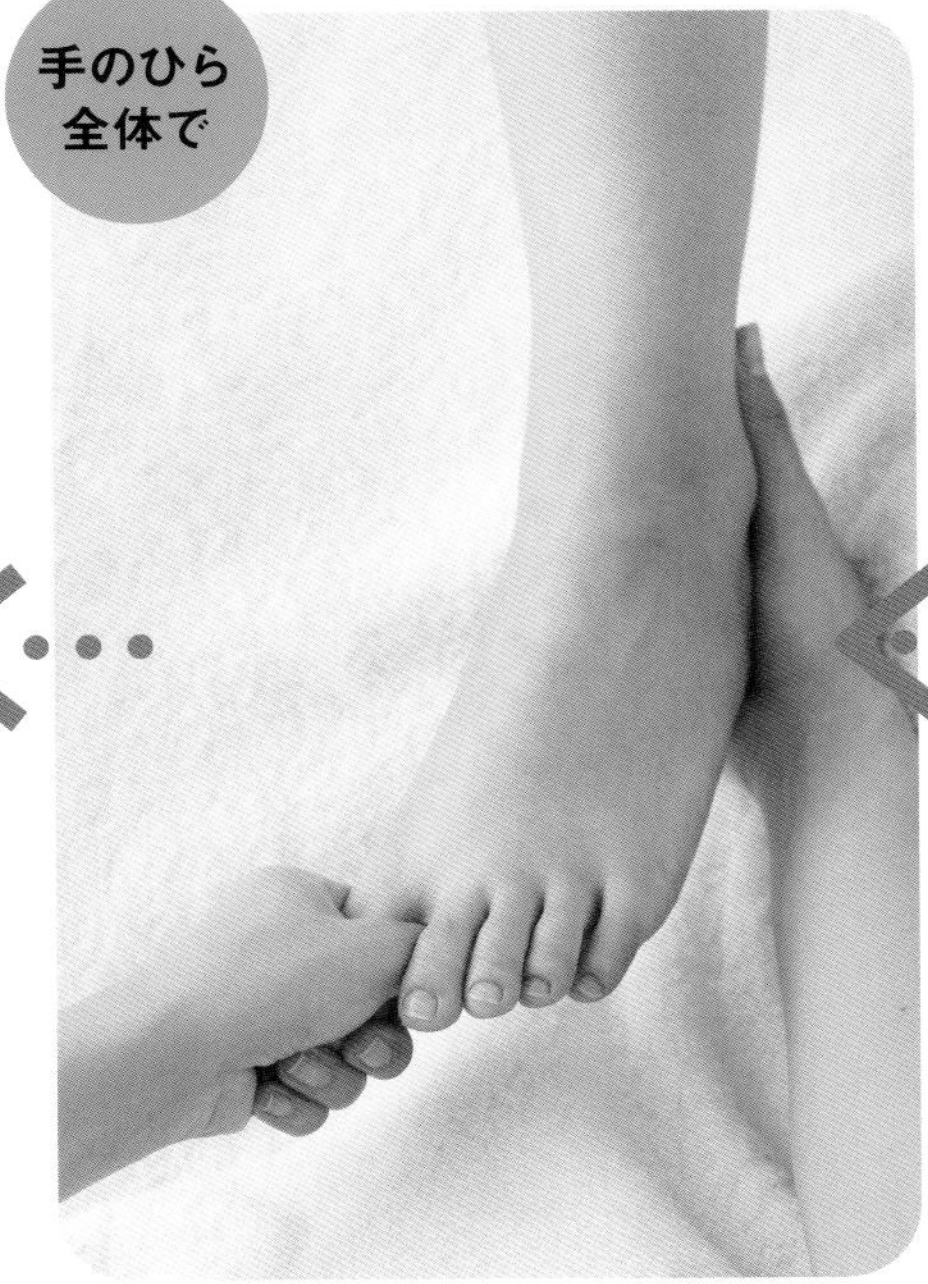

最後に、指全体を軽く包みます。ここまでの動きを、すべての指に行います。

7 足の甲をさする

足の甲へのケアの仕上げに、足の甲全体をさすります。

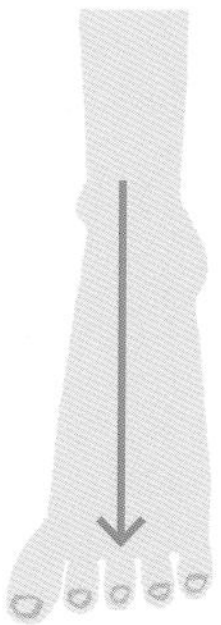

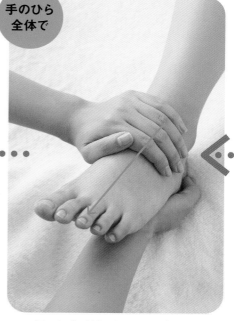

足から手が離れないように気をつけながら、両手で足首近くを軽く挟みます。そのまま指先に向かって両手を同時にゆっくりと滑らせます。これを3回繰り返します。

8 かかとと足の裏をさする

かかとと足の裏をさすっていきます。くすぐったく感じやすい部分なので、できるだけスムースに手を滑らせます。

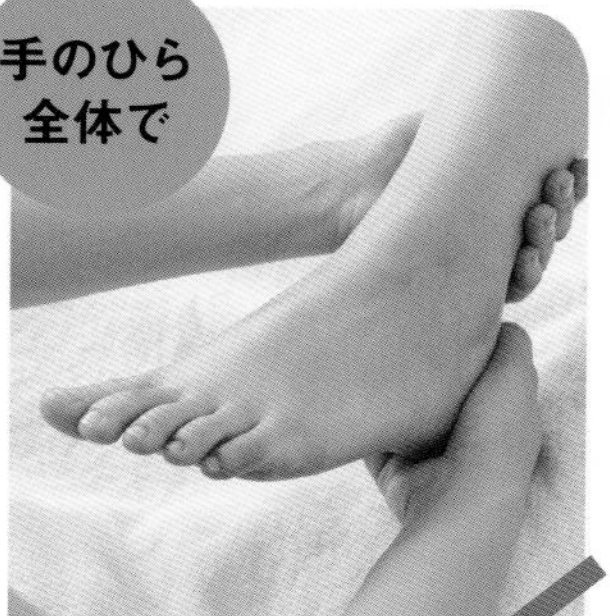

かかとを手のひらで包み込み、円を描くようにゆっくりと滑らせます。そのまま人差し指、中指、薬指を使って足の裏に円を描きます。それぞれ3回繰り返します。

9 かかとをさする

足の裏のケアの仕上げに、もう一度かかとをさすります。

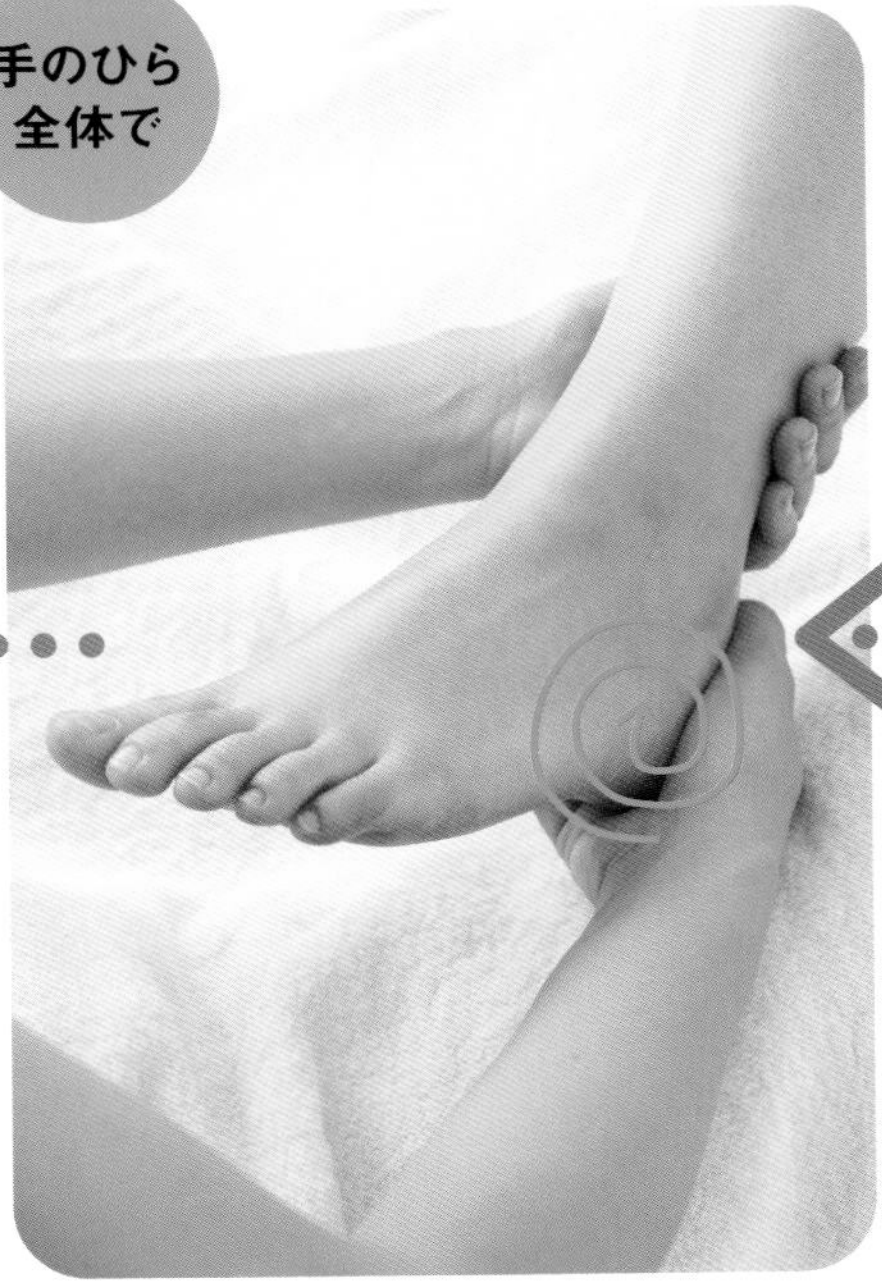

かかとを手のひらで包み込み、円を描くように時計回りにゆっくりと滑らせます。3回繰り返します。

10 足の甲と裏をさする

ここで足の部分のケアが終わります。次に足首に移る前に、足全体をさすります。

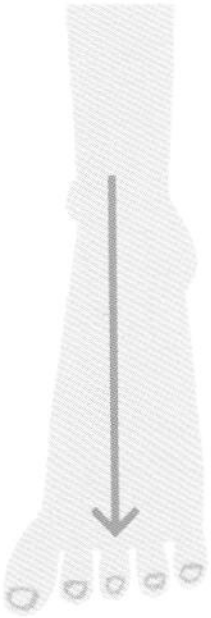

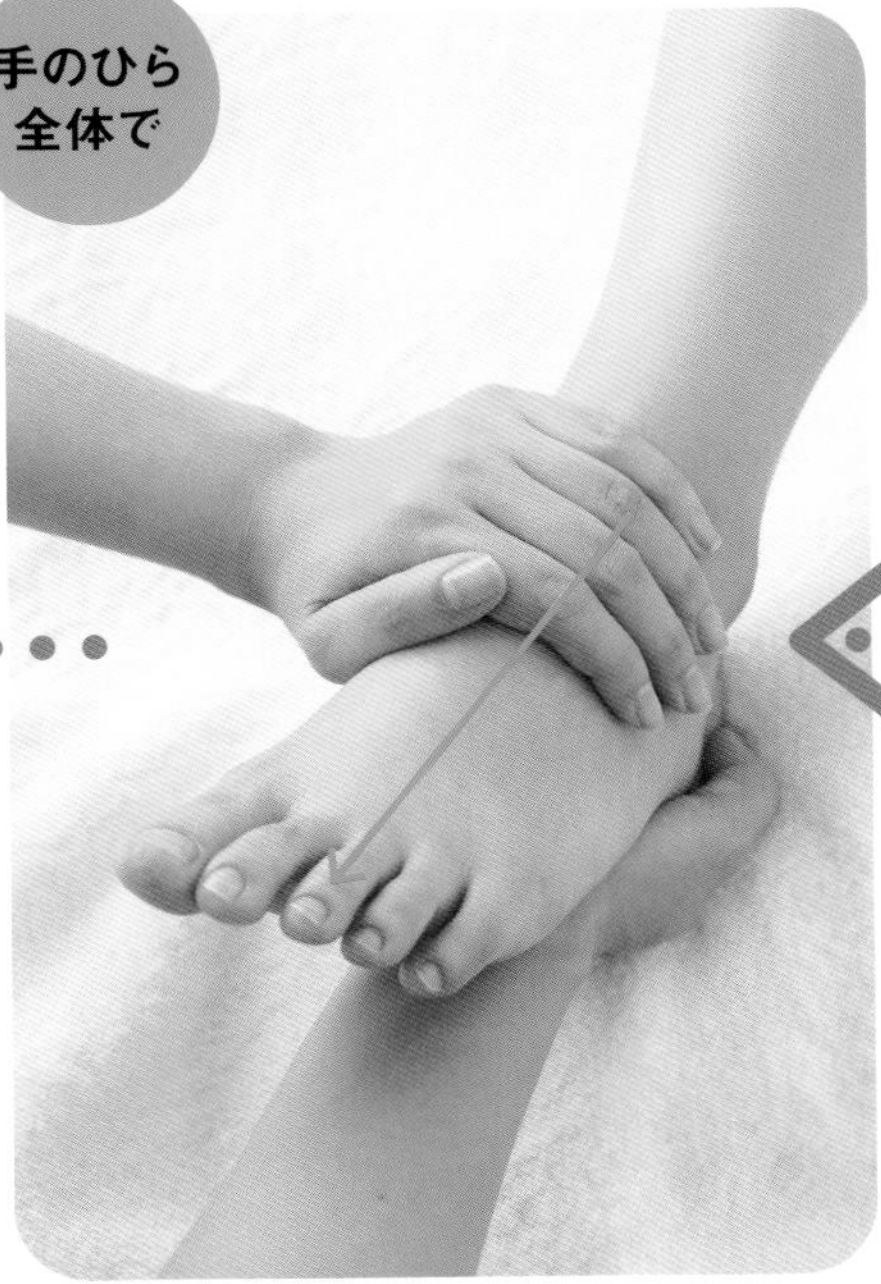

両手で足首を軽く挟みます。そのまま指先に向かって両手を同時にゆっくりと滑らせます。これを3回繰り返します。

11 アキレス腱から足全体をさする

足首のケアに移ります。まずはアキレス腱から始めます。

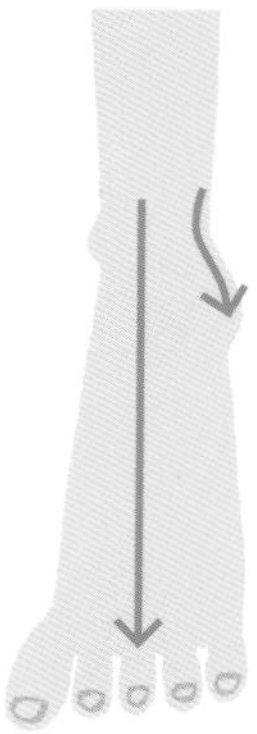

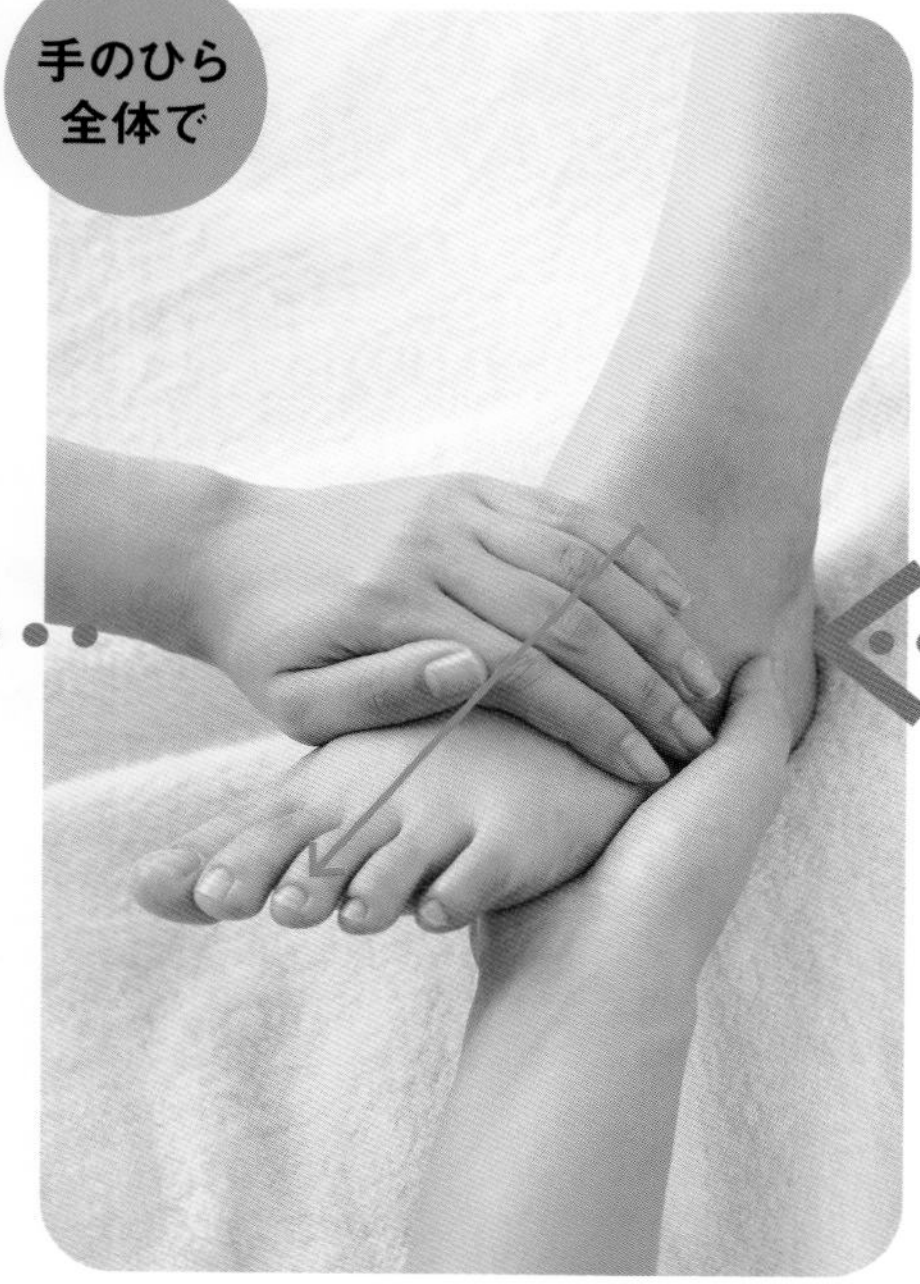

続けて、足から手が離れないように気をつけながら、両手で軽く挟み、そのまま指先に向かって両手を同時にゆっくりと滑らせます。これを3回繰り返します。

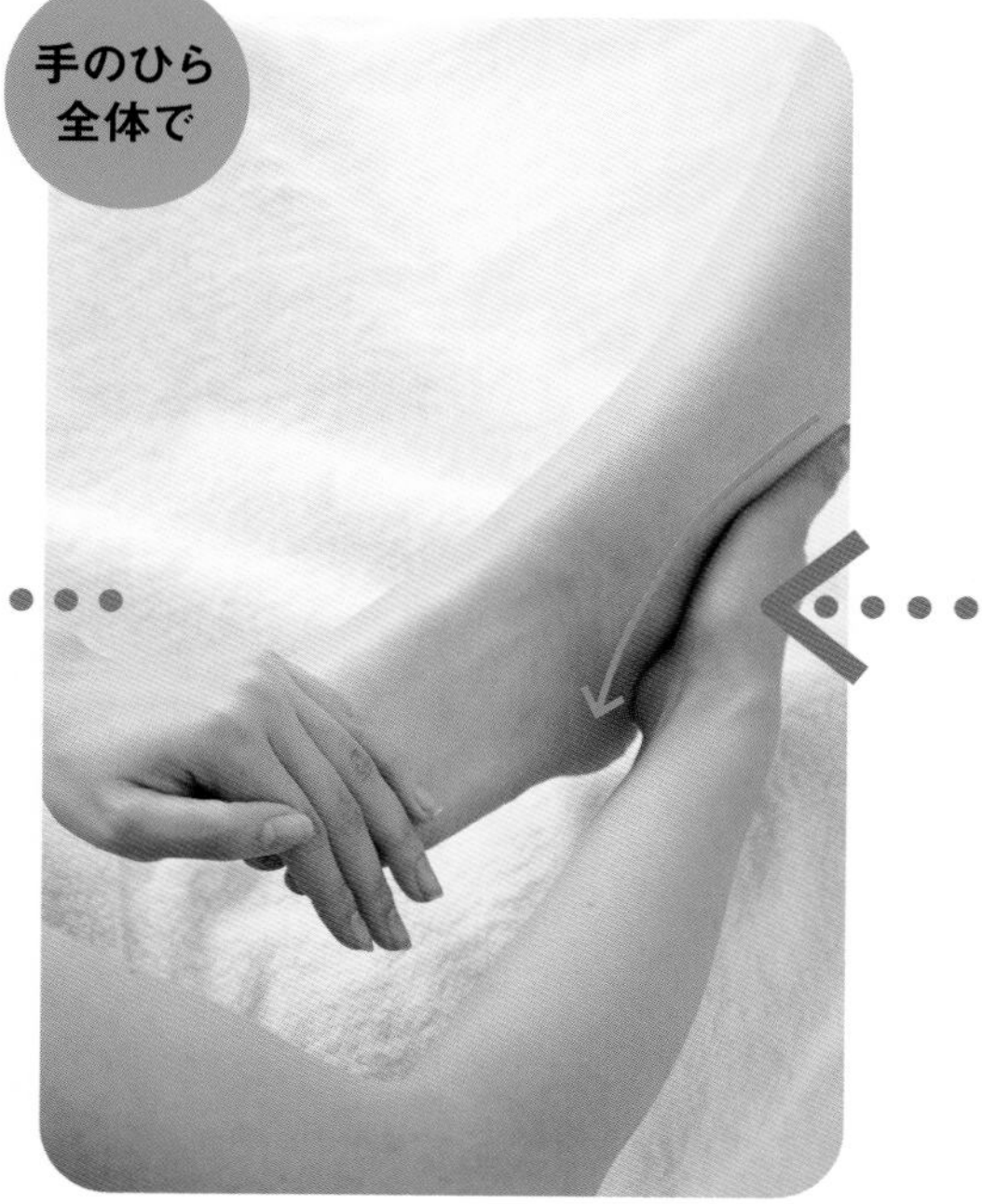

手のひら全体でアキレス腱（かかとから10cmくらいのところ）を支え、そのままかかとに向けて手を滑らせます。

12 足首をさする

足首をさすります。親指を使って足の前側から始め、親指が届かなくなったら人差し指と中指に変えて、後ろ側までていねいにさすっていきます。①②の順にさすります。

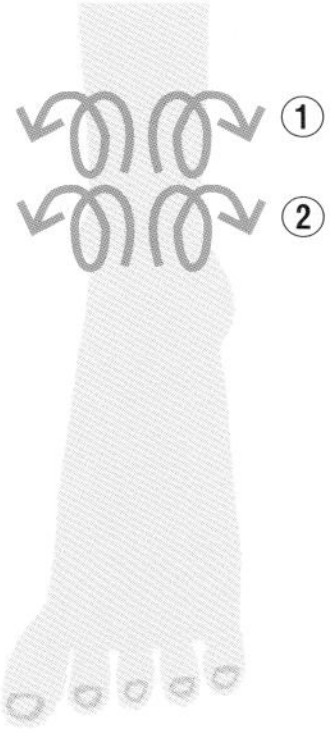

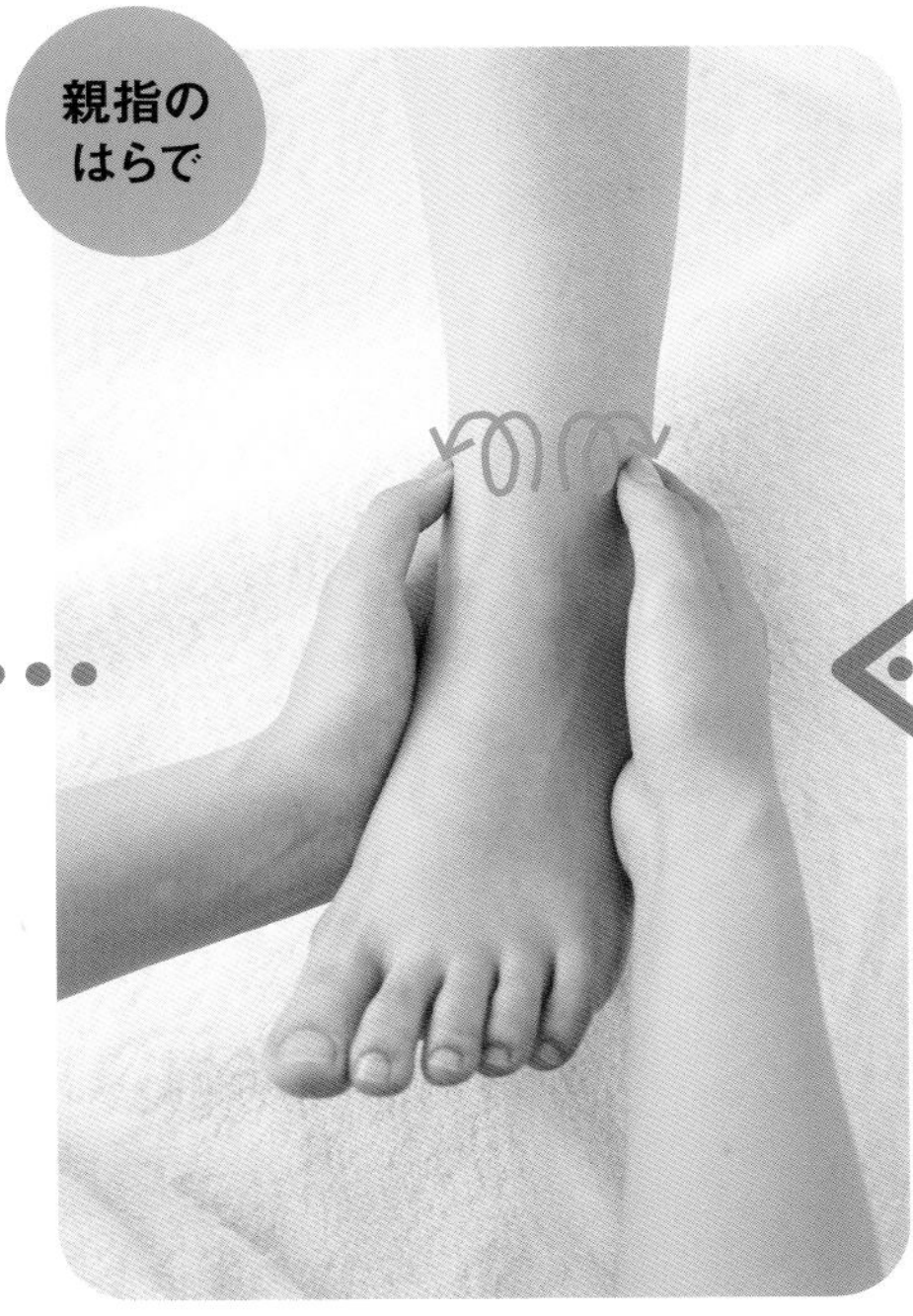

親指のはらで足首をさすっていきます（①）。

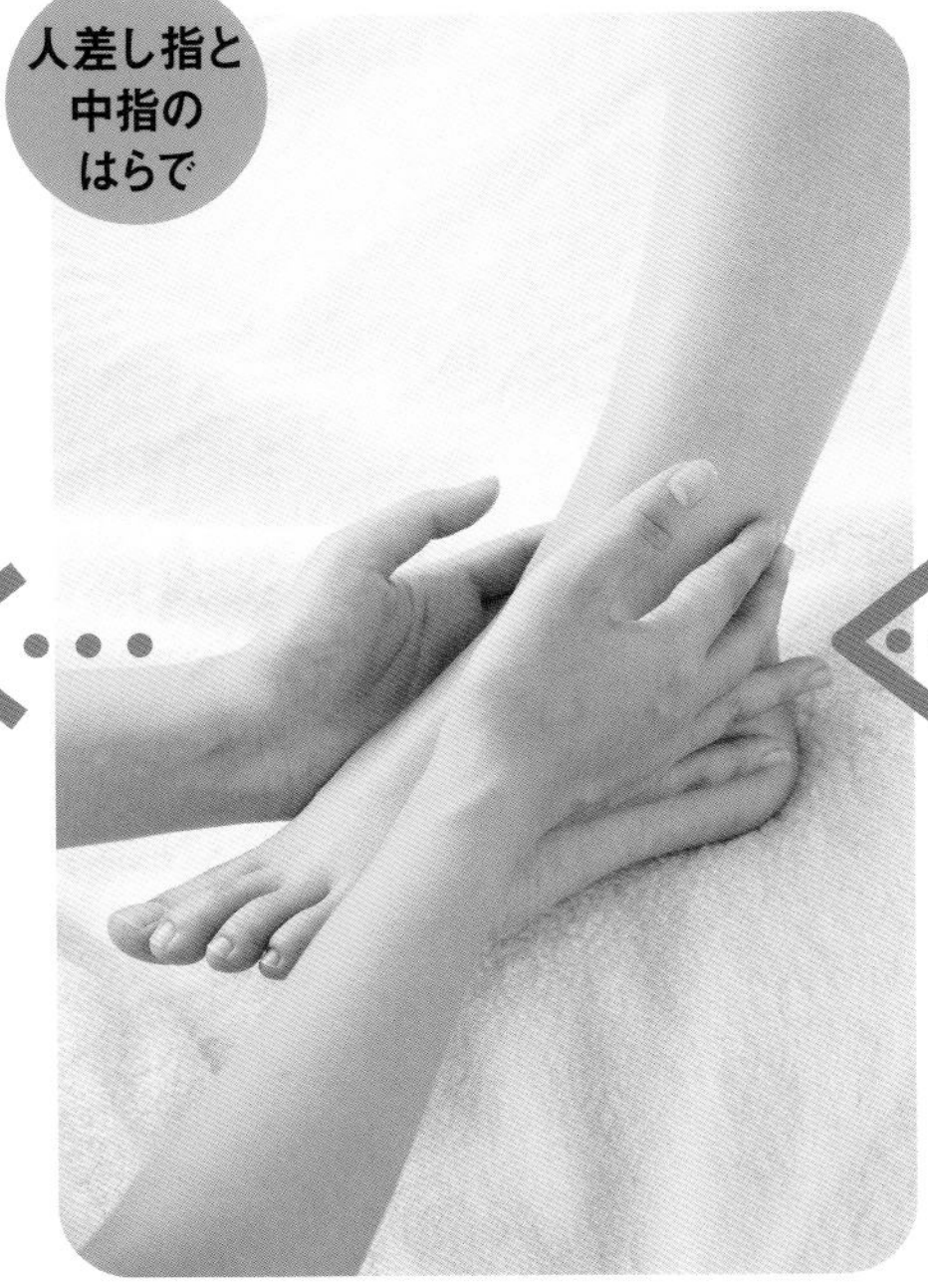

親指が届かなくなったら、人差し指と中指のはらで足首をさすっていきます。指の位置を指先側へずらし、同じように行います（②）。

13 足全体をさする

仕上げに足全体を手のひらで包み込みながら、さすります。

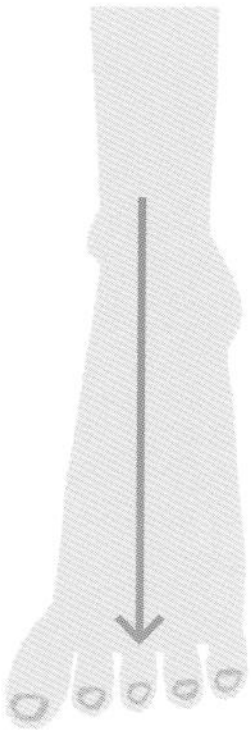

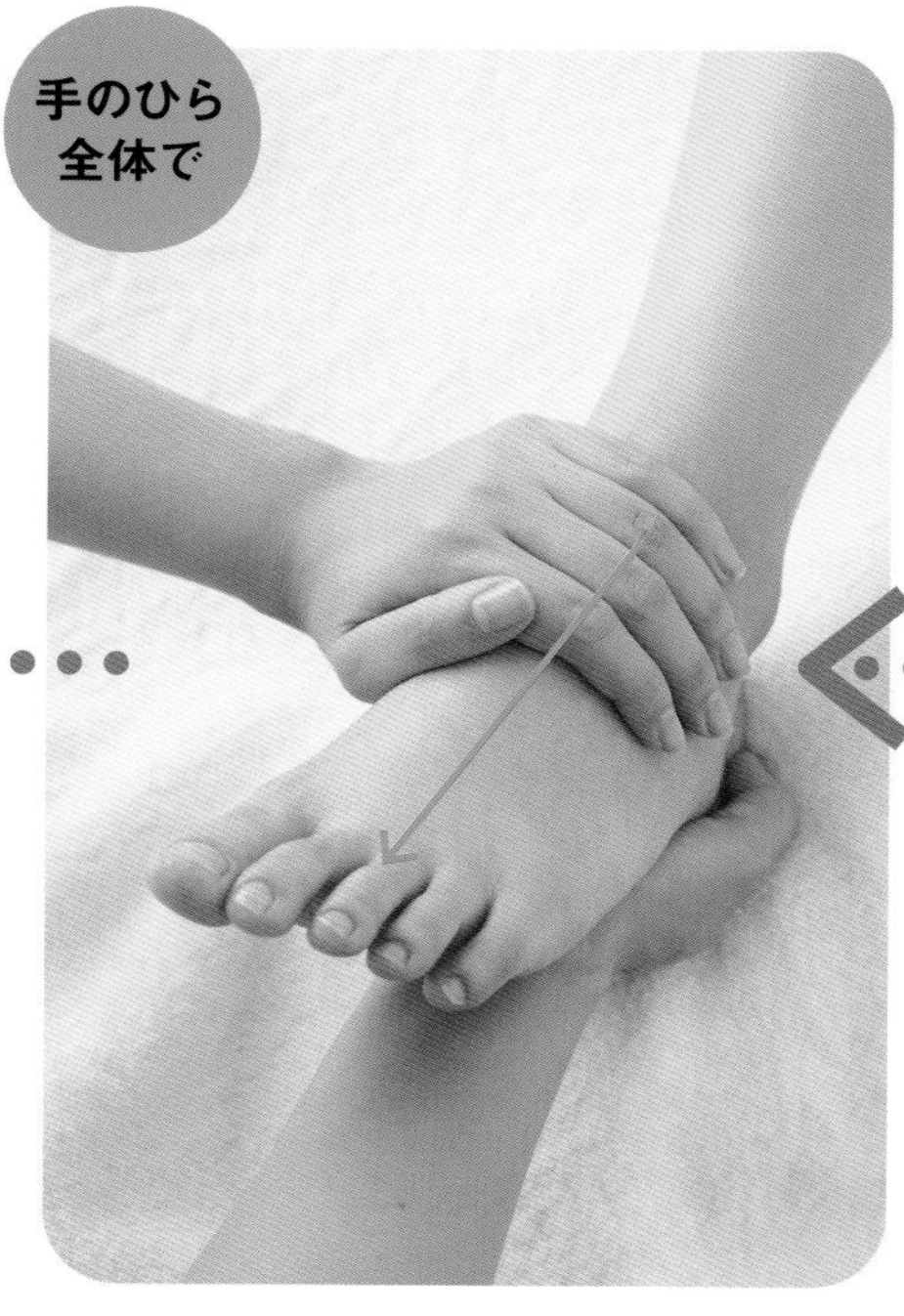

両手で足首を軽く挟みます。そのまま指先に向かって両手を同時にゆっくりと滑らせ、足全体をさすります。

14 アキレス腱を伸ばす

足の動きがよくなることも期待して、足の裏を軽く押して、アキレス腱を伸ばします。

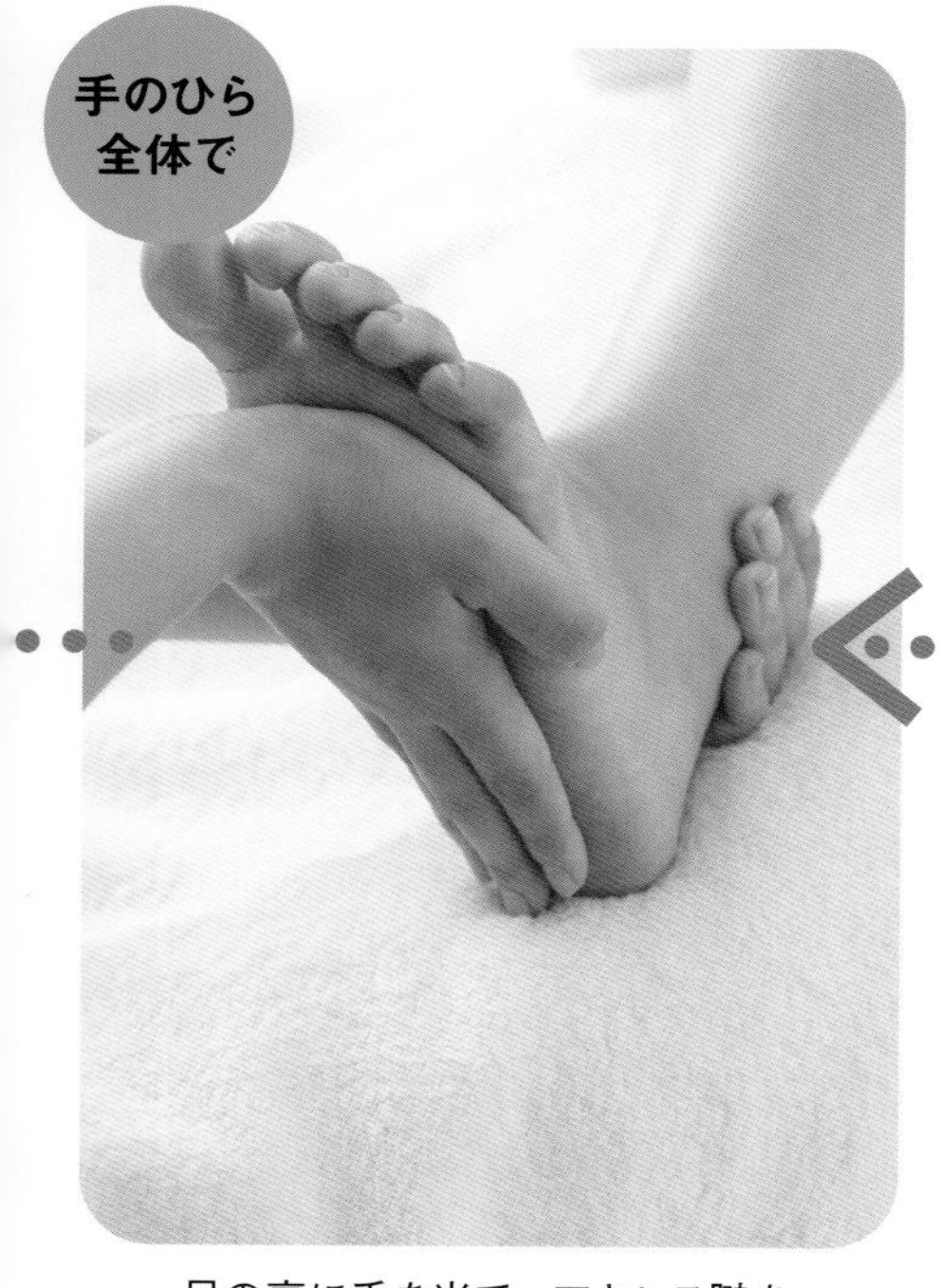

足の裏に手を当て、アキレス腱を伸ばすイメージで軽く押します。一方の手で足首をしっかり支えておきます。

15 足をタオルで包む

最後に、足の保温もかねて、タオルで足を包みます。

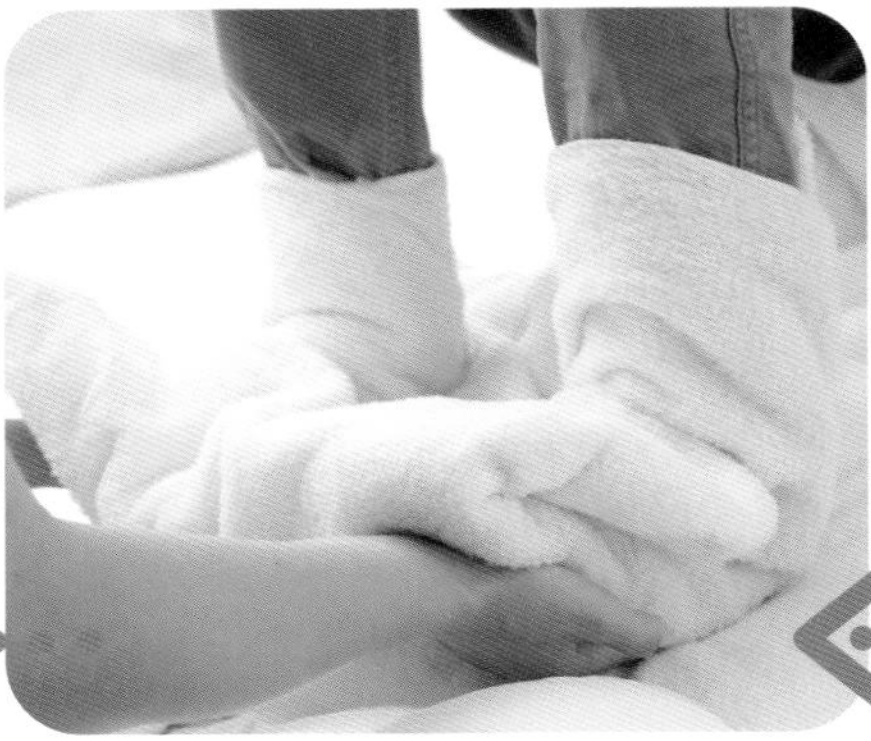

足をタオルで包みます。これで片方の足は終了です。続けて、もう片方の足のタオルを外してから**2**から**15**までのケアを行います。

16 終わりのあいさつをする

終わったことを伝えると同時に、触れさせてもらったお礼を言いましょう。

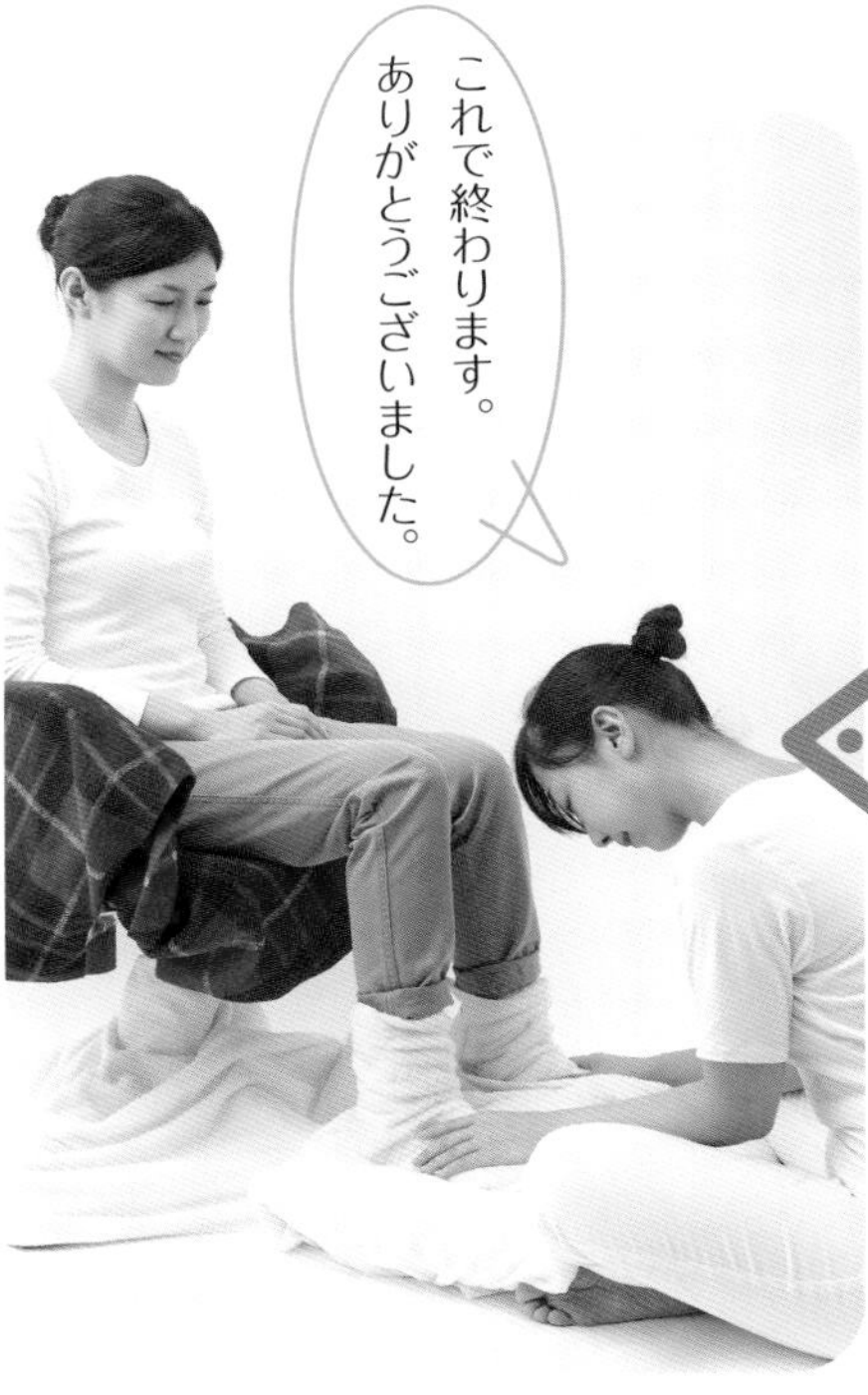

足の上に手を重ねて「これで終わります。ありがとうございました」とあいさつをします。

ハンドセラピーQ&A

Q 必ずこのプロセスをすべてしなくてはいけないない？

A すべてがベストですが短縮することもできます

背中、手、足のそれぞれをひとつの流れでムラなく触れるために考えられたのがこのプロセスです。また、触れる時間が10分以上になるとオキシトシンがよりよく出るという説から、10分以上触れることができるようになっています。ただし、相手や自分の都合などで短い時間のほうがよい場合は、過程をいくつか省いて行ってもかまいません。ハンドセラピーを行うということが最も大事なことだからです。

Q 毎日取り入れたほうがいい？

A 無理のない範囲で取り入れることが大事です

回数が大事ではないので、できるときにできる範囲で取り入れるようにしましょう。大事なのは、本人（認知症をもつ人）にとって必要だと思うときに適切なハンドセラピーをすることです。ハンドセラピーをする側の思い通りにしてはいけません。取り入れる目的は、本人のためであることを忘れないようにしましょう。

Part 4

認知症の基礎知識

認知症をもつその人をしっかりと見つめていくためには、
認知症についての基本的な知識が助けとなります。
とくに、認知症の行動・心理症状（BPSD）は、
不安やストレスなどが重なって起こることを
理解しておきましょう。

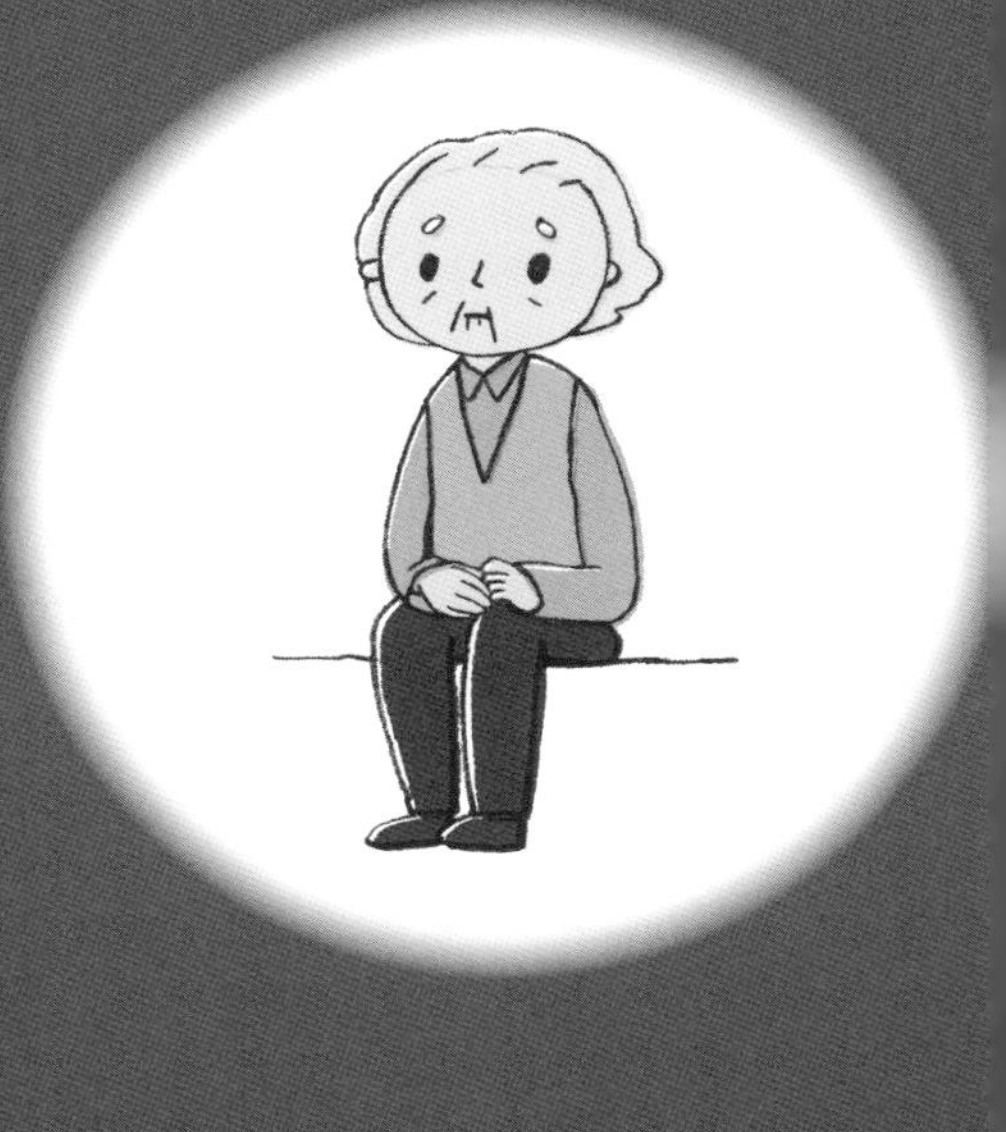

病院の現場から③

認知症の方とご家族の関係は病気の進行に大きな影響を与えます

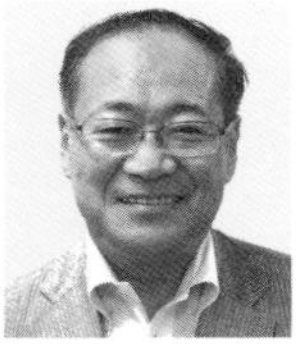

浦上克哉先生
（鳥取大学医学部教授、日本認知症予防学会理事長）

Q 認知症予防と治療のうえで大事なことは何ですか？

A 認知症の患者さんと向き合う臨床医として、ご家族にいつもお話ししていることがあります。それは、「認知症とはどういうものかをきちんと理解してください」ということです。

たとえば、ご家族がアルツハイマー型認知症になると、「どうして古いことは覚えているのに、新しいことは忘れてしまうの？」と思うことがあるかもしれません。それは、病気により海馬《かいば》が萎縮するためです。海馬が萎縮すると、新しい情報を保存するためのスペースがなくなり、「古い情報がいっぱいで新しい情報は入らない」という状態になります。

そうした認知症の方に対して「今度から忘れちゃだめだよ」と、たとえやさしく言ったとしても、それは本人にとってはとてもつらいことです。できないことをやりなさいと言われているのですから、とても厳しい言葉です。認知症になった親や兄弟に対する甘えや、「あんなにしっかりしていた親や兄弟がこうなるとは信じられない」という思いがあったとしても、こうした声かけが続くと病気は急速に悪化し、家族関係は悪くなっていきます。認知症だから病院に行こうと言っても、信頼関係がなければ「病院に連れて行かれてどうなるのかわからない」という不安から、拒否されるといったことも起こってくるでしょう。

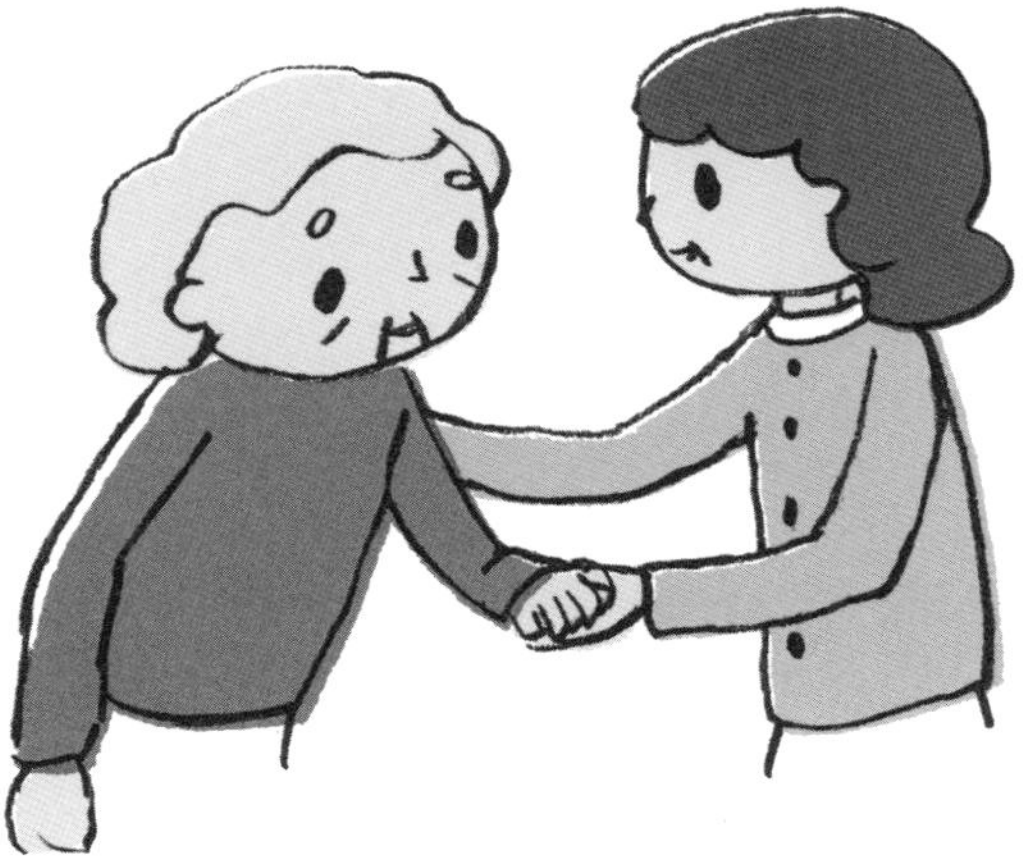

Q 家族はどうしたらいいのでしょうか？

A たとえば、記憶障害により、新しくて大事なことを忘れてしまうことは、とてもつらいことです。だからこそ、「忘れていいのよ。大事なことは私たちが覚えておくから大丈夫」と声をかけ、家族は認知症の方の記憶の杖になりましょう。足を上手に使えない方には杖が必要なように、脳を上手に使えない方には記憶の杖が必要なのです。記憶の杖があれば、認知症の方は困らずに生活していくことができます。

認知症の治療には、大きく分けて「薬物治療」と「環境整備」があります。私は、この2つが車の両輪のようにあり、同時によく回ることで治療がうまくいくと思っています。家族が杖となり、認知症の方自身が判断しながら生活できる環境を家族が整備することを願っています。

認知症による「物忘れ」について

何を食べたかではなく食べたこと自体を忘れる

たとえば、しょうゆを買って帰り、収納棚へ入れようとしたら、1週間前に買ったしょうゆがあったとします。「あ、この前、買ったんだ」と自分が買ったことを思い出すようでしたら、ただの「物忘れ」です。しかし「なぜここに新しいしょうゆが置いてあるのかな?」と、買ったこと自体を忘れてしまっていたら「認知症による物忘れ」の疑いがあります。

認知症とは、病気の名前ではなく、何かの原因で脳に障害が起こり、認知機能（物事を認めて理解する機能）が低下して、日常生活に支障が出てくる状態のことをいいます。この状態になると、よく見られる症状が「物忘れ」です。認知症による物忘れは、「体験したこと自体を忘れてしまう」という特徴があります。そのため、認知症になると「何を食べたか」ではなく「ご飯を食べたこと」を、「誰と会ったか」ではなく「人と会ったこと」を、記憶として留めることができなくなります。

新しいことを覚えておきたくても覚えておくことができない

では、認知症（おもにアルツハイマー型認知症）になると、どうして体験したこと自体を記憶に留めておくことができなくなるのでしょうか。その謎を解くヒントは「海馬」にあります。

海馬は、脳の中の大脳辺縁系《だいのうへんえんけい》にあり、

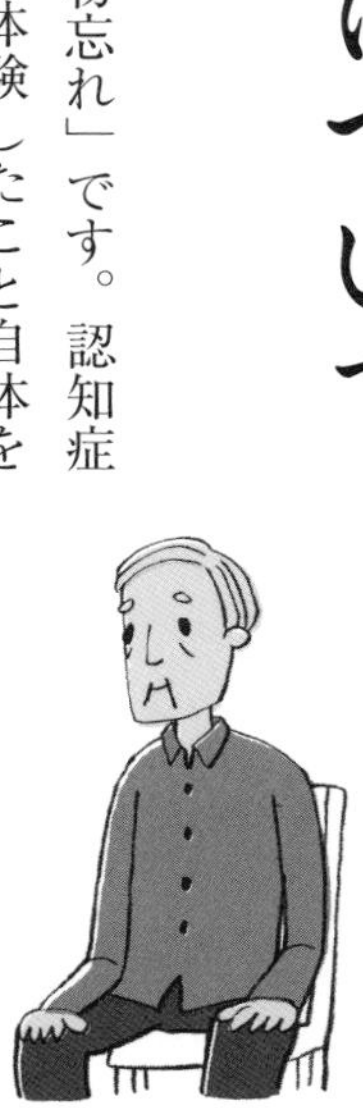

海馬はとてもデリケート

海馬は高性能ですが、とても繊細で壊れやすい性質をもっています。

酸素不足で脳がダメージを受けると、最初に海馬のあたりから死んでいくといわれています。また、強いストレスを受けると壊れてしまうこともあります。たとえば、PTSD（心的外傷後ストレス障害）は、極端な恐怖やストレスにより海馬に新しい情報を一時的に保管する働きをしています。この海馬が、認知症になると縮んでしまうため、新しい情報を保管しておくことができなくなってしまうのです。

新しい情報そのものが脳に残らないわけですから一生懸命思い出そうとしても、たとえヒントがあったとしても、思い出すことはできません。

「どうして忘れてしまったの？」とまわりの人は思うかもしれませんが、昔のことは覚えていても、新しいことは「覚えておきたくても、覚えておくことができない」のが多くの認知症の方々の状態です。

ただし、怖いことやつらいことなど、印象的な出来事は部分的に覚えていることもあります。たとえば、物忘れのために家族に指摘されてつらかったことを、理由は忘れてもつらかった思い出だけが残ることがあります。

海馬はどこにあるの？

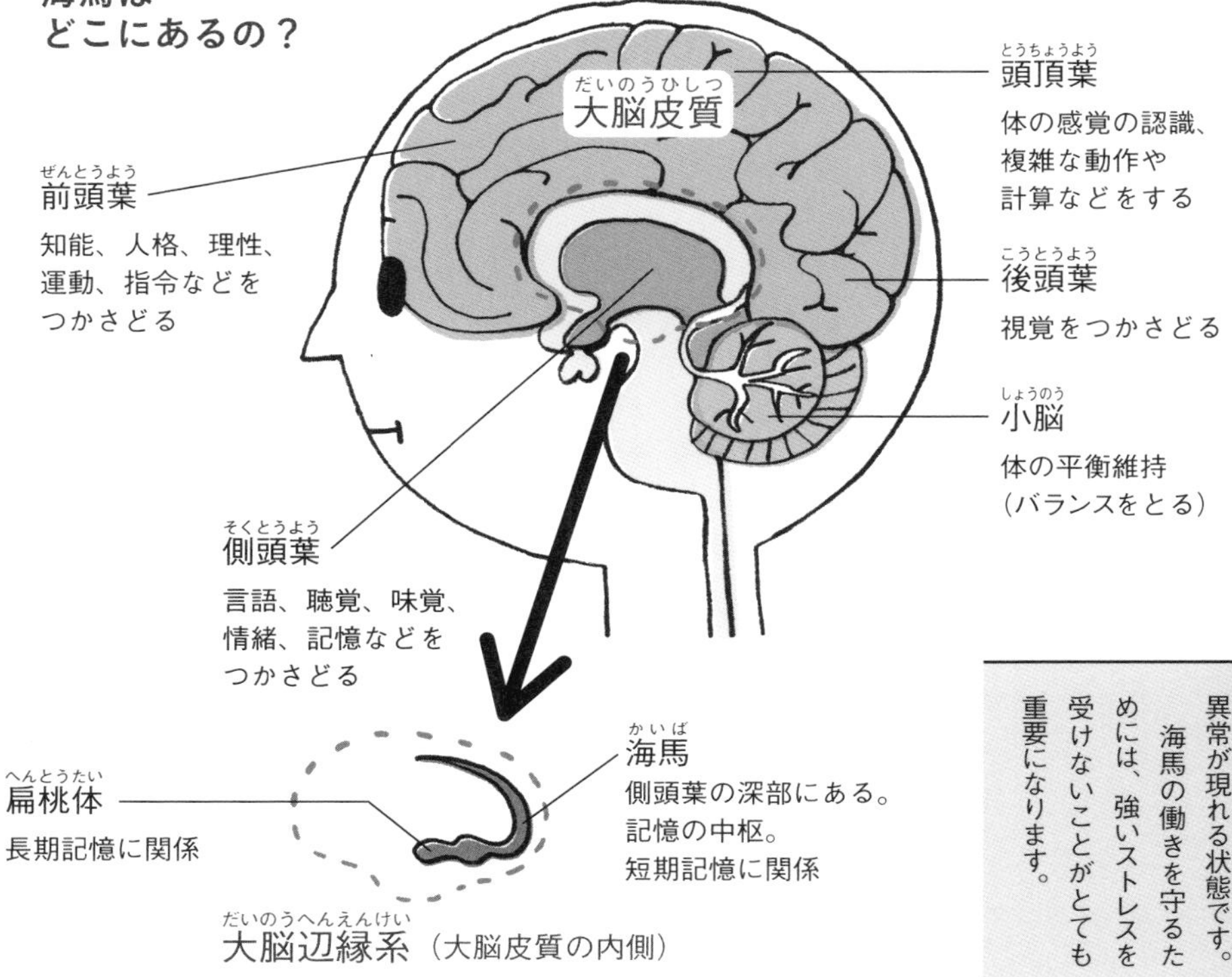

異常が現れる状態です。海馬の働きを守るためには、強いストレスを受けないことがとても重要になります。

認知症の種類

覚えておきたい4つの認知症と軽度認知障害（MCI）

認知症は、原因となる病気によって70種類以上に分けられます。そのなかでも代表的なものが4種類あります。アルツハイマー型認知症、レビー小体型認知症、血管性認知症、前頭側頭型認知症です。それぞれ、原因や症状が異なるため、治療法も変わってきます。なかでもアルツハイマー型認知症は、日本における認知症患者の70％くらいを占めているといわれています。

認知症は高齢での発症がほとんどであるため、18～64歳までに発症する認知症は若年性認知症と呼ばれます。症状は一般的な認知症と変わらず、多くが血管性認知症またはアルツハイマー型認知症です。

さらに、認知症の前段階といわれる状態のことを軽度認知障害（MCI）と言います。

軽度認知障害（MCI）

認知症ではなく、日常生活への影響はないが、認知機能に低下の傾向がある状態を軽度認知障害（MCI）と言います。認知症の前段階と考えられています。この段階で予防すれば、認知症の発症を遅らせたり、発症しても軽度ですむことがわかってきました。

MCIの5つの定義

1. 記憶障害の訴えが本人または家族から認められている
2. 日常生活動作は正常
3. 全般的認知機能は正常
4. 年齢や教育レベルの影響のみでは説明できない記憶障害が存在する
5. 認知症ではない

物忘れが気になりませんか?

アルツハイマー型認知症

認知症の中で最も多いのがアルツハイマー型認知症です。原因物質であるアミロイドβやタウと呼ばれるたんぱく質が脳に蓄積、増加することで、神経細胞が破壊され、海馬が萎縮して起こります。症状はゆるやかに進行します。

よく見られる症状

- **記憶障害**
- **見当識障害**
- **実行機能障害**
- **視空間認知障害**
- **そのほか、興味や関心が薄れていったり、身なりを構うことができにくくなったりする。**

見えない物が見えたり、頑固になっていませんか?

レビー小体型認知症

脳の大脳皮質の内部にレビー小体という代謝物質が多数現れ、後頭葉の血流が悪くなることで起こります。

よく見られる症状

- **認知機能の変動**
- **幻視**
- **パーキンソン症状**
- **レム睡眠行動障害**
- **抗神経病薬に対する過敏性**
- **顕著な自律神経障害**

やる気のない感じが気になりませんか?

血管性認知症

脳梗塞や脳出血などによって、脳のその部分の神経細胞が破壊され、脳の働きが低下することで起こります。発作を繰り返すたびに症状は進行していきます。

よく見られる症状

- **歩行障害**
- **構音障害**
- **嚥下障害**
- **まだら認知症**
- **うつ傾向**
- **情動の制御力低下**

「勝手」と思うような行動が増えていませんか?

前頭側頭型認知症

判断力や抑制をつかさどる「前頭葉」と言葉の理解に関連する「側頭葉」の両方が萎縮して起こります。65歳以下の若年で発症することが多いのが特徴です。

よく見られる症状

- **脱抑制**
- **常同行動**
- **被影響性の亢進**
- **注意・集中力低下**
- **感情・情動の変化**

認知症の症状

必ず現れる「中核症状」と個人差のある「BPSD」

認知症の症状には、「中核症状」と「認知症の行動・心理症状（ＢＰＳＤ）」があります。

中核症状は、認知症の症状として必ず現れるものです。記憶障害や理解・判断力障害などがそうです。認知症の種類によって症状の違いはあり、程度の差もありますが、初期の段階から現れます。

一方、認知症の行動・心理症状（ＢＰＳＤ）は、中核症状があることによって起こる症状で、歩き回るなどがあります。これは必ず現れるものではなく、本人の性格や生活習慣および生活環境などによる個人差があります。中核症状に精神的な不安や混乱、ストレスなどが重なって起こるといわれ、不安や混乱などを抱く原因を解決することで、症状が軽減する場合もあります。その原因を把握して、原因に対してどのようなケアが必要かを考えて、実践していくことが大切です。

症状が現れる過程

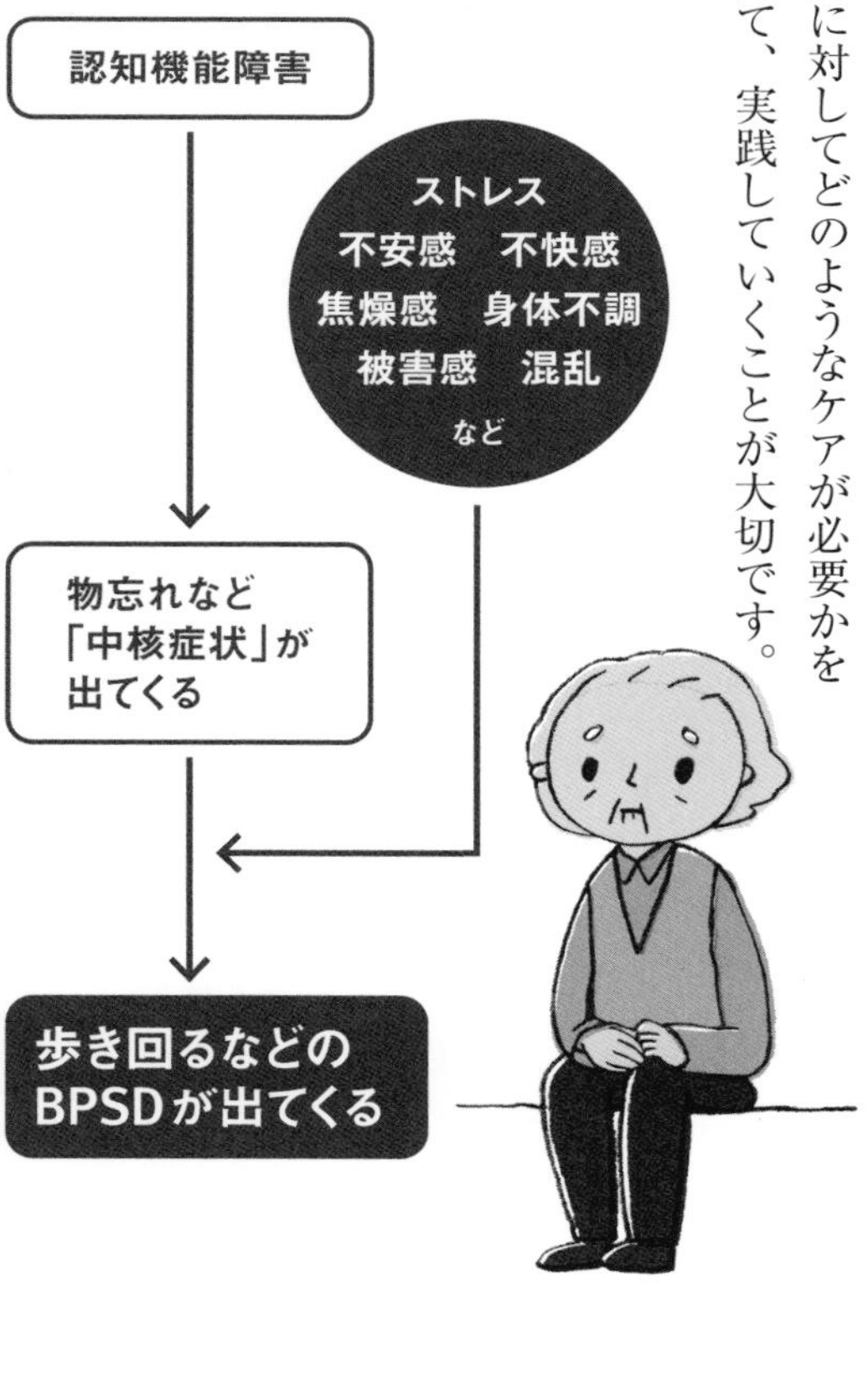

認知症の2種類の症状

認知症の行動・心理症状（BPSD）

歩き回る
突然何かを
思いついたかのように
外出してしまう

焦燥
何かに追い立てられているように
イライラする

抑うつ（感情障害）
何に対しても
何かをする
意欲が湧かない。
悲しそうな表情や
身振りをする

せん妄
夜、突然起き出して、
誰もいないところに
話しかけたりする

不安・恐怖
約束や予定について
何度もたずねたり、
ひとりにされることに
対して激しく怖がる

睡眠障害
眠れない。
昼夜逆転になる

妄想
物がなくなると
家族を泥棒だと
思ってしまう

多動
落ち着きがなく
不必要に動き回る

幻覚
実際に存在しない
ものが見えたり
聞こえたりする

介護に対して嫌がる
介護に抵抗して、
入浴や着替えなど
を嫌がる

まわりの人が暴力・暴言と感じる行為
大声をあげたり、
手をあげたりする

まわりの人が不潔と感じる行為
手についた便を壁でふきとるなど

異食
食べ物ではない
物を食べてしまう

中核症状

記憶障害
新しいことが覚えられなくなる

実行機能障害
前もって計画を立てることができない。
家電や自販機などが使いこなせない

理解・判断力障害
物事を理解して的確な判断を下すことができなくなる。決断力がなくなる

見当識障害
時間・季節・場所などの感覚がわからなくなる

失語
言葉が出てこなくなる。言葉のやりとりが難しくなる

失認
物が見えているのに、それが何なのか認識できなくなる

失行
体に麻痺はないのに、体をうまく動かすことができない

認知症かもしれないと思ったら

「物忘れ外来」などで早めに専門医へ相談を

多くの病気と同じく、認知症も早期の対応と適切な治療が肝心です。認知症の原因によっては治療可能なものもあります。

診断を受けるときは、専門医を訪れましょう。「物忘れ外来」「メモリークリニック」などに専門医がいます。また、２０１４年より都道府県知事および指定都市市長が指定する病院や診療所に「認知症疾患医療センター」が設置され始めました。ここでは、認知症の進行予防から地域生活の維持まで必要になる医療が提供されますので、こちらで相談することもできます。

なお、現在日本で行われている認知症の治療では、薬物治療と環境整備などを組み合わせて行うのが一般的です。

薬物療法では中核症状の進行を抑える薬と、認知症の行動・心理症状（ＢＰＳＤ）を改善する薬があります。なかでも中核症状の進行を抑えるのに有効なのが塩酸ドネペジル（アリセプト）です。この薬は使い始めるのが早ければ早いほど効果があるといわれ、多くはアルツハイマー型認知症に用いられますが、レビー小体型認知症にも適応が拡大されました。ほかにもガランタミン（レミニール）、メマンチン（メマリー）など各種の薬から患者の症状に合うものを使用することで治療効果増大が期待されます。

ただし、本人が病院に行くことを嫌がっている場合は、無理やり連れていく、というよりも、まずは本人の気持ちをよく聞いた上で、本人が相談しやすい人（たとえばかかりつけ医など）と話をするなど、本人の気持ちを大切にしながら、どのようにするのか一緒に考えていくようにしましょう。

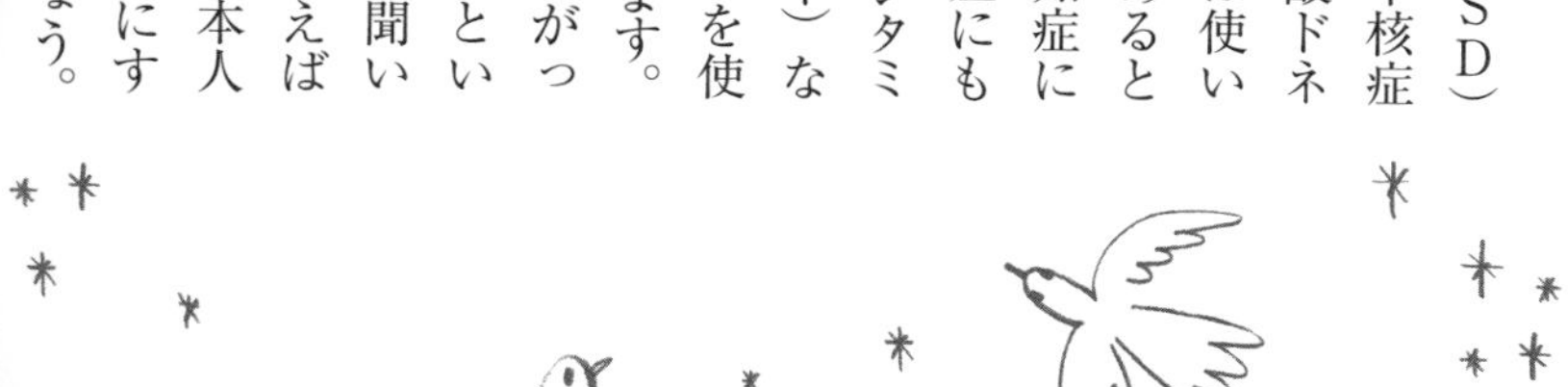

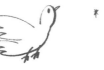

Part 5

認知症をもつ人と一緒に楽しめることと予防について

ハンドセラピーのほかにも
認知症をもつ人と一緒に楽しめることを探しましょう。
ここでは、「認知症の予防」についてと、
専門家が研究を重ねたうえで、
認知症の予防にとって
役に立つことが
わかっている情報を
お伝えします。

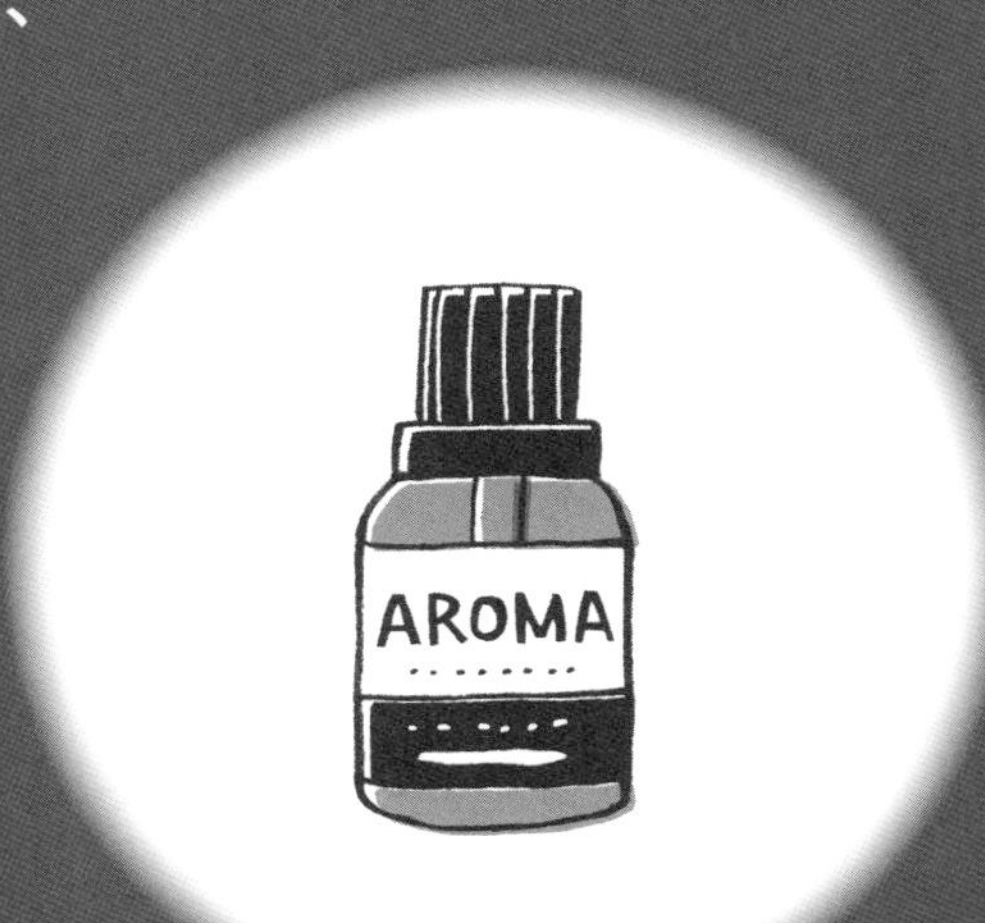

認知症の予防とは？

修正不可能と可能なリスク

認知症の予防について、有名な報告があります。それは、2017年、「The Lancet」（医学雑誌「ランセット」）の認知症委員会による、「認知症のリスク要因に関する対策を積極的に行うことで、認知症の3分の1は予防できる可能性がある」とする報告。具体的には、「教育」「難聴」「高血圧」「肥満」「喫煙」「うつ病」「社会的孤立」「運動不足」「糖尿病」の9つのリスク要因を改善することにより発症を遅らせたり、発症を約35％ほど予防したりする効果が期待できるという報告です。さらに同委員会は、2020年に「過度の飲酒」「頭部外傷」「大気汚染」の3つのリスク要因を追加したレポートを発表し、「認知症に対する修正可能なリスク要因」に関するライフワークモデルを提案しました。

ここで注目すべき点は、2つあります。ひとつは、潜在的な修正不可能なリスク要因が60％であること。ここには遺伝的要因も含まれます。もうひとつは、潜在的な修正可能なリスク要因（40％）として、上記の12のリスク要因が挙げられている点です（左ページの表参照）。

本人の思いを尊重する

つまり、認知症の原因はいろいろあり、そのリスクを抑えることはとても難しいことであるが、現在の段階でリスク要因の中から修正可能であるものもある、ということです。たとえば、血管性認知症の場合は高血圧が大きなリスク要因のひとつであり、高血圧をコントロールすることが血管性認知症発症のリスクを下げることにつながります。

ただし、すべてのリスク要因への対策を取ったからといって、認知症を発症しないとはいえません。あくまでも、リスク要因があり、そのなかでも修正可能なものがあることがわかっているということです。
　そのことからも、リスク要因を修正する（たとえば肥満を改善する）ことに対して熱心に取り組むことが、その人の大きなストレスになってしまうことがあるとすれば、それはその人にとってどの程度メリットがあるのか、本人の思いを聞き、一緒に考えていくことがとても大切になります。つまりは、ケアする側がよいと思うことを、無理やり押し付けることがないようにし、きちんとした正しい説明と、その人の思いと、現在の環境などをしっかりとアセスメントしたうえで、認知症についての予防をどのように取り入れるのか、考えていきましょう。

認知症に対する修正可能なリスク要因（全体の40%）

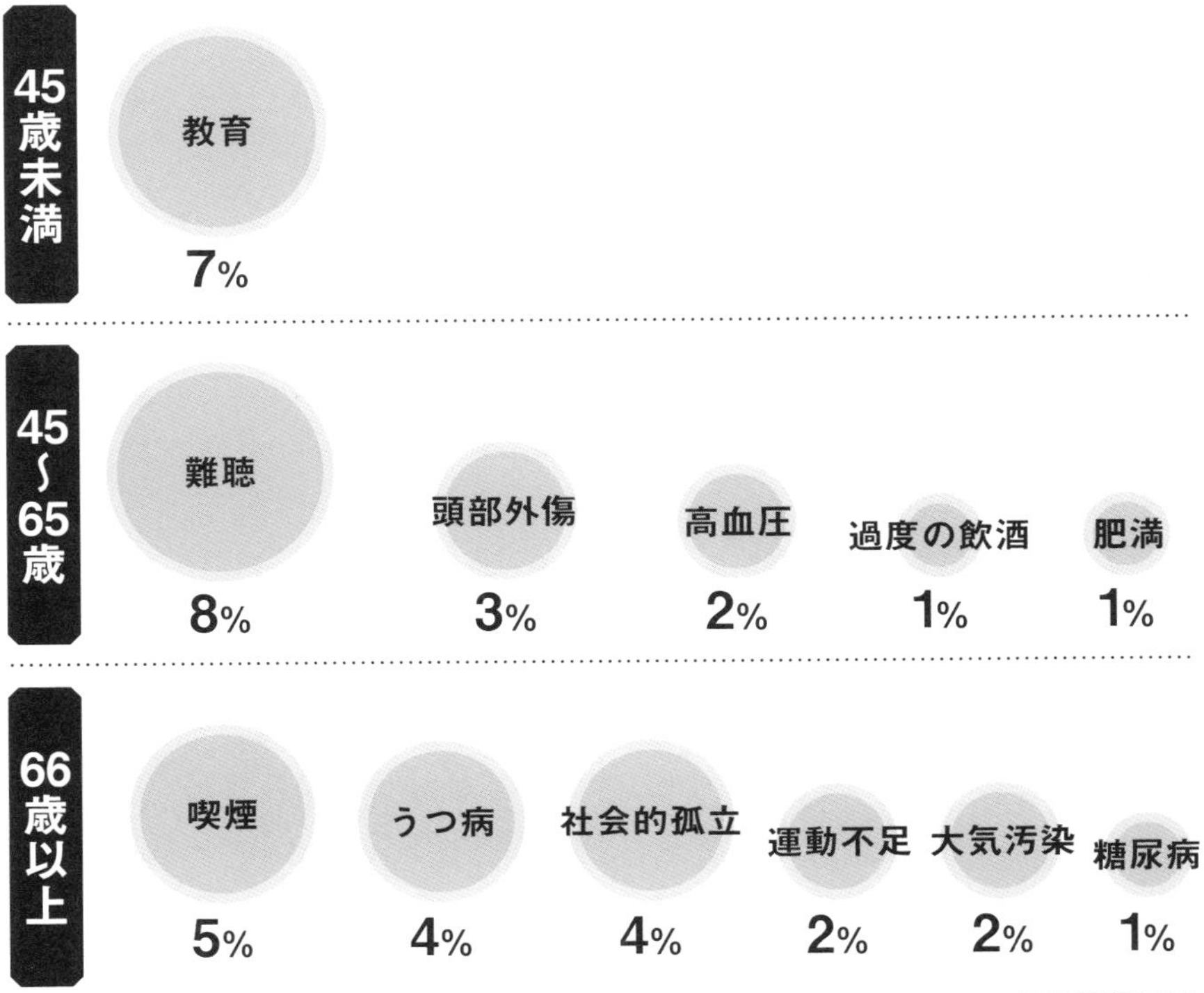

Livingston G,et al.Lancet Dementia prevention, intervention,and care:2020 report of the Lancet Commission,Lancet,8;396(10248):413-446.2020

3段階で考える認知症予防

予防医学では、予防の考え方を一次予防、二次予防、三次予防の3段階に分けていますが、認知症予防についても3段階で考えるといいでしょう。

看護職・介護職はさまざまな場で認知症予防に関わる機会があるかと思います。このような予防の視点でケアをすることで、少しでもよい状態で毎日を過ごすことができるように目指しましょう。同時に、「予防の失敗によって認知症を発症させた」という偏った考え方は、認知症という疾患に対する偏見を生み出し、認知症をもつ人のその後の暮らしに大きな影響を与えてしまうということを、十分理解しておくことが重要です。

一次予防
健康増進と認知症発症予防

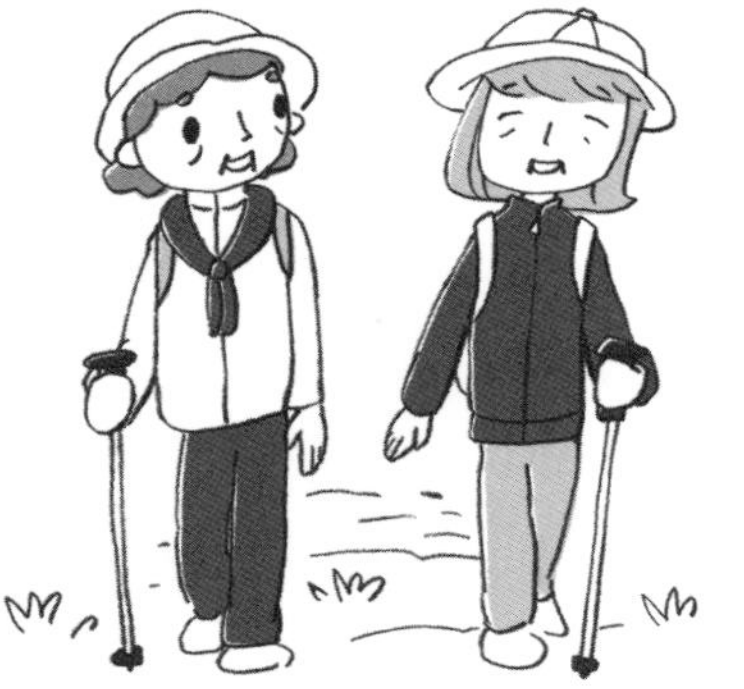

疾病の発生を予防することが一次予防になります。認知症予防においては、健康増進と認知症発症予防が大切になります。健康増進のためには生活習慣の改善（生活環境の改善、適切な食生活や運動・活動、適正飲酒、禁煙など）が求められます。認知症の発症予防としては、保健所・学校・企業などでの健康教育、生活習慣病予防に関連した脳血管障害のリスクの低下、脳の炎症疾患の予防、難聴対策などがあります。人と話をする、社会とのつながりをもつことも重要であると言われます。

これらを意識し続けていくことで、認知症を発症せずに過ごせたり、認知症になる時期を遅らせたりできる可能性が高まります。

二次予防

認知症の早期発見・早期治療

　発生した疾病を早期に発見して、重症化しないようにすることが二次予防です。具体的には、介護予防のスクリーニング、人間ドック、早期治療があります。認知症を早い段階で発見して早期に治療すれば、よい状態で過ごすことができます。

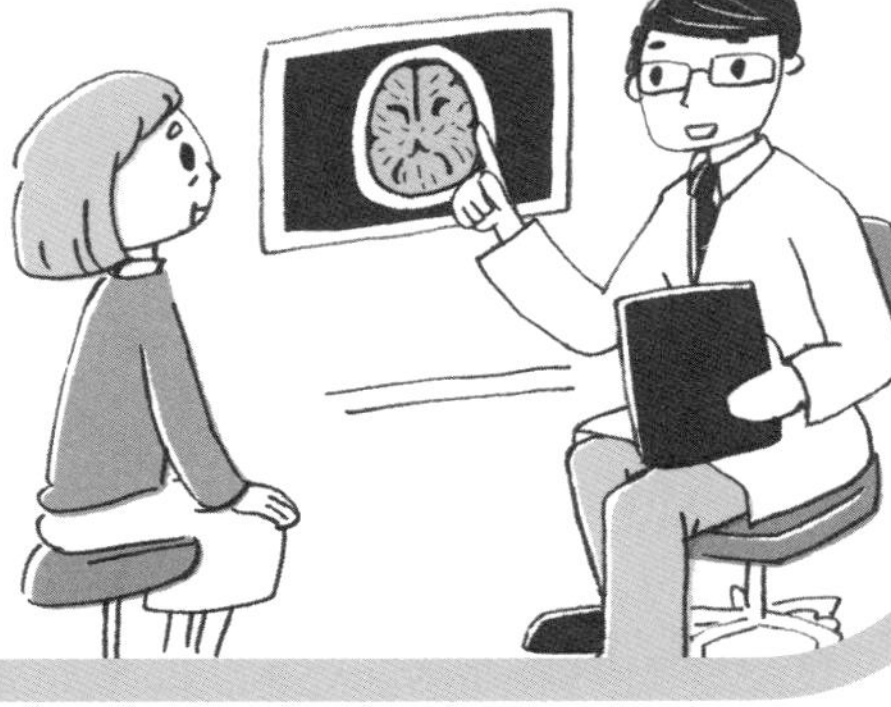

三次予防

認知症発症後の機能の維持・向上

　疾病の発生後に、適切な治療やケアを受けて、機能の維持や回復を図っていくのが三次予防です。具体的には、心身機能低下の予防（アクティビティケアなど）、治療、認知機能維持・向上を目指したリハビリテーション（リアリティオリエンテーションなど）が行われます。可能な限り、よりよい状態で長く過ごすことを目指します。

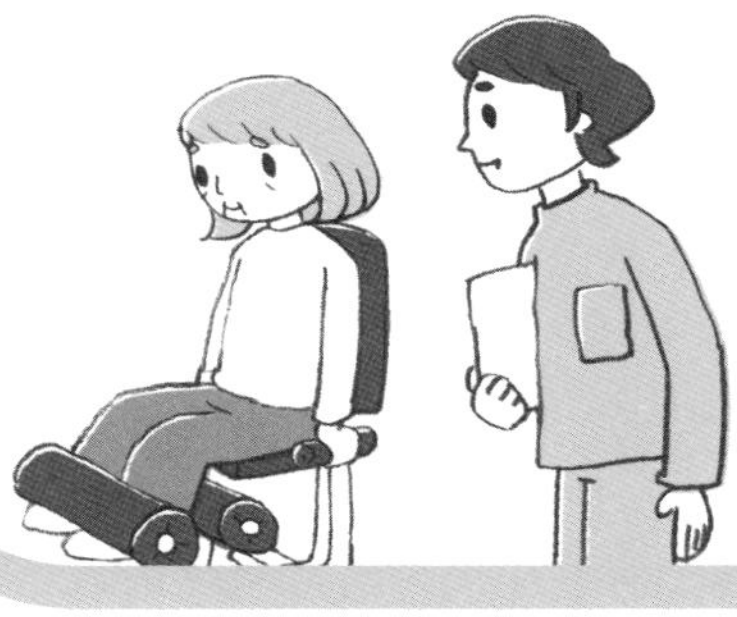

アロマセラピー

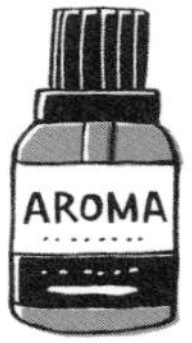

朝と夜の2時間
香りを嗅いで認知症予防

「アロマセラピーが認知症の症状改善に、これほどまでに効果が出るとは思っていませんでした」と言う浦上先生は、40年以上認知症の研究を行っている認知症専門医です。臨床医という立場から、ある患者さんの悩みである嗅覚症状をなんとかしたいという思いから研究が始まり、誰もが手軽に取り入れられる「香りを嗅ぐ」という方法で認知症予防が可能であることを突き止めました。

そこで、香りと認知症について、浦上先生にお聞きしました。

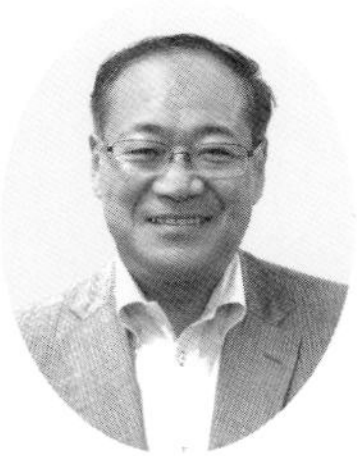

浦上克哉先生
鳥取大学医学部教授
日本認知症予防学会理事長

香りと認知症

認知症の原因物質が蓄積 → 嗅覚機能の低下（においがわからなくなる） → 海馬に障害が起こる（認知機能の低下） → **アロマセラピーを取り入れる** → 嗅神経細胞が再生 → 脳の働きが活性化

Q なぜ「香り」が認知症に役立つのでしょうか？

A 実は、あまりよく知られていないのですが、アルツハイマー型認知症は「物忘れ（海馬の障害）」からではなく、「においがわからなくなること（嗅覚機能の低下）」から始まります。まず嗅神経がダメージを受け、そのダメージが嗅神経とつながって存在する海馬に次第に伝わり、記憶の機能を破壊しながら、そのほかの部位にも広がり、認知症は悪化していくのです。

嗅神経は、ほかの脳神経とは違い、再生能力がきわめて高い神経です。そこで、嗅覚に何かいいアプローチができないかと思い、1980年代から約40年もの間、いろいろなものを試してきましたが、2000年ごろにアロマセラピーにたどり着きました。フランスではメディカルアロマセラピーという分野があり、200年もの間、医療に使用されてきていることから安全性の高さがわかりました。また、濃度が高いため、効果的に脳神経を刺激できる可能性にも期待がもてました。

そこで、認知症の神経細胞を活性化する働きのある香りにはどのようなものがあるのかを調べていき、数種類の精油（アロマオイル）を使った実験を行いました。その結果、嗅覚症状が改善されるというデータを得ることができました。さらに、介護老人保健施設でアロマセラピーを用いて行った調査により、アロマセラピーには知的改善効果があることが確認されました（図参照）。「香りで嗅神経の機能を再生することができれば、海馬を活性化し、認知症の予防ができる」という説を実証することができたのです。

アロマセラピーの知的機能への効果

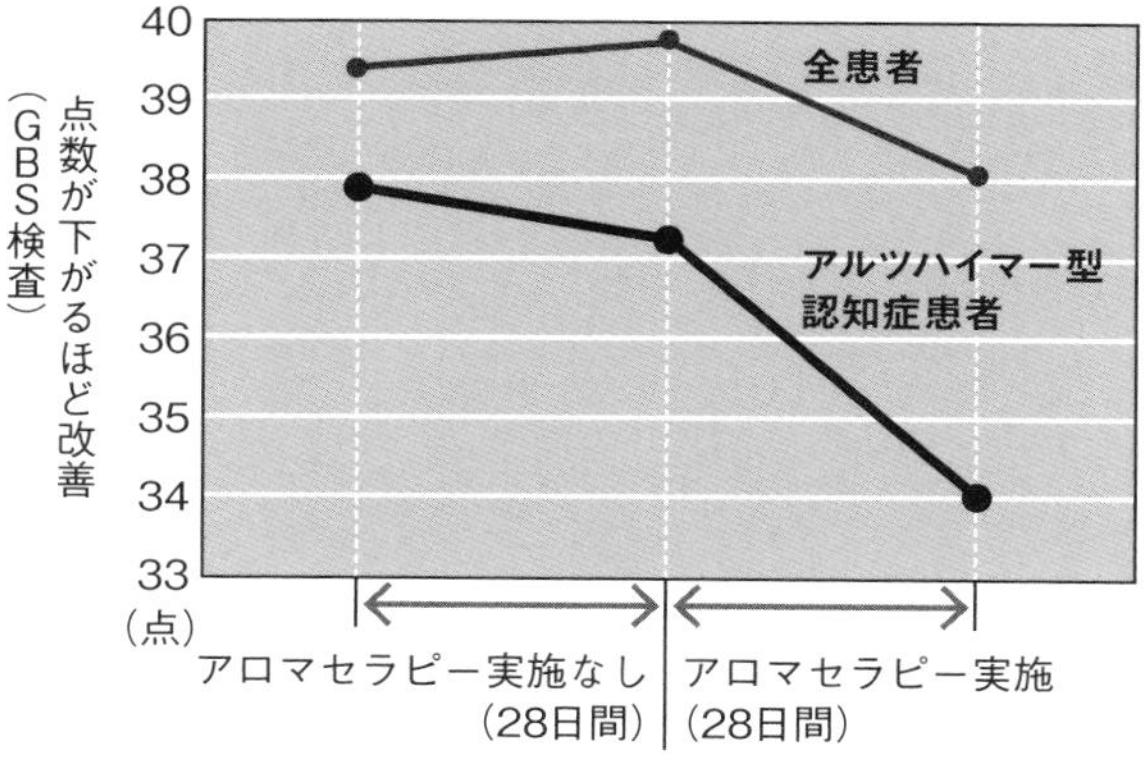

介護老人保健施設に入所中の77人（高度アルツハイマー型認知症患者65人を含む）に対して、28日間アロマセラピーを実施しないときと、28日間アロマセラピーを実施したときの、認知機能について調査した。その結果、アロマセラピーを実施していた期間のほうが、実施していない期間よりも認知機能が改善されていることがわかった。

Q 効果の高い香りは何ですか？

A 実験の結果、認知症の神経細胞を活性化する効果が最も高い香りはローズマリー・カンファーでした。２番目がレモン。もしかしたら、これらを組み合わせたほうが効果は高くなるのでは？とひらめき、実際に合わせてみたところ、単品で使用したときよりも、よい結果が出ました。最終的に最もよい結果が出たのは、ローズマリー・カンファー２滴とレモン１滴を合わせた香りでした。

また、神経細胞を活性化させるだけでなく、夜は鎮静化させる香りを使うほうが効果的であることもわかりました。これは、昼間疲れた神経細胞を回復させるという働きと、嗅覚は慣れてしまうという特性があるため、２種類の香りを使うことで、脳への刺激を薄れさせない働きがあります。

脳を鎮静化させる香りとしては、真正《しんせい》ラベンダーが最も効果が高く、２番目がスイートオレンジでした。これを合わせることで、より高い効果を得ることができます。配合は、真正ラベンダー２滴、スイートオレンジ１滴です。

認知症予防に効果的なアロマオイルの組み合わせ

昼用の香り

脳の神経細胞を活性化させる香り。集中力や記憶力を高める効果のあるアロマオイルを使用。すっきりとした香り。

ローズマリー・カンファー AROMA 2滴 ＋ レモン AROMA 1滴

夜用の香り

脳の神経細胞を鎮静化させる香り。リラックスと不眠改善効果のあるアロマオイルを使用。やさしい香り。

真正ラベンダー AROMA 2滴 ＋ スイートオレンジ AROMA 1滴

注意点

- 香りを嗅いでいて気分が悪くなったときは、すぐに中止しましょう。
- アロマオイルを口に入れたり、皮膚に触れたりしないようにします。もしも皮膚に触れてしまった場合は、早めに水で洗い流します。

Q 「香り」はどんな認知症の人にも効果があるのでしょうか？

A アロマセラピーによる高い知的改善効果が実証されているのは、軽度認知障害（MCI）の人とアルツハイマー型認知症の人です。レビー小体型認知症も嗅神経の障害から始まることがわかってきたと同時に、香りによる効果も報告されています。ただし、血管性認知症、前頭側頭型認知症の人への効果は今のところ現れていません。

また、予防を目的に30代くらいから使い始めることも、ぜひおすすめします。40代になると嗅覚機能は衰え始めますが、その変化は視覚や聴覚に比べると感じにくいものです。嗅神経に刺激を与え、再生させることを早くから続けることで、認知症を予防することができます。

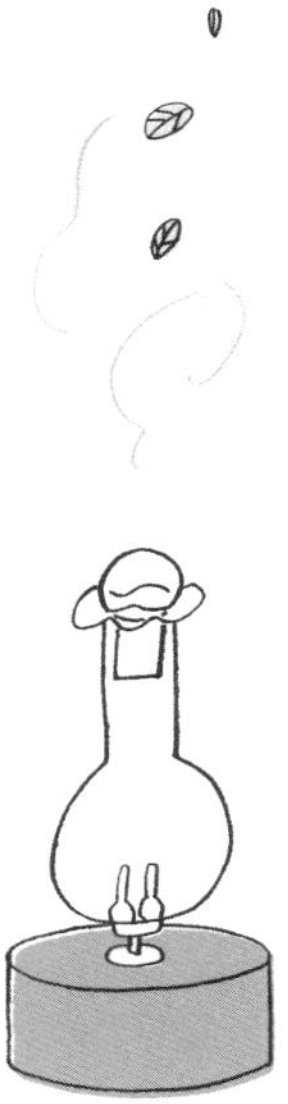

Q 「香り」はいつ使うといいのですか？

A 交感神経を刺激する香り（ローズマリー・カンファーとレモン）は昼間。できれば午前中に少なくとも2時間は嗅ぐようにします。鎮静作用のある香り（真正ラベンダーとスイートオレンジ）は、夜、就寝する1～2時間前から嗅ぎ始めましょう。

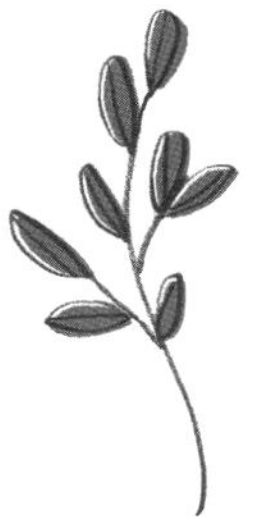

Q どのブランドのアロマオイルでも効果があるのでしょうか？

A 使用するアロマオイルが粗悪品では、効果を得られないだけでなく、毒性のある物質が体に蓄積し、肝機能障害を起こすなど、命に関わる危険性もあります。アロマオイルを選ぶときは、信頼のできる業者が取り扱っている、化学香料を含まない、無農薬、有機栽培の原料を使用した100％天然のアロマオイルを選ぶようにしましょう。

Q 昼用の香りの上手な使い方は？

A 少なくとも2時間続けて香りを嗅ぐためには、香りを身につけておくことをおすすめします。アロマセラピー用のペンダントなら、フィルターにアロマオイルを落としてふたをしめ、首からかけたまま、生活することができます。

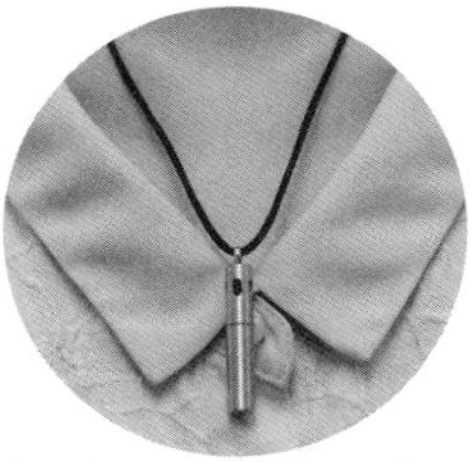

香りを携帯できるアロマセラピー用ペンダント。
浦上式アロマペンダント／ナンバメイト

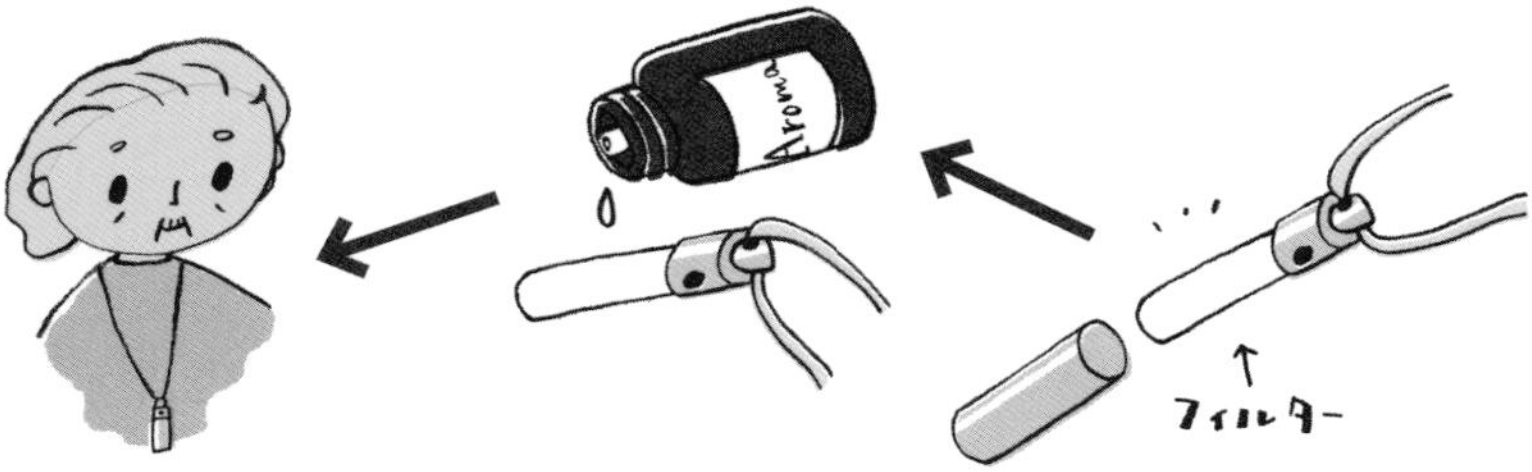

Q 夜用の香りの上手な使い方は？

A 寝室に香りを漂わせておくことをおすすめします。アロマディフューザーといって、アロマオイルをフィルターなどに落としたあとセットし、スイッチを入れると香りが拡散される道具があります。これを寝る1～2時間前に寝室のテーブルなどに置き、アロマオイルを落としてからスイッチを入れておくとよいでしょう。

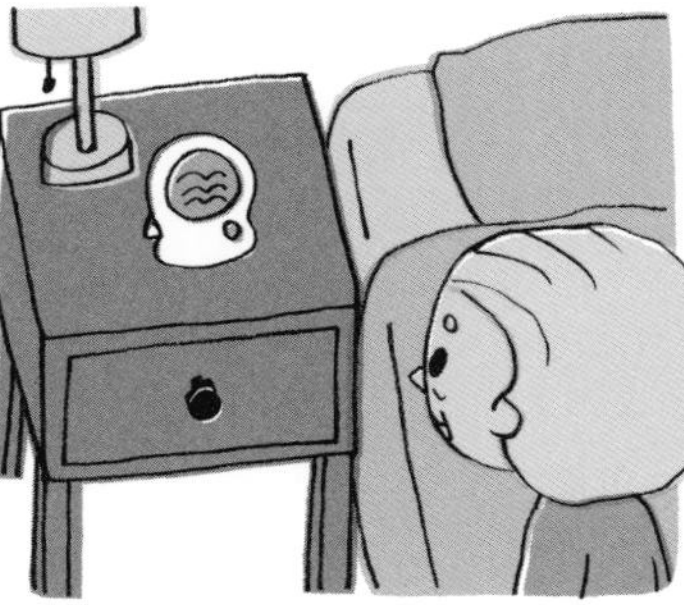

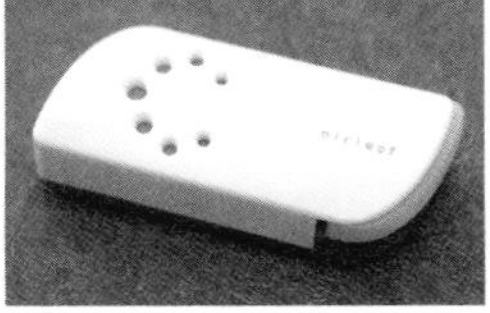

香りを拡散させる
アロマディフューザー。
浦上式エアリーフ／ナンバメイト

(株) ナンバメイト
https://urakamistyle.jp/
tel:06-7663-7113

運動

運動しながら脳を刺激するコグニサイズ*で認知症予防

「運動することで認知症（おもにアルツハイマー型認知症）が予防できるのですから、できるだけ早く取り入れ、そして継続してほしいです」と言う島田先生は、認知症予防や寝たきり予防を目指して、高齢者の健康増進のために研究を続けています。先生が認知症予防のために考案したエクササイズ「コグニサイズ」は、認知機能の低下を抑える効果があるとされています。

そこで、島田先生に「認知症と運動（コグニサイズ）」についてお聞きました。

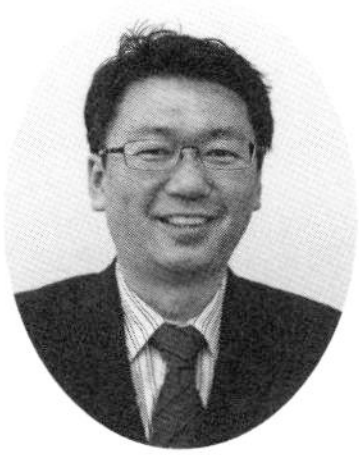

島田裕之先生
国立長寿医療研究センター研究所
老年学・社会科学研究センター
センター長

＊コグニサイズ（cognicise）とは、cognition（認知）とexercise（運動）を組み合わせた造語です。

Q なぜ、運動が認知症予防にいいのですか？

A 認知症の原因となる病気のうち、最も多くの認知症患者さんがもつ病気はアルツハイマー型認知症です。

アルツハイマー型認知症は、脳が萎縮していく病気です。そして、脳の萎縮は海馬において著しく、この海馬の萎縮を食い止める効果が「運動」にあることがわかってきました。その詳しいメカニズムは不明ですが、脳の神経を成長させる「脳由来神経栄養因子（ＢＤＮＦ）」という物質が関与しているという仮説があります。運動をすると、このＢＤＮＦが海馬で多く分泌されます。それにより、新たな神経細胞が生み出されたり大きく成長し、神経細胞のネットワークが強化されるので、海馬の萎縮や機能低下を防ぐのではないかと考えられています。

そこで、国立長寿医療研究センターでは愛知県大府市と協働で、「運動での認知機能の低下予防は可能か」を知るための、比較研究をしました。

認知症の危険が高いとされる軽度認知障害（MCI）の高齢者を、運動教室に参加するグループ（一日90分、週2回の運動を6か月間実施）と健康講座を受けるグループ（2回の健康講座を6か月の間に実施）に分けて、開始より10か月後に認知機能や海馬の萎縮度などを調べました。結果は、運動教室に参加したグループでは記憶力などの認知機能が回復し、海馬の萎縮も食い止められました。一方、運動はせずに健康講座を受けたグループでは、認知機能の低下や海馬の萎縮が見られました（図参照）。

脳萎縮領域の割合（健忘型MCI高齢者）

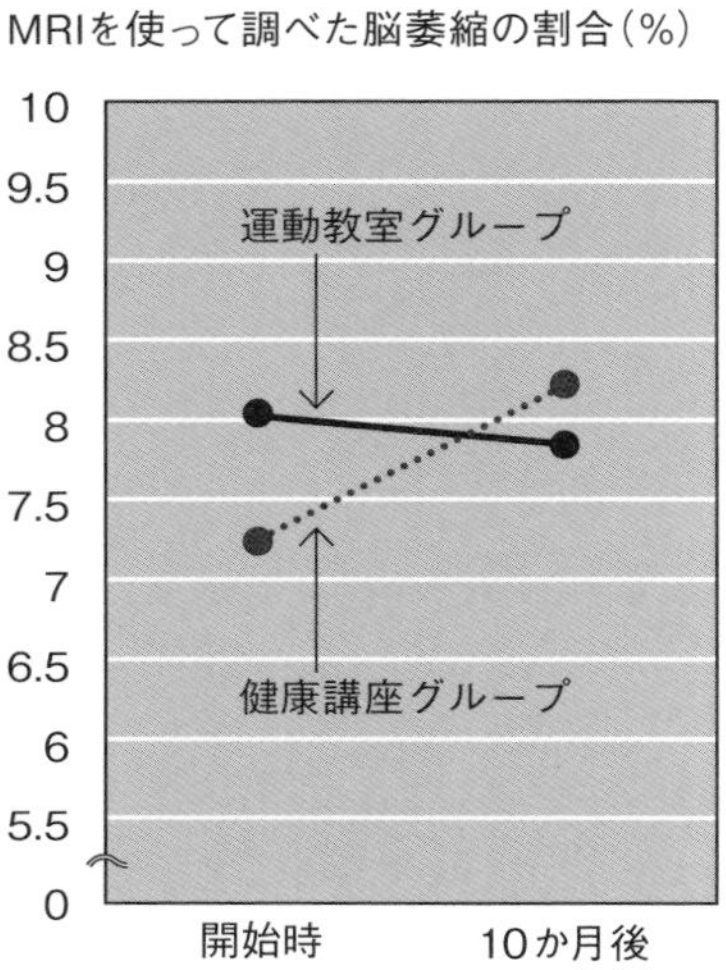

厚生労働省研究班（代表 島田裕之）による研究成果

Q どんな運動が認知症予防に効果的ですか？

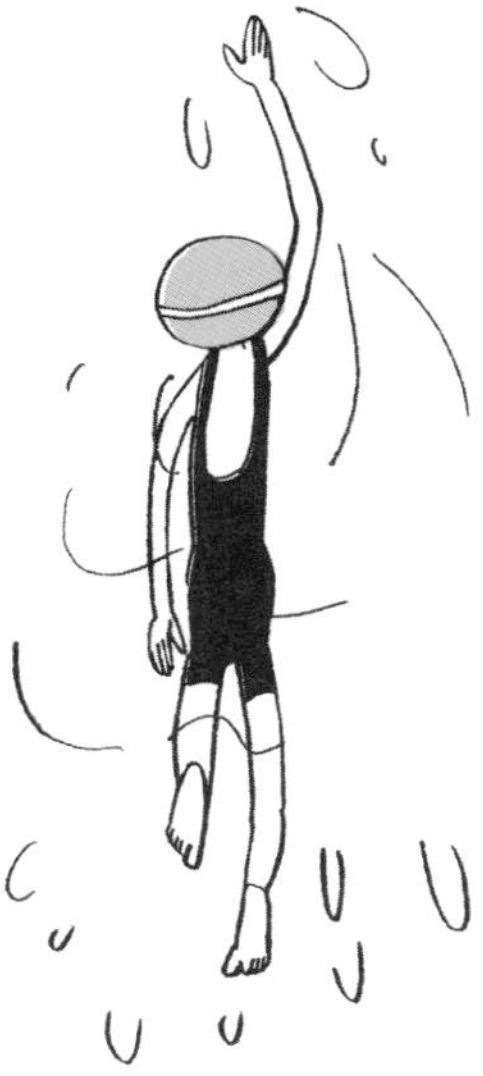

A 海馬を萎縮から守り、認知機能を維持するために最も有効なのは「有酸素運動」であるといわれています。これについても研究がされており、週3回、息が弾む程度の有酸素運動をするグループと、毎日ストレッチだけをするグループに分けて、1年後に海馬の大きさを調べました。すると、有酸素運動のグループの海馬は2%大きくなっていました。一方、ストレッチのグループの海馬は1.4%小さくなっていました。これにより、運動の種類によって脳への効果が異なることがわかります。そして有酸素運動が認知機能の維持や向上のカギを握っていると考えられます。

Q どんな有酸素運動をすればいいのでしょうか？

A　残念なことに、ウォーキングのような単純な有酸素運動だけでは、軽度認知障害（MCI）の方の場合は、認知機能に対する十分な効果を得ることは難しいことがわかっています。そこで、考案されたのが「デュアルタスクトレーニング」*です。デュアルタスクというのは、2つのことを同時に行うという意味です。たとえば、「ウォーキングをしながら引き算をする」というように、体を動かしながら頭もフル回転させます。これを具体的な方法として提案したのが「コグニサイズ」です。

*動物実験で、単純な運動をさせたネズミと遊びながら運動をさせたネズミを比較したものがあります。結果は、遊びながら運動させたネズミのほうが、BDNFの分泌が促進されました。これにより、遊びや学習の要素も取り入れながら運動をすると、脳によい影響を与える可能性があることがわかります。

Q コグニサイズについて教えてください

A　簡単で取り入れやすいコグニサイズを1つ紹介しましょう。数を数えながらスクワットをして、数が3の倍数になったときに拍手をします。これを約10分続けましょう。あまり深くひざを曲げると筋疲労を起こして運動を続けられなくなりますので、少し曲げる程度で構いません。慣れてきたら、スクワットの間に腿上げを入れるなどして変化させます。慣れると脳への刺激が少なくなるからです。効果を出すためには続けることが最も大切です。ぜひチャレンジしてみましょう。脳の神経細胞の働きが活発になり、認知機能の低下を抑えることが期待できます。

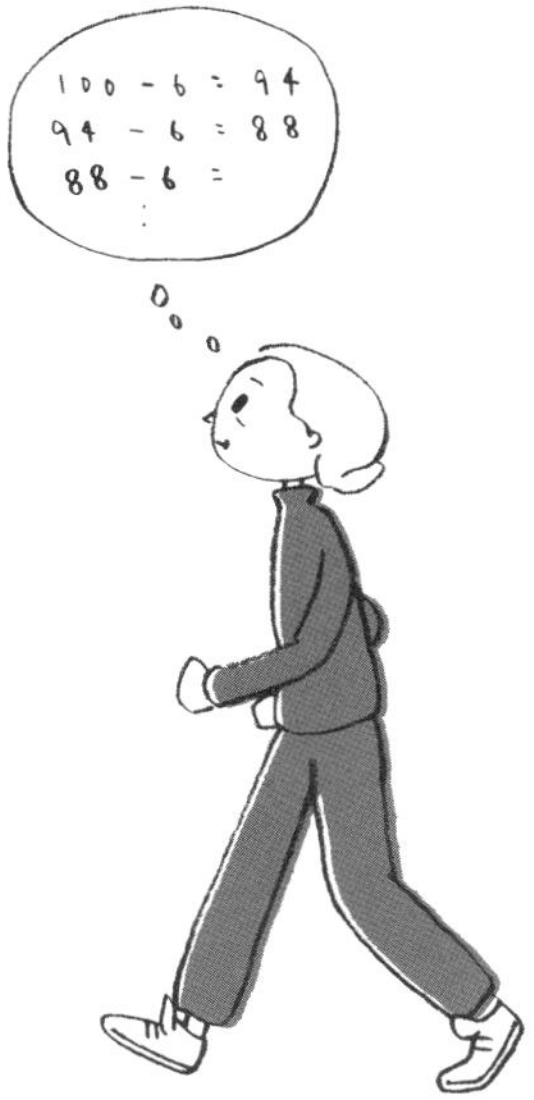

スクワット&3の倍数で拍手

基本編 ―― コグニサイズ

両足を肩幅に開いて立つ。
つま先は正面に向ける。

① 背筋はまっすぐ伸ばしたまま
ゆっくりひざを曲げて腰を落とす。

② 元に戻る。

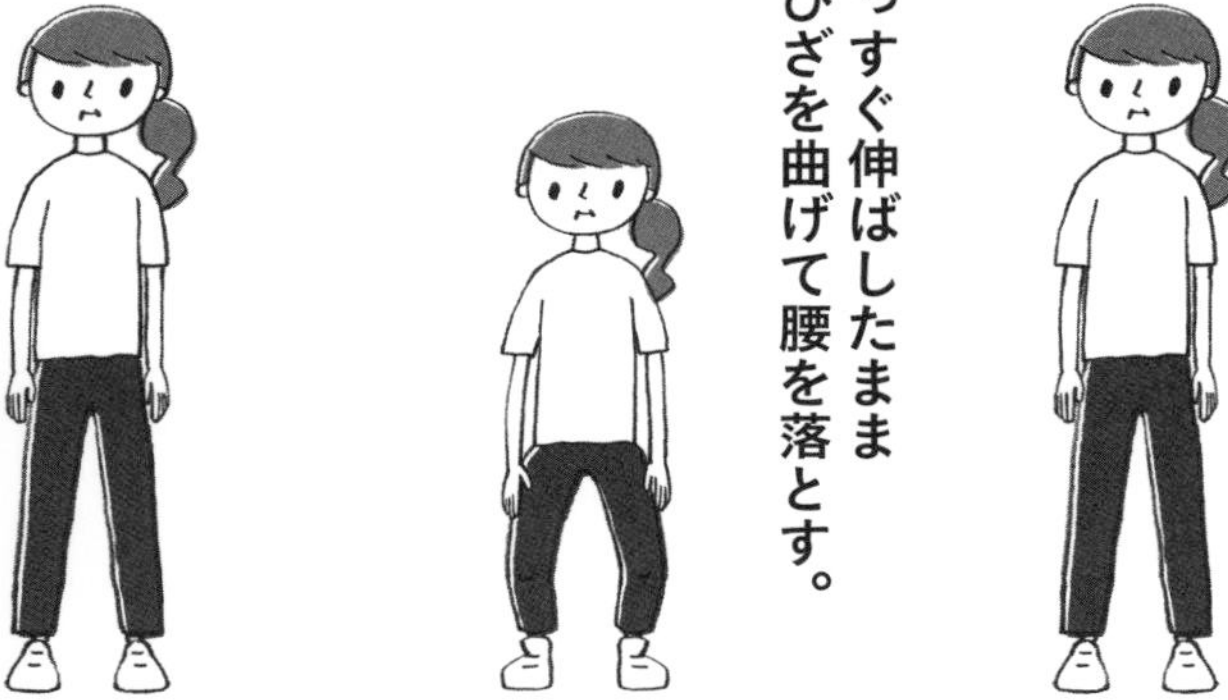

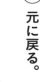

応用編 ―― コグニサイズ

両足を肩幅に
開いて立つ。
つま先は
正面に向ける。

① 背筋はまっすぐ
伸ばしたまま
ゆっくりひざを曲げて
腰を落とす。

② 元に戻る。

❸ 右足の
腿を上げると
同時に
拍手をする。

④ 元に戻る。

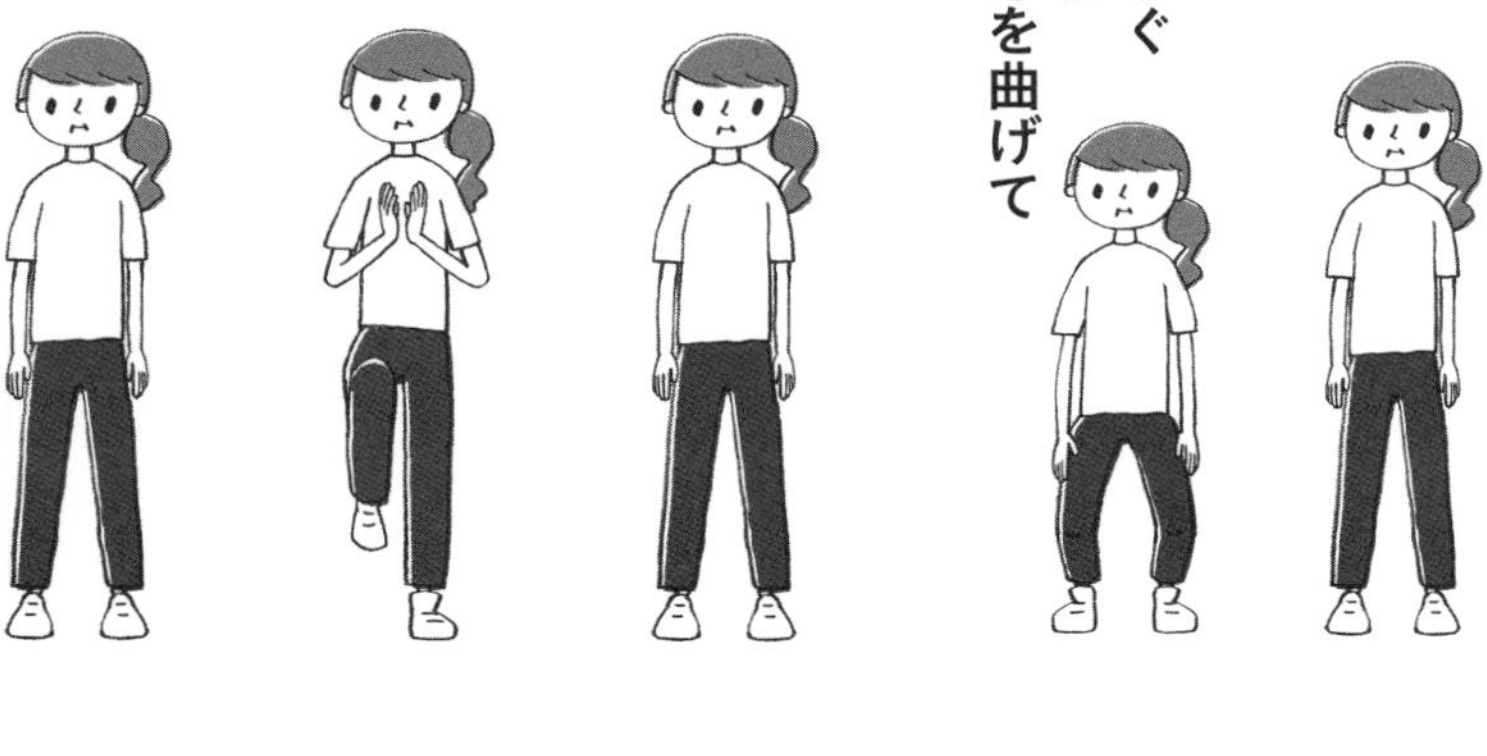

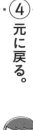

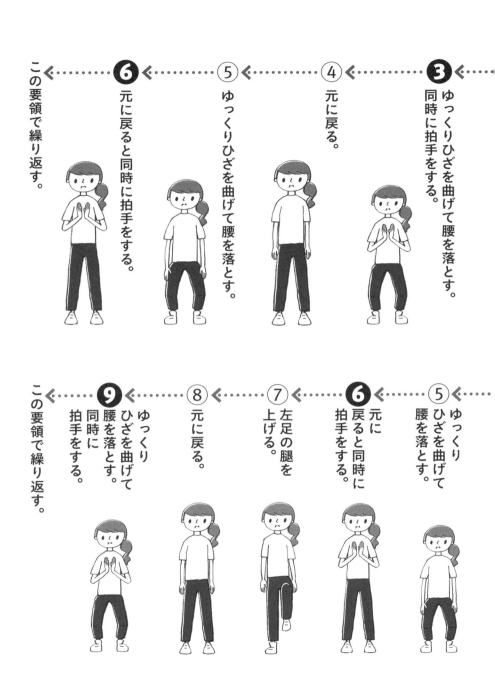

③ ゆっくりひざを曲げて腰を落とす。同時に拍手をする。

④ 元に戻る。

⑤ ゆっくりひざを曲げて腰を落とす。

⑥ 元に戻ると同時に拍手をする。

この要領で繰り返す。

⑤ ゆっくりひざを曲げて腰を落とす。

⑥ 元に戻ると同時に拍手をする。

⑦ 左足の腿を上げる。

⑧ 元に戻る。

⑨ ゆっくりひざを曲げて腰を落とす。同時に拍手をする。

この要領で繰り返す。

タクティールケア
体験談

「タクティールケアを取り入れたら母が泣き出し、私を受け入れてくれました」

山地純さん（看護師）

訪問看護の仕事をしていたときに、タクティールケアを学んだ山地さん。認知症をもつ患者さんの場合は初対面時に看護を拒絶されるケースもあり、そうしたときにタクティールケアはとても役に立ったそうです。

たとえばひとり暮らしの認知症をもつ患者さんの場合、まずは*足の爪の状態を見るのですが、その過程として山地さんはタクティールケアを取り入れていました。足浴をしたあと「マッサージをしましょうね」と語りかけると、自然に身をゆだねてくれるので、タクティールケアをしながら足の観察をすることができました。そして、次に訪問したときには「気持ちよかったからまたマッサージしてほしい」とリクエストされることも多くありました。

また、麻痺のある患者さんのリハビリをお手伝いしたときのこと。緊張から固く曲がってしまったままの患者さんの指を見て、タクティールケアを取り入れてみました。すると緊張がほぐれて指がやわらかくなり、リハビリをスムースに行うことができ、ご家族からも感謝されたそうです。

「タクティールケアは心のマッサージです」と山地さんは言います。タクティールケアをしていると涙を流される人も多く、大事にされていることを感じて、心に変化が現れます。

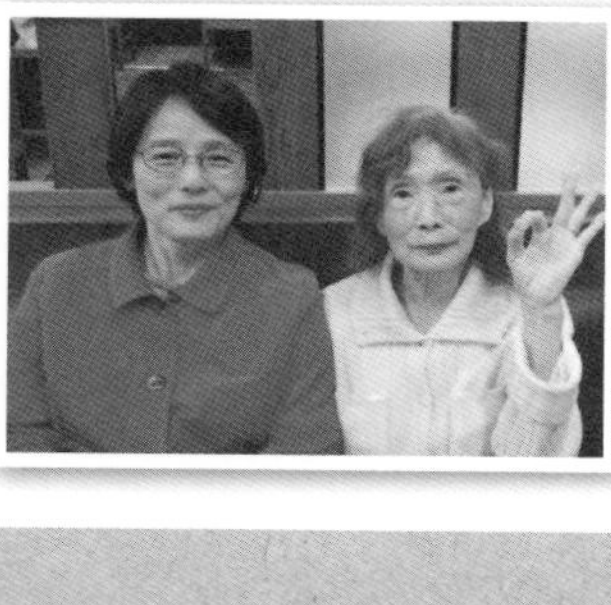

お母様と一緒の山地さん。タクティールケアを取り入れてしばらくしたころの写真。うつのようだったことが嘘のような、明るい笑顔を見せてくれるようになりました。

そのタクティールケアを、ご自身の家族に取り入れて、山地さんは驚く体験をします。認知症のお母様を山地さんのご自宅で介護していたときのこと。お母様は「この家は私の家じゃない」と言って家から出て行ってしまったり、用意した食事を一切口にしなかったりと、今の状況や家族を受け入れずに、ときに暴力的になる日々が続いていたそうです。抑うつの患者さんのようにふさぎ込んでいることも多くなりました。そうしたときに「お母様との関係を修復するためにもタクティールケアを取り入れるべきだと」と友人に言われます。お母様との溝が深く、今の自分の気持ちのままでタクティールケアがうまくできるのか、とても悩んでいた時期でした。

意を決した山地さんは、お母様の様子が少し落ち着いたときに足にタクティールケアをしてみました。すると、お母様は泣き始めて「ごめんね」「こんなことしてもらう権利は私にはない。ごめんなさい」と震える声で言いました。心を固くしていたお母様は山地さんからの愛情を受けて戸惑い、泣き続けました。そして、その日からお母様は急に外に出てしまうこともなくなり、山地さんが作った料理も食べるようになり、まわりの皆さんはとても驚いたそうです。ふさぎ込むこともほとんどなくなり、笑顔でいる時間が増えました。その後も自分の気持ちを伝えたくて、喜ぶお母様の顔が見たくて、2日に一度はタクティールケアをしていたそうです。

タクティールケアをするとき、山地さんは大事にしていることがあります。それは「必ず自分の気持ちを落ち着かせてから触れることです。触れると相手の心の状態もわかりますが、こちらの状態も伝わることを忘れないようにしています」。

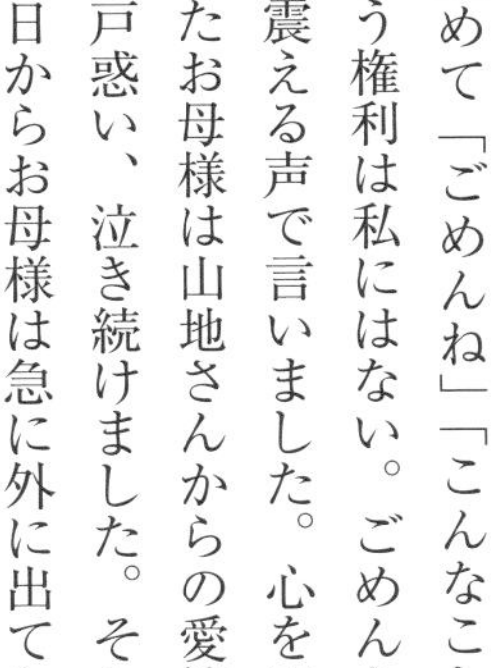

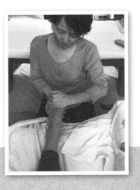

看護師の娘さんが夜勤があり、生活時間が不規則なときには、足のタクティールケアを行います。片足が終わらないうちに眠ってしまうことも多いそうです。

取材日／2014年12月

＊衛生状態と認知症の進行具合を確認するために、セルフケアができているかをチェックします。一番わかりやすいのが足の爪。伸びていたり折れたままの状態なら、セルフケアができていないことがわかります。

タクティールケア体験談

「緩和病棟では痛みのコントロールとタクティールケアを同時に行うケアも経験しました」

長澤チエミさん（介護職員）

長澤さんがタクティールケアを学ぼうと思ったきっかけはNHKの『ためしてガッテン』という番組でした。認知症をもつ方がご家族からタッチケア（タクティールケア）を受けることで抑うつのような状態から笑顔が出るまでに変わったという取材シーンが放映され、それを見て効果に驚き、すぐに講座に参加しました。当時は、癒しのためのタッチケアやマッサージはお金に余裕がある人たちのもので、サロンやリゾート地に行って受けるものだと思っていたので、自宅で、しかもお金をかけずに、効果の高いケアができることに、とても興味をもったそうです。

講座で勉強したあとは、機会があれば友だちにタクティールケアをしていました。なかでも、どんなケアをしてもむくみで眠れないという友だちがタクティールケアのあとはよく眠れるようになったと感謝されたときのことは忘れられないそうです。

その後、ご両親が暮らす沖縄へ転居。パーキンソン病の発症とともに認知症の症状が強く出てきたお母様は、ものが盗まれたと思い込んでパニックになるなど、コミュニケーションをとるのが難しい時間が増えていました。そしてお母様を介護していたお父様も、認知症であることが判明。ご両親の睡眠障害、情緒不安定、暴言、衝動的行動などが少しでもよくなるようにと、沖縄に来てからすぐに長澤さんはご両親が寝る直前にタク

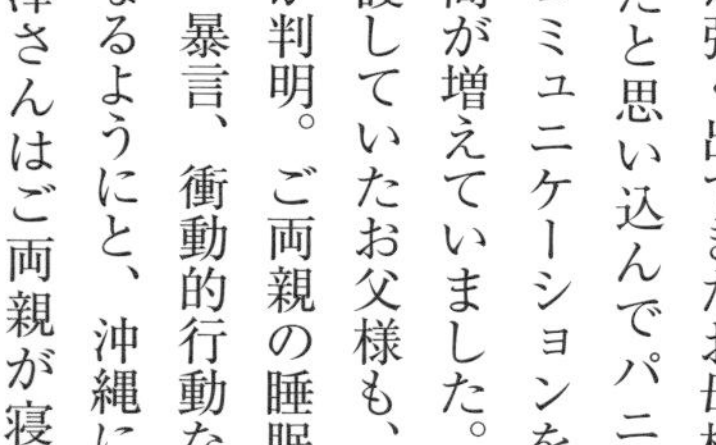

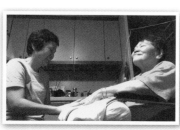

お母様に手のタクティールケアを。「気持ちいい」と言って喜んでくれます。

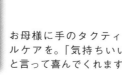

ティールケアを行うようになりました。最初は抵抗されることもありましたが、「やらせてね。よく眠れるようになるよ」とお願いすると、受け入れ、そして徐々にですがよく眠れるようになりました。夜の眠りに影響が出るので昼間はあえてタクティールケアはせず、落ち着かない様子がご両親に見られるときは、そっと手を取り、さするようにしました。これだけでも、落ち着き始めて、穏やかになるそうです。

タクティールケアを取り入れたことで、以前のような感情の起伏がご両親にはなくなりました。介護する側としては、とても楽になったそうです。同時に、衰えていくご両親に触れるきっかけができて、またご両親に対して「ありがとう」「お疲れさま」という気持ちが自然に湧いてくるといった自分の中の変化にも出会えてとてもうれしいと、長澤さんは言います。

ご両親の介護と同時に、緩和病棟(がん末期病棟)においても長澤さんは仕事としてタクティールケアを行っていました。がん患者さんがモルヒネの量を調節してもらいながら意識を保っているときにタクティールケアを行うと痛みが少し軽くなるようで顔がやさしくなり、ご家族に喜ばれたということがありました。がんを告知されたときから言葉を発しなくなってしまった認知症をもつ高齢者の方は、最初は拒否していましたが、何回か通ううちにタクティールケアをさせてもらうことができました。そして、長澤さんの名前だけは声に出して呼んでくれるようになり、ご家族や看護師さんたちは大変驚いていました。

「タクティールケアを通して感じることは、触れるということには目に見えない大きな効果があるということです」と長澤さん。感謝の気持ち、前向きなイメージをもって触れることをいつも大事にしています。

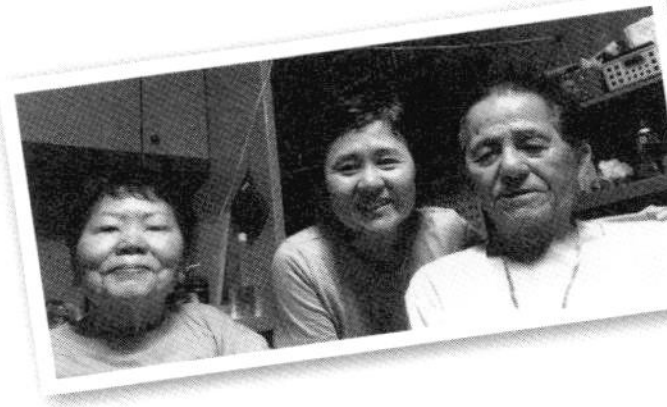

お父様、お母様と一緒の長澤さん。「お母様には効果のあるタクティールケアだけど自分には効かないから」と言って、なかなかタクティールケアをさせてもらえなかったお父様も、受けてくれたらよく眠れるようになり、今では自然に触れられるようになりました。

取材日/2014年12月

タクティールケア体験談

「家族だけでなく介護施設にいるほかの方にもタクティールケアをすることが楽しみです」

田邊弥栄子さん（主婦）

10年前から介護付き老人ホームに入居している義理のお母様とお父様にタクティールケアを取り入れている田邊さん。この老人ホームで行っているタクティールケアの講座を受けて練習を重ねるうちに、お互いがポカポカと温かくなり、気持ちよくなることに、とても魅力を感じるようになったそうです。

そのころ、同じ老人ホームで、大きな声を出し続けている認知症高齢者を見かけました。さびしそうな顔をしていたので、ぜひタクティールケアをさせてもらいたいと施設長に相談したところ「ぜひやって差し上げてください」とすすめてくださったので、思い切って声をかけてみました。椅子に座ってもらい、手のタクティールケアを始めました。すると、不満を訴える話が休むことなく続きます。田邊さんは、その話に相づちを打ちながらタクティールケアを続けていました。すると、うとうとと眠たくなってきたようでおしゃべりが止まりました。しばらくするとハッと起きて、またおしゃべりが始まりましたが、少しでも休んでもらうことができてよかったと思いました。その後も、家族ではないけれど「近くにいますよ。ひとりではないですから安心してください」という気持ちを込めてタクティールケアを続けています。タクティールケアをしている間は私にとってもゆったりとした時間が流れ、心身がポカポカする大切な時間になっています。

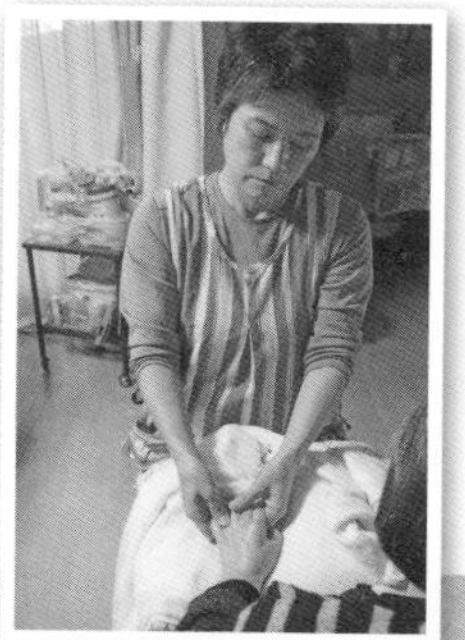

お母様にタクティールケアを。「気持ちいいからほかの人にもしてあげて」と言ってくださるそうです。

協力／
SILVER SUPPORT 星にねがいを

取材日／2014年12月

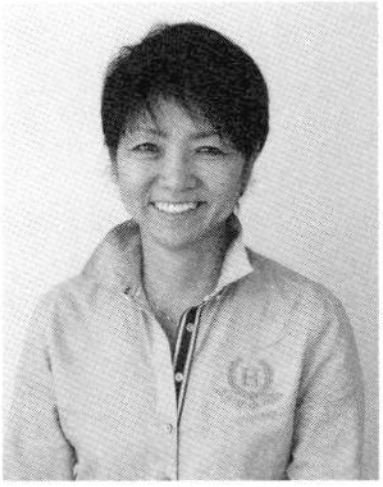

監修協力・p50〜96の指導　木本明恵

看護師、株式会社アポロ・サンズHD 看護部　部長
日本スウェーデン福祉研究所　シルヴィアホーム認定インストラクター、介護支援専門員、認知症ケア上級専門士、老年学修士。

協力／株式会社日本スウェーデン福祉研究所
スウェーデンの最先端福祉理論の普及に努めている研究所です。スウェーデン発祥のタクティールケアや、シルヴィアホーム認知症緩和ケアなどの講座を設けています。全国にある「JSCIシルヴィアホーム認知症看護・介護教育研修センター」にて、体験コースから資格取得コースまで、希望のコースを選んで学ぶことができます。
連絡先：03-6205-4990
URL：https://jsci.jp

参考資料

『スウェーデン生まれの究極の癒やし術　タクティール®ケア入門』
（タクティールケア普及を考える会編著　日経BPコンサルティング）

『始めてみようよ　タクティール®ケア』（鈴木みずえ・木本明恵・原智代・千葉京子編　クオリティケア）

『オキシトシン　私たちのからだがつくる安らぎの物質』
（シャスティン・ウヴネース・モベリ著　瀬尾智子・谷垣暁美訳　晶文社）

『アロマで予防！認知症』（浦上克哉著　主婦の友社）

『体を動かしながら、脳を鍛える！　認知症予防の簡単エクササイズ』（島田裕之監修　NHK出版）

『見て、試して、覚える　触れるケア　看護技術としてのタッチング』（堀内園子著　ライフサポート社）

『カラースケッチ解剖学』（Wynn Kapit，Lawrence M. Elson著　嶋井和世監訳　廣川書店）

日本学術会議　http://www.scj.go.jp

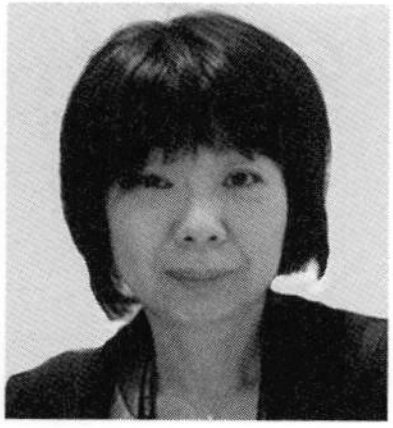

監修　鈴木みずえ（すずきみずえ）

浜松医科大学臨床看護学講座教授。医科学修士。医学博士。
筑波大学大学院医学研究科環境生態系専攻博士課程修了。大学院生のころから高齢者の転倒予防の研究を始め、その後も認知症高齢者の研究を続ける。とくに、認知症高齢者と介護者の生活をよりよいものにするための研究に力を注ぎ、病院や介護施設などの協力を得ながら、音楽・動物・ロボット療法、タクティールケア、パーソン・センタード・ケアを取り入れたケアの質の向上のための研究を進めている。著書に『パーソン・センタードな視点から進める　急性期病院で治療を受ける認知症高齢者のケア』（日本看護協会出版会）、監修書に『認知症の看護・介護に役立つ　よくわかるパーソン・センタード・ケア』『認知症の人の気持ちがよくわかる聞き方・話し方』（ともに池田書店）、編纂本に『始めてみよう タクティール®ケア』（クオリティケア）などがある。

本文・カバーデザイン	GRiD
撮影	長谷川　梓
モデル	愛内ようこ（SOSモデルエージェンシー） 相馬香苗（JAZZ MODEL AGENCY）
本文・カバーイラスト	兎本幸子
編集協力	佐藤小百合 吉村典子
編集・執筆	早川景子（COMIX BRAND）
校正	聚珍社

本書は、当社既刊の『認知症の介護に役立つハンドセラピー』に新たな情報を加え、改題し、リニューアルしたものです。

認知症の介護・看護に役立つ
ハンドセラピー 改訂版

監修者　鈴木みずえ
発行者　池田士文
印刷所　株式会社光邦
製本所　株式会社光邦
発行所　株式会社池田書店
〒162-0851
東京都新宿区弁天町 43 番地
電話 03-3267-6821（代）
FAX 03-3235-6672

落丁・乱丁はお取り替えいたします。

ISBN 978-4-262-14598-3

21000011